新装版

# 医学探偵ジョン・スノウ

THE MEDICAL DETECTIVE

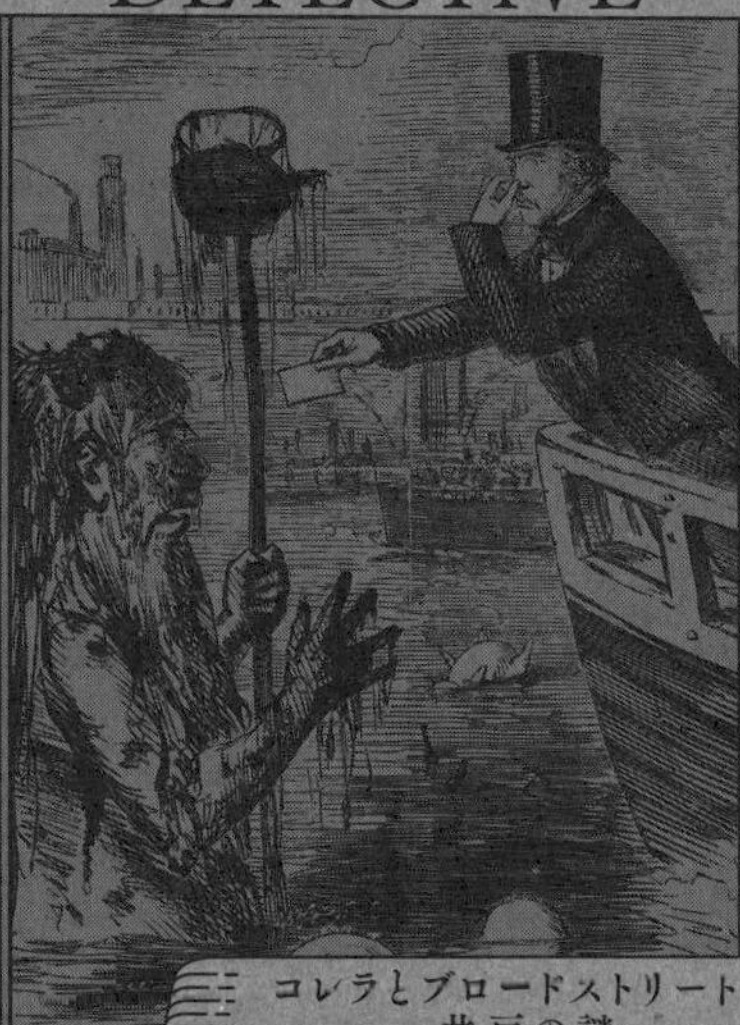

コレラとブロードストリートの井戸の謎

著 サンドラ・ヘンペル

訳 杉森裕樹 大神英一 平尾磨樹

John Snow, Cholera and the Mystery of the Broad Street Pump

大修館書店

本文中の〔　〕は訳者注を示す。



Taishukan Publishing Co., Ltd.
Tokyo, Japan, 2021

# 新装版発行に寄せて

一般財団法人　日本公衆衛生協会　理事長
松谷　有希雄

一九世紀イギリスの麻酔科医ジョン・スノウ（一八一三年～一八五八年）によるロンドンにおけるコレラ流行時の活動は、近代疫学の嚆矢として、大抵の公衆衛生学の教科書に取り上げられている。スノウは「疫学の父」と呼ばれ、一八五五年に出された著書『コレラの伝播様式について』は、疫学の古典とされている。コレラ菌は、ドイツのローベルト・コッホによって、その約三〇年後の一八八三年に発見されている。すなわち、スノウは、コレラ菌の存在が知られていない時代に、ロンドンのコレラによる死者の地図上の分布から特定の井戸との関係を見出し、その井戸の封鎖により流行を食い止めた。言い換えれば、疫学的な調査、観察によりコレラの危険因子を特定し、予防を行っている。その活躍は、本書に余すところなく描かれている。

人類の感染症への対応は、パスツールを経てコッホ以降の一九世紀半ばから二〇世紀にかけての病原体発見、フレミングのペニシリン発見に代表される二〇世紀からの抗菌薬発見と、華々しい歴史に彩られた。さらに、感染症にとどまらず、二〇世紀後半からの生命科学の発展は、「DNA」を一般用語にしてしまうほど目覚ましい。実は、地味で目立たないため一般には知られていないことが多いが、これらの生命科学、臨床医学の発達に並行して、人間集団の健康状態の観察、分析による病気の予防という疫学的な手法も、感染症のみならず分野を拡大して発展している。

昨年来、新型コロナウイルス感染症（COVID-19）のパンデミックに世界中がおののき、振り回されている。中世のペスト流行はもとより、一九世紀イギリスでのコレラの脅威と社会の混乱は、病気のメカニズムが未解明で、死亡率もずっと高かったことから、現在の我々の経験をはるかに超えるものがあったと思われる。それでも、日本では二〇世紀前半のスペイン風邪以来となる今回のパンデミックを経験して、私たちは、本書に描かれている「疫学の父」ジョン・スノウの活躍を、我が事として生き生きと捉えることができるのではなかろうか。

ロンドンの「ブロード・ストリートの井戸」のあったところには現在、ジョン・スノウの名を冠したパブがあり、スノウの肖像画が掲げてある。近くには、取手を外した井戸のモニュメントがある。今回のパンデミックが終息したら、本書を携えて、一度、訪れてみる価値がありそうだ。

# 新装版発行に寄せて

大東文化大学　スポーツ・健康科学部健康科学科教授、医師・実地疫学者
中島一敏

「ジョン・スノウ」。彼は、実地疫学（Field Epidemiology）の手法を確立した人物として、実地疫学者（Field Epidemiologist）にとってその名前はあまりに偉大である。感染症の発生現場に赴き、自分の目と耳と足を使って現場の情報を集め、整理分析し、対策を組み立てる、それが実地疫学である。本書は、一九世紀に初めてパンデミックを起こし、多くの命を奪ったコレラという感染症とジョン・スノウ医師との闘いをつぶさに書き記したノンフィクションである。

物語はジョン・スノウ医師が登場する前、インドの風土病であったコレラが、最初のパンデミックを起こした一八一七年に始まる。突然の激しい下痢と脱水によって、瞬く間に痙攣、意識障害となり死に至るコレラ。コレラ処女地であったヨーロッパの人々の目に、この感染症のパンデミックがどう映ったのか、原因も治療法も不明な中での医療がいかに悲惨なものであったかが語られる。

ジョン・スノウ医師が物語に登場するのは、一八三二年、コレラの第2次パンデミックにイギリ

スが襲われた時である。勤勉で自制的で思いやり深い若い臨床医としてコレラ流行に直面した彼は、「辛抱強く病気の治療に取り組んだ」ものの、一〇〇人以上の患者の死に直面することになった。この経験が、「スノウの人生を永久に変」えることとなった。

果たしてジョン・スノウ医師が再びコレラと対峙することになったのは一八四八年、第3次コレラパンデミックの襲来の時であった。彼は、流行の詳細な観察と注意深い考察から、一八四九年、コレラが「人から人に感染」する「消化器系を通して広がる腸管局所の病気」であり、予防のためには「コレラにかかった患者の世話をする者はみな、念入りかつ頻繁に手を洗うこと、特に食べ物に触れるときはその前に。それから、排水や下水の汚れた水が浄水に混入してしまった場合、その水は飲んだり料理に使ったりしないこと。それが確認できない場合には、その上水を使う前に濾過して煮沸すること」との説を発表する。なんと素晴らしい、見事な洞察力だろう。シビれますね。ところが、その説は、コレラは悪臭を伴う悪い空気（瘴気）により起こるという瘴気説を信じる医学界により完全に黙殺される。「イギリスだけで毎週一〇〇〇人以上命が失われ」る中、スノウの説が瘴気説の「矛盾をすべて説明」できていたにもかかわらず。

嗚呼、なんという理不尽。普通の人であればここで心折れるであろう。ところが皆様ご安心下さい。こんなことではジョンはくじけませんよ。リベンジ劇は、一八五四年のロンドンでのコレラ再流行で行われる。ここで、彼は、「疫学の父」としてその名前を不滅のものとした詳細な調査と分析を行う。さあこれから、というところですが、残念ながらここで紙面が尽きてしまいました。続きは是非本書でご確認を。

本書は、権威と戦う不屈の研究者の物語としても、実地疫学を学ぶ教科書としても、純粋な医学史の一つとしても読み応えのある一冊である。二〇年以上実地疫学を生業としてきた者としてオススメする良書である。是非多くの方に手に取って頂きたい。

# 医学探偵ジョン・スノウ　目次

新装版発行に寄せて……III
謝辞……XI
序章　はるかな旅……1
第1章　国中が息を殺して……11
第2章　必死の探索……41
第3章　コレラ来襲！……67
第4章　外科医見習い……93

第5章　ロンドンでの修業……119
第6章　風変わりな人物……133
第7章　悲惨な状況……159
第8章　一筋の光……189
第9章　センセーション……207
第10章　大実験……229
第11章　疫病がこの家にも……251
第12章　壮大な構想……273

第13章 結果はクロ …… 293
第14章 ミドリムシと赤い綿花 …… 313
第15章 判決 …… 319
第16章 大団円 …… 357
エピローグ …… 395
原著者あとがき …… 399
訳者あとがき …… 401
参考資料 …… 413
著者紹介・訳者紹介 …… 414

# 謝辞

本書の出版に当たって多くの人に感謝したい。まず、ニューカッスル・アポン・タイン市のデービッド・ガードナー＝メドウィン医師に最大級の謝辞を捧げる。彼は最初、『医学探偵』の初めの章だけを読んでくれる約束だった。ところが、その後私が原稿を少し書き上げると、求めに応じてそのセクションごとに読んでくれて、結局、寛大にも原稿の初めから終わりまで全部に目を通してくれた。歴史と医学に関する彼の学識と教養は、本当に広汎で奥深いものがあった。それに、執筆過程ではいつも示唆や励ましをもらった。それがどれほど大きな支えになったかわからない。

続いて感謝したいのは、ケンブリッジ大学のウェルカム・トラスト寄付講座で医学史担当の上級研究員であるアンドリュー・カニンガムと、カンブリア州北部地区の公衆衛生部長（その後退職）のピーター・チップレディ医師である。このお二人が、原稿全般についての誤りを正してくれた上に、いつも彼らの熱意で私のやる気を高めてくれた。また、友人であり予防医学が専門で、メディカル・コミュニケーターのマイク・スミス医師（外科医学士、公衆衛生学博士、公衆衛生学会会員、王立産婦人科医会認定医）には、原稿を読んで的確な助言をもらい、終始励ましとサポートをいただいた。

ミシガン州立大学のナイジェル・パネート教授、ジョンズ・ホプキンズ大学国際保健学部のデービッド・A・サック教授（ダッカのバングラデシュ国際下痢性疾病研究センターおよび保健・人口問題研究センター兼務）、英国ダーラム大学のジョン・ハミルトン名誉教授、それから、デニス・スミス博士（医学博士、理学修士、インペリアル・カレッジ〔二〇〇七年よりロンドン大学から独立〕認定学位、認定技術者、工学史家）。この四氏とは思いがけない縁で緊密な交流が始まり、すぐに援助をいただいた。四氏はその専門とする原稿の箇所にそれぞれ目を通し、私に助言をしてくれるとともに、学識の恩沢を惜しみなく分け与えてくれた。シェフィールド大学分子生物学・バイオテクノロジー学部の上級講師ミルトン・ウェインライト博士は、未刊論文も含め、微生物学の歴史を私と一緒に調べてくれた。

さらに、謝意を表したいのは、友人のジェーン・シーモア（理学修士）、それに世界有数の図書館司書の一人、ジェレミー・プレストンである。また、王立病理医会評議員で、同会における名誉司書のピーター・ゴダードと、質疑に応じてくれた王立化学協会にも感謝したい。

私の優秀な代理人パトリック・ウォルシュは、一つのアイデアと大雑把な構想でしかなかった本書を、世に出せるレベルに引き上げてくれたが、その面倒な道のりを楽しく実践的なやり方で舵取りしてくれた。グランタ社の編集者サラ・ホロウェーは、仕事ぶりが実にテキパキしていて、それでいて手堅かった。彼女とはとても楽しく仕事ができた。サラと同僚のコレット・ベラが私の考え方に心から共鳴してくれたのは、本当に幸いだった。『解剖医ジョン・ハンターの数奇な生涯』〔河出書房新社、矢野真千子訳〕の作者ウェンディ・ムーアは、終始私を精神面で支えてくれた。

それから最後に、私の感心な娘たち、ジョージアとソフィーへ。この数年、ただ私のそばにいてくれただけでなく、キレて暴れることもなく私のことを我慢してくれた。ありがとう。もう一人、二〇〇四年に永眠した私の夫、ボブ・ニップズにも感謝したい。この仕事を始めた頃から、彼はずっと私を励ましてくれた。その声が、彼の生前、私が何かやり遂げようとするたびに、いつも私の心に響いていた。そして、それは今も響いてくる。

二〇〇五年

サンドラ・ヘンペル

愛する夫　ボブ・ニップズに

ボブ・ニップズ　一九四七年〜二〇〇四年

天国で再び会える日まで

少女が一人、暖炉の前にあるわら敷きベッドの上で、たった一枚の毛布にくるまって横たわっていました。周りでは少女の女友達が見守っていました。少女は見るからに痩せこけ、背丈もまだ十分ではありませんが、顔は年を取った老婆のようでした。そして、呻き声一つ漏らさずに弱々しくからだを左右に、あるいは仰向けからうつ伏せに寝返りを打っていました。顔は鉛のような銀青色で、幽霊を思わせる色合いでした。目は眼窩の奥に落ちくぼみ、まるで元の位置から二センチ半はくぼんでいるように見えました。口はひきつり、まぶたは黒ずみ、指はほっそりと折れ曲がり、インクの色みたいに真っ黒です。手首の脈はまるでなく、ねっとりした汗が胸を濡らしています。要するに、閣下、私が天寿を全うする以上に長生きしていたとしても、あの子の顔も姿形も決して忘れることはできないでしょう。

……おそらくこの少女は、私がこの手紙を書き終えるよりも先に命を落とすでしょう。自分の存在さえも疑うような懐疑論者であろうとも、イギリス型コレラの下痢と嘔吐による衰弱と、不幸な少女を突然襲った〔真のコレラによる〕命取りになる衰弱、すなわち〝生きながらの死〟との違いを疑うことはあり得ないでしょう。疑うような懐疑論者がいたら、お目にかかりたいものです。

一八三一年夏、サンダーランドを訪れたロンドンの内科医ウィリアム・オショーネシーが、当地の見聞を記したメモ

イギリス略図

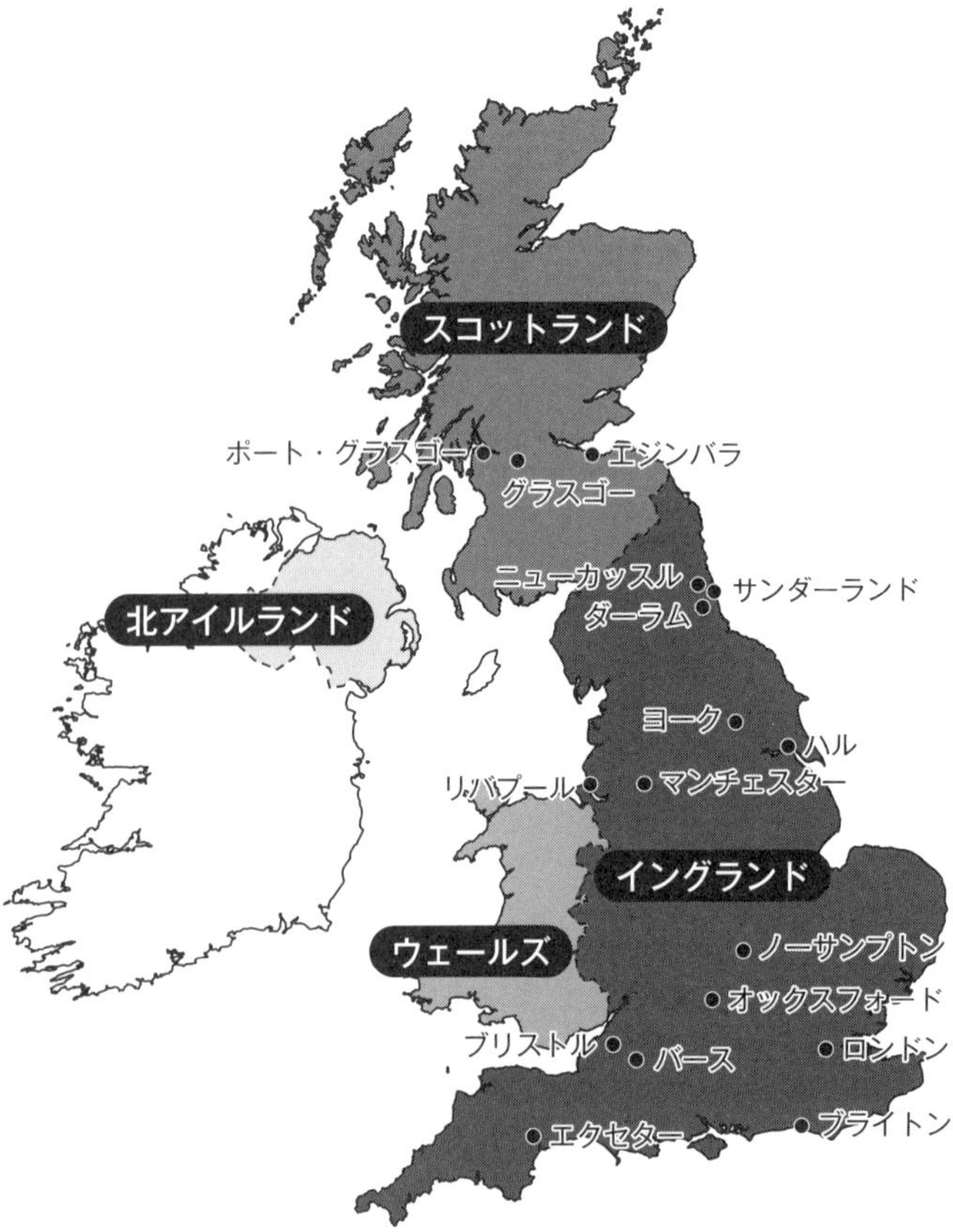
スコットランド
ポート・グラスゴー
グラスゴー
エジンバラ
北アイルランド
ニューカッスル
サンダーランド
ダーラム
ヨーク
ハル
リバプール
マンチェスター
イングランド
ウェールズ
ノーサンプトン
オックスフォード
ブリストル
バース
ロンドン
エクセター
ブライトン

# 序章　はるかな旅

黄熱病よりも恐ろしい疫病がガンジス川河畔で発生した。その疫病のせいで国が荒廃したインド、無人の野になったペルシャを後にして、疫病はついにシリアに達し、今やヨーロッパの諸国に破滅の危機が迫っていた。

M・カロウドレン『インドにおけるコレラ禍の記録』一八三一年

コレラが世界の舞台に最初に登場したのは、一八一七年である。この疫病の原因となるちっぽけな細菌がいつ、どのようにして進化したのか正確なことは誰も知らないが、その始祖は生命そのものの起源にまで遡る。わかっているのは、コレラが最初に地上に現われたのが、インド北東部ガンジス川デルタのスンダルバンス沼沢地だということである。そこでおそらく何千年もかけて進行した突然変異の結果というのが、まず間違いないところであろう。

病原微生物はどれも、特定の〝種（しゅ）〟に対してだけ危険な存在となるのであって、それ以外の種に対してはまったく無力である。もっとも、これはコレラ菌（*Vibrio cholerae*）のみの特徴ではないが、コレラ菌は特に相手を選ぶ。コレラが牙をむくのは、この地球に遅れて誕生した一個の種、ヒトに対してだけである。すなわち、人類の誕生と同時期に、コレラ菌もその殺人鬼としての本性を露（あらわ）にした。

コレラはおそらく何百年もの間、インドの風土病だったのであろう。古代インドの文献には、コレラとおぼしき病気に関する記述がある。また、一六世紀にはポルトガル人入植者による報告がいくつかあるが、ガルシア・ドルタ医師の報告もその一つである。インド南西部のゴアで長年過ごしたドルタは、いわゆる「胆汁質（コレリック）の苦痛、またはインド人の言い方でモルキシ（morxi）、つまり〝食べすぎ〟病」に言及した後、まさしくコレラの症候を忠実に列挙している。インド以外においても、同じコレラに関すると思われる古い記録がいくらか残っているが、詳細は不明である。例えば、一六二九年、オランダ人医師ヤーコプ・デ・ボントは、インドネシアのバタビア（現在のジャカルタ）で遭遇した「恐ろしい病気」について書き残している。彼はこの病気をコレラと呼んで、「哀れな患者は悶え苦しんだ挙げ句、あっという間に死んでしまう」と記した。ようやく一八〇〇年代の初めになって、にわかに医療記録にも日常的に報告され始めた。そのきっかけは、ずかずかと侵入してきたコレラがヨーロッパ人の脅威となり、一九世紀の三大流行病（コレラ、ペスト、インフルエンザ」の仲間入りを果たしたことだが、発祥の地はいずれもインドであった。

コレラという名前は、'bile' と 'to flow'、すなわち、「胆汁（肝臓から分泌される褐色の液体）」と「流れる」に相当するギリシャ語に由来する。言い換えれば、胆汁の流出、または胆汁性疾患という意味である。古代ギリシャ語のコレラ（*χολέρα*）という言葉は、激しい嘔吐・下痢を意味したが、一九世紀になって、この病気特有の得体の知れない恐ろしい症状が世界中に認識されてからは、この疫病を「アジア型コレラ」「インド型コレラ」「コレラ病（cholera morbus）」という表現で表わすようになった。これまでコレラの経験がない国々では、コレラの流行圏がこちらに近づいてきているというだけで、激しい下痢・嘔吐を繰り返す患者をアジア型コレラと誤診する医者もいた。しかし、本物のコレラが実際に登場してみると、間違いは大体歴然としていた。

一八一七年から一八二三年にかけての最初の大流行時には、コレラはインドを越えてアジアに広がり、一八二六年から一八三七年頃までの二回目の大流行時には、アジアからヨーロッパに広まって先進諸国の大都市を荒廃させた。一八四六年に始まった三回目では、コレラが完全に終息するまでに約二〇年を要した。

流行病に関するイギリス最初の公式報告には、ジェッソール（インドのベンガル地方北東にあるスンダルバンスの首都）で流行した、なじみのない恐ろしい病気の記録が残されている。このジェッソールは、うっそうとしたジャングルに囲まれ、人口は過密で不潔の極にあり、マラリア猖獗（しょうけつ）の都市であった。一八一七年八月二八日、イギリス政府に一通の報告書が届いた。その報告書には、「極めて悪い疫病が発生し、あらゆる階層の原住民に無差別に襲いかかった。連日二〇人から三〇人の死者が出ている模様。その死亡率は未曽有であり、疫病の特徴もまったく理解不能なため、ジェッソールの住民は疫病がもたらす凄まじい破壊力に驚愕と恐怖を覚え、差し迫った死から逃れるにはこれしかないとばかり、地方へ一斉に逃げ出した。数週間のうちに、この地方の住民だけで一万人も死んだ」とある。

当時、この疫病の呼び名は「ショック病」だった。この殺人鬼が遍く知れ渡った時期、世の一部ではまだそう呼ばれた。イギリス人医師アシュベル・スミスは、自分が診た数人の患者のことを後に記した。多くの場合、コレラの病勢があまりにも速すぎて、患者はこん棒で殴られたように感じるという。「始まった下痢は突然もの凄い勢いでひどくなる……それがおおむね最初の徴候である。同時に、またはすぐ後から嘔吐が始まる。「その後」足の裏、ふくらはぎ、太ももにけいれんが起こり、それから……四肢末端へもけいれんが及ぶ。」

「そのちょうど一時間後に」とスミスの話は続く。「患者のからだには、言葉では到底表わせないようなコレラ特有のぞっとする変化が起きてくる……声はかすれ、弱々しいささやきとなる。四肢は冷たく、縮んで土色か大理石模様を呈する。手の皮、二の腕、足は……洗濯女のように皺だらけになる……陰囊は鉛色に縮み上がり……渇きに悶え苦しみ……血管を切開しても、血はまったく外に出てこないか、出てもほんの少しだ。その血は濃く黒ずんだ色をしている。数時間の後に、それはもろく固まった野菜のゼリーさながらとなる。」

スミスはけいれんを身の毛もよだつと書いたが、ホワイティングという別のイギリス人医師は、彼が初めて遭遇したコレラのけいれんのあまりのひどさにショックを受けた。「狂犬病の患者を除いて、これほどのけいれんを今まで見たことがない」と同僚の医師に語った。「患者は、これ以上はないと思われるほどひどい、猛烈なけいれんに悶え苦しんでいた。からだ中の筋肉は極めて弾力に富んだ「柔らかく、見たところ不格好な」収縮を起こしている。腹部の筋肉は、ひとところに縮んでひだと瘤をなしている。膝は頭の辺りまで持ち上がり、両腕は力ずくでねじ曲げられ、からだ全体で耐えがたい苦痛のあまり七転八倒している。患者が上げる金切り声は、芯からの恐怖を見る者に知らしめる。私はアヘンチンキを試してみたが、無駄だった。」

一八一七年一一月六日、その日がイギリスにとっての転換点になった。「悪性の疫病」が、ヘースティングス侯爵率いるインド駐留イギリス軍を襲ったのだ。同軍は中央インドのブンデルカンド地区に駐屯していたが、そこでは、イギリスがその地域に関わる全権を取得する旨の条約を取り交わしたばかりだった。死者数はなんと九〇〇〇人、そのうち五〇〇〇人がたった五日間で死亡というものだった。「コレラの襲来はあまりに突然かつ苛烈だったので、騎馬兵は馬から振り落とされ、もう一度馬にまたがろうとしても無駄だった。軍が行進する道は、瀕死の兵士と死んだ兵士で埋まった」と侯爵は書き残している。このような最悪のケースでは、コレラは、人類史上最も短時間で死亡する病気の一つであり、これまで健康だった人間でも二、三時間で死亡することもあった。

コレラは、インドのブンデルカンドからすぐにインド半島全体に広がり、さらにイギリス軍の移動に伴ってネパール、アフガニスタン、［オマーンの］マスカットに侵入した。それでも道のりはまだまだ遠かった。結局、このときの一回目の大流行が終息するまでに、コレラの旅程は、東はモーリシャス、タイ、ビルマ、スマトラ、ジャワ、ボルネオ、フィリピン、中国、日本にまで達し、南はアフリカの一部に至った。

コレラが中東を通過したときの印象深い記録を、ジェームズ・フレーザーというイギリス人旅行家が残している。フレーザーは、一八二一年、この地方への長大な旅を敢行した。コレラが現在のイランにあるバンダル・アッバースまできた頃には、人口の六分の一が失われた。その光景は、もはや見慣れたものとなっていた。すなわち、市場が閉鎖され、家は打ち捨てられた。死体が道路に山積みになり、まだ動ける者はみんな大挙して脱出したのだ。

コレラがブンデルカンド地区駐留のイギリス軍を殺戮したほぼ四年後の一八二一年九月までに、この謎の悪疫は、イラク中南部のシラーズに到達すると、手始めにこの国の王子の宮殿を襲い、イギリス領事で高名なアマチュア科学者でもあったリッチの命を奪った。この辺りでは、この殺戮者を追い払うために奇抜な手段が使われた。以下はフレーザーの記録である。

日の出から日没まで、大砲とマスケット銃が一斉に発射され、その音響と振動が大地と空を揺るがした。何千発もの砲声と銃声の連続音。ドラの乱打とラッパの吹奏がこの大イベントを一段と賑わす。しかし、情け容赦のないコレラの侵攻に対して、この作戦が無意味であることがすぐに判明し、軍による発砲と音楽は、瀕死の患者と家族たちの金切り声やもの悲しい嘆きに取って代わられた。

ひと冬の中休みの後、コレラは再びイランに現われ、イスパハンから西北に延びる隊商の交易ルート沿いの街を襲い、そこからアルメニア地方〔小アジアとカスピ海に挟まれた地域〕に飛び、さらにトルコ東部のエルズルムに達した。ちょうどこの頃、トルコと交戦中のペルシャ王子アッバス・ミールザーが、やっと敵を包囲したところだった。ところが、この王子の遠征軍は、間もなくさらなる強敵の攻撃を受けた。「コレラは軍の前衛から後衛まで、兵という兵を見境なくなぎ倒した。怖気を震った兵士たちは武器を放り出して降参し、目に見えない殺戮者から敵前逃亡を図った。」

イランの首都テヘランが大流行から何とか逃れたことは、この予測不能な疫病の進路を探っていた人々の大きな関心を引いた。ある隊商が、その頃この国を南から北に向かって旅をしていたが、交易ルートに沿って町々に到着すると、それに一致してコレラの集団感染が起こるようであった。隊商がテヘランの王宮へ向かっていると、そのとき、これ以上王宮に近寄るべからずという王室からのお達しが出た。そこで彼らは大きく回り道をして旅を続けることになり、テヘランはコレラから免れたのだ。もう一度言うが、隊商の行く先々でコレラの大流行がずっとつきまとっていたというわけだ。

今回のイラクの被害は、イランよりひどかった。バスラでは人口の三分の一、一万八〇〇〇人がたった一一日間で死亡した。その後バグダッドでも、やはり人口の三分の一を失った。一八二二年七月、バグダッドから一〇〇キロメートル北のモスルにコレラが出現した。その後、西方のシリアに侵入し、翌年の六月にはラタキアとアンティオキアに、次いで首都のダマスカスに進んだ。シリア北西部のラタキア港は、地中海に突き出た岬にある街で、ヨーロッパからは短い船旅の距離だが、ここでも大きな被害を受けた。この疫病は、発祥の地スンダルバンスの沼沢地から、五年間ではるばる七二〇〇キロメートルに及ぶ大地を駆け抜け、この間に何十万人という人間を生贄にした。このとき、理由は誰にもわからなかったが、ヨーロッパはコレラから逃れられた。

ところが、一回目の大流行が終わったのもつかの間、三年後の一八二六年に二回目が始まった。今回もガンジス川デルタ発で、インド亜大陸に瞬く間に広がったのも前回と同じだった。ただ今回は、流行した範囲は前回よりはるかに広かった。コレラは最終的にアメリカから北アフリカ、キューバにまで足を延ばし、何百万人もの人間を殺した。このように大流行の規模は桁外れで、カイロとアレクサンドリアでは、わずか二四時間で三万人が死んだといわれる。

アメリカにおける最初の犠牲者は、フィッツジェラルドというアイルランド移民一家で、ニューヨークに住んでいた。最初にフィッツジェラルド本人が発病した。ある日の夜遅く、猛烈な腹痛を抱えて帰宅したのだが、翌朝医師が到着したときには回復していた。しかし、妻と子どもたちは、彼ほどには運がよくなかった。二日間のうちに、フィッツジェラルド以外全員死亡した。あっという間にコレラは街中に広がり、死者は数百人に上った。死んだのは貧しい者が多かったが、ニューヨーク中の人間が恐怖に怯えた。「通りはどこもかしこも、街から逃げ出そうとする荷物いっぱいの馬車が数珠つなぎになった。それは、あのポンペイの家並みに真っ赤な溶岩が雨あられと降ってきたときに、住民たちが必死に逃げ惑った様を思い起こさせるものだった」と、ある目撃者は書いた。コレラはニューヨークから扇形にほぼアメリカ全域に拡散し、ほとんどすべての大都市を蹂躙した後、ようやく二年後に消え去った。ニューオーリンズだけで、死者は五〇〇〇人にも上った。

　コレラに同調するように恐怖も人から人へと伝播し、フィリピンでは独特のパニックが起こった。「フィリピン島では、未開人特有の恐怖心に火がつき、一旦コレラの流行が知れ渡るとその恐怖心は一層強くなった」とそれを見た人間は書き残している。「中国人とヨーロッパ人が魔法を使ったと、迷信を信じやすい群衆が騒ぎ出した。海岸で何人もの中国人とヨーロッパ人がなぶり殺しに遭ったが、その光景を海上に停泊していたイギリス船が目撃していた。」そのとき刃物で刺され、殴打され、死んで放置されたうちの一人が、ゴドフロワというフランス人博物学者である。「ゴドフロワが集めた爬虫類と昆虫のコレクションが、彼らの途方もない言いがかりに、火に油を注ぐ結果となった。」

　一八二七年、二回目の大流行が始まって一年後に、コレラはアフガニスタンを横断してロシアのブハラに達した。また、一八二九年の夏にはウラル地方の南端にあるオーレンブルクに到着した。視界に入ってきたのはモスクワである。すると次は？　想像だにしなかった、ロシア帝国栄光の都サンクトペテルブルクだ。今度は、ヨーロッパが震撼する。

# 第1章　国中が息を殺して

「暗黒の中を行く疫病」というものが本当に存在するとしたらどうだろう。どんな進路をとるのかわからない、いや、そもそも進路などというものもない疫病なのだ。それが今や、ヨーロッパ各地で同時にいくつもの都市を壊滅させ、さらに逆風などものともせず殺戮の行進を続けて、これまで疫病など聞いたこともない国々に、次々と押し寄せているのだ。その疫病が、どうしてイギリスにこないと言えるだろうか。

H・K・ランデル、ロンドンの外科医、一八三一年九月

一八三〇年九月一五日、大英帝国特命大使兼ロシア帝国全権大使ヘイテスベリー卿は、ロンドンの外務大臣〔第四代〕アバディーン伯爵宛に書簡を送った。

閣下

報告書によれば、コレラ病は、今や警告の域に達しつつあります。コレラはモスクワに向かって急速に侵攻してきておりますが、すでにツァリーツィン、サラトフ、ペンザ、シンビルスクには、コレラが到着いたしました〔四都市とも、カスピ海沿岸のアストラハンからモスクワまでの間に点在〕。アストラハンでは、当地の知事、その令息並びに警察署のほとんどの署員がコレラの犠牲になりました。加えて、連日の死者はおよそ一〇〇名の多きに達しております。もしコレラがモスクワに侵入すれば、サンクトペテルブルク、ワルシャワ、さらにはドイツに到達するのは、もはや時間の問題です。

これは、コレラがインドからロシア帝国の南部諸州に入るとする標準的な展開と比べましても、それほど突飛なものではないと愚考する次第であります。今回のコレラは、極めて悪性であり、かつ本当のインド型コレラのあらゆる特性を具備したもののようです。

以上、謹んでご報告申し上げます。

ヘイテスベリー

実のところ、状況はヘイテスベリー卿の報告よりずっと悪くなっていた。大使の認（したた）めた公文書のインクが乾く暇もないうちに、モスクワがコレラに陥落していたのだ。それでも、ヘイテスベリー卿は、その年の夏の初めにアストラハンで演じられた悲劇について、ことさらに誇張したわけではなかった。モスクワから南東におよそ一四〇〇キロメートル離れた、ボルガ川デルタの大交易港アストラハンが、おびただしい死者を出していたのだ。いつもは賑わう商業センター全体が、活動を完全に停止した。銀行は営業を休止、市場も閑散としていて、酒場すら人気がなかった。街は死の静寂に包まれていたが、唯一生きている気配がしたのは、引きも切らない葬儀の列だった。会葬者たちは、道端で腐敗してゆく死体を右に左に避けながら通りを進んでいった。それは、逃れようとした矢先に力尽きた者たちの屍であった。墓堀人夫たちは、ぞっとする労苦に観念した有様で、砂地に掘った急ごしらえの穴に無数の死体を放り込んだ。

この新型の病が恐るべき猛威を振るっていたにもかかわらず、流行がインドやペルシャといった辺境国に限られているうちは、「文明社会」にはたいした関心を呼ばなかった。しかし、コレラが心理的・地理的分水嶺を飛び越えて、ひとたびアジアからヨーロッパのロシアへ侵入してしまうと、想像もつかないことが起こった。ヘイテスベリー卿の予測通り、モスクワを襲ったコレラは、まっすぐに帝政ロシアの首都サンクトペテルブルクに向けて進軍していた。

ヘイテスベリー卿(本名ウィリアム・アコート、第一代ヘイテスベリー男爵)は、国王ウィリアム四世に仕える外交官で、コレラ病の動向をロンドンに報告する役割を担っていた。ただ、その任に当たっていた外交官は彼一人ではなく、東ヨーロッパ、中央ヨーロッパ、北ヨーロッパ中に駐在する領事と大使たちが、じりじりと向かってくるコレラの動きを継続的に追跡していた。ヘイテスベリーが懸念を表明したその二日後、サンクトペテルブルクから南に一一〇〇キロメートルのところにある、黒海に面した港町オデッサのイギリス領事館駐在員ジェームズ・イームズは、ロシア南西部在住の兄からの不気味な報告を本国に転送してきた。その報告とは、つい最近コレラがウクライナ地方のチェルカースイを襲ったというものだった。「総督代理が感染地帯まで出向いて視察し、その後、交通遮断線を敷くために部隊が召集されました」とイームズは領事に伝えた。「防疫線がタガンログに近いところにすでに設置されています。予防措置として、これで万全とは申しかねますが」イームズはそう続け、悲観的な見通しを言い添えた。「アジア全土を横断しつつヨーロッパに向かう進路について、ここ数年ずっと監視してきたことからすると、コレラ病はもうわが国の間近にきていると思われます。」

三週間後、ついにモスクワでコレラの存在が公式に確認された。そこで、一八三〇年一〇月九日、ロシア皇帝ニコライ一世は、サンクトペテルブルクから七四〇キロメートル先のモスクワへ視察に出かけた。これはモスクワ市民の士気高揚が目的であり、侍医と副官だけの随行となった。これまでのところ、ロシアの情勢はすこぶる芳しくなかったので、ヘイテスベリー卿はヨーロッパ大陸の平和を懸念した。卿が心配したのは、もしこの疫病による被害があまりに甚大となれば、大陸の力の均衡を支える一本の柱がもはやその軍事力を維持できなくなり、ひいてはヨーロッパ全体の安定が脅かされるということだった。

ロシアの現状を考えますと、懸念と困惑を覚えずにはおられません。「卿はそう外務大臣に

## コレラの第二次世界的伝播（1826〜1837年）のルート

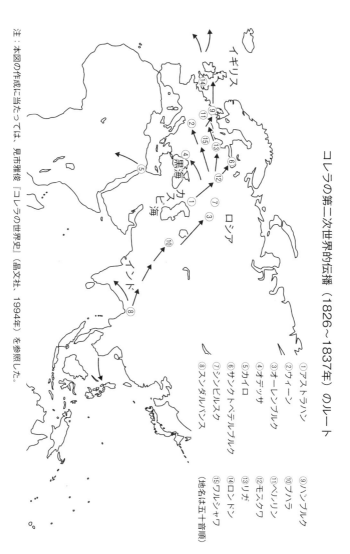


注：本図の作成に当たっては、見市雅俊『コレラの世界史』（晶文社、1994年）を参照した。

上申した。」チフリス（現トビリシ、ジョージアの首都）をはじめとして、アストラハン、オーレンブルク、そしてモスクワに至るまで、ロシア全土に疫病が蔓延しております。おそらく帝国内の残りの都市や地域にも、間もなく拡大すると思われます……あらゆる通信と交易が途絶し、兵士の徴募も不可能となりましょう。最近凱旋したブルガリア軍は風前の灯火であります。トルコ戦争を闘った兵士たちは、骨と皮同然になって帰還して参りました。当面、ロシアは戦闘能力を喪失したとほぼお考えくださって結構です。

その間も、ニコライ一世は実に精力的かつ自らの安全を顧みず、モスクワのあらゆる病院を訪問して回った。しかしながら、ロシア皇帝陛下の威光をもってしても、今やこの都市に襲いかかっている破滅的状況を食い止めることはできなかった。一〇月末時点で公式な数字はなかったが、最も信頼できる情報によれば、全人口三〇万人中の二五〇〇人がコレラに罹患し、そのうち亡くなったのは一一〇〇人であったが、生き残った者たちの淡い希望もすぐに潰えてしまった。三週間後、患者は五〇〇〇人近くまで増加し、死者は二六六〇人に達した。

一八三〇年一二月、イギリスでは、ヘイテスベリー卿の上役に当たるアバディーン卿が外務大臣職を降り、〝豪腕〟パーマストン卿がその後を襲った。パーマストンは就任後直ちに、東方からきたこの脅威への対策に乗り出した。ヘイテスベリーは、サンクトペテルブルクのイギリス人コミュニティの中から優秀な医師を探し出して直ちにモスクワへ派遣し、コレラの調査をおこなって報告させよとの指示を受けた。トーマス・ウォーカーという医師が名乗りを上げ、日当五ポンドプラス実費でその仕事を引き受けると言ってきた。イギリス外務省からは、報酬の上限があらかじめヘイテスベリーに伝えられていなかったが、彼はすぐこの要求額で手を打った。「何しろ自分の裁量で決めざるを得なかった」と彼は書いた。ただ、パーマストンが認めないなら、このウォーカー医師をくびにするのは簡単だから、と付け加えた。とはいえ、この内科医からすれば、サンクトペテルブルクでの実入りのよい診療を手放した上、自分の身にもかなりの危険が及ぶのだから、大使は彼の要求が法外とも思えない、と言った。イギリス政府にも異存はなかったようで、ウォーカー医師はニコライ一世のときと同じように、すぐに荷物をまとめてモスクワのコレラ専門病院に向かった。

一八三一年四月までに、さらに悪い知らせが到来した。オデッサ領事館のジェームズ・イームズの報告によれば、憂慮すべきことにコレラはもうポーランド国境近くまで迫っていた。おあつらえ向きに、このロシア帝国の辺境にはここ最近のコレラ禍の責任転嫁にうってつけの〝侮蔑すべき〟少数民族が住んでいた。反ユダヤ主義の吹き荒れる当時、一握りの上流階級社会では何ら問題にされなかったが、ヘイテスベリー卿は、コレラがウクライナ地方のポドリアにあるユダヤ人居住区に到着したことに言及し、「ユダヤ人は、汚らわしく群れをなしているけれども、すぐに病気をボルヒニア、そしてポーランドに運び込むだろう」とコメントした。コレラのこれまでの経路で、国境に構わず水陸を渡ってきたのはいったい誰のせいだと考えたのか、卿の説明はなかった。実際、コレラがポーランドに侵入してきたのはまことに急だった。そうこうするうちに、ラブンカ川河畔のザモシチ要塞から第一報が届いたのだ。ここザモシチには、ロシア軍の分遣隊が反乱鎮圧のために派遣されていた。病気はほどなくロシア軍からポーランド軍に広がり、その後ゆっくりと西方の町や村を舐め回してからグダニスクに至り、さらにポーランドの首都ワルシャワのまさに心臓部に突入した。

一八三一年五月の末、バルト海沿岸にあるラトビアの港市リガ〔当時はロシア帝国の支配下にあった〕に駐在するイギリス領事トーマス・タッパーがヘイテスベリーに宛てて、市内ではコレラで六〇人が死亡、うちイギリス商船の船長四人と船員数人も含まれると書簡で知らせた。こうしてコレラは進路を西だけでなく北にもとり、すでにサンクトペテルブルクからわずか二二〇キロメートルのところまできていた。コレラの首都侵入阻止という気の乗らない企てに着手すべく、ロシア当局は海路・陸路を問わずリガより出るすべての貨物と通行者を対象に、検疫所を設置した。けれども、それが市民に恐怖を覚えさせ、貿易を妨害するとの懸念から、すぐさま解除されて終わった。

六月が終わる前に、避けられない事態が起きていた。同月二八日、大使〔ヘイテスベリー〕はパーマストン卿に対して、サンクトペテルブルクで二人のコレラ患者が診断されたと、遺憾ながら報告せざるを得なかった。この患者は二人とも運河で働く水夫で、貨物を内陸部から首都まで運搬していた。このニュースで、街にはたちまち暴動が巻き起こった。コレラ禍の拡大につれて、当局は、コレラ患者ばかりか、高齢者、虚弱者、酔っ払いまで強制的に市内から追い出し始めた。次のような噂が街を駆け抜けた。「病院に連れてこられたら、全員毒を盛られてからだを切り刻まれるぞ。」「いや、毒を飲まされた後、黒魔術の儀式に使われるんだ。」「病気をでっちあげたのは医者とお巡りさ、俺たちからカネを巻き上げるためにな。」「コレラにかかったら墓場に生き埋めされるってよ。」怒り狂った暴徒の群れが、病人や瀕死の患者を「自由にする」ために病院を襲撃し始め、それが昂じて医者を殴ったり殺したりするようになった。一方、自警団と称する一団が街中をうろつき、風体のあやしい人間を探し出しては恐怖と怒りのはけ口にした。中には、たまたま運悪くインチキ薬を所持していたのを見咎められて、毒殺者呼ばわりの挙げ句、その場で殴り殺された者もいた。

コレラがロシアの首都サンクトペテルブルクに襲来した三日後、イギリス人医師デービッド・バリーが、同僚のウィリアム・ラッセルを連れてこの地に到着した。二人は、コレラの研究をするためにリガに赴く途中であった。しかし、その目的地までのルートにいくつか検疫所が設置されており、いずれにせよ調査対象たるコレラに先を越されたと知って、ここサンクトペテルブルクで小休止することに決めた。そこでバリーは、いつしか悪夢にとりつかれてしまった。それは奇妙で非衛生に思える〔後述の〕当地の習慣と、病人たちが犬のように哀れに鳴き続けるこの病気という悪夢であった。バリーに言わせれば、患者の暗紫色のからだがまだ生きているうちから、間もなくそのなれの果てである死体も同然に見えたのだ。そして不運が重なるかのように、彼らのいるサンクトペテルブルクは、東から吹いてくる熱風に煽られて猛暑の真っ只中にあった。風通しの悪い二人のアパートは、気温が二六・七℃を下回ることはめったになかった。以下はバリーの報告である。

患者の苦難は、……私がこれまで一度も診たことがない病気のものだった。ただ、診てしまったら二度と忘れない病気であり、また、他の病気と絶対に間違えることがない類いのものだった。人々は、陰鬱な断食期間の真っ最中にあった。通りは、葬儀の列や他のもっと騒々しい集会でごった返している。教会は終日人であふれている。人々の多くはこうした集会から戻った後に病気にかかり、また中には集会に出ている最中に倒れる者もいた。腐って酸味がかった［酸っぱい］粗末な食べ物。この季節だというのにめったに着替えずボロボロの、農夫の羊皮製オーバーコート。長々と続く宗教上の断食とその後の度を越した暴飲暴食。雑多なロシア人が暮らす耐えられない超過密アパート。これらの結果、急な気温の変化にも過敏になってしまい……彼らはとりわけ疫病に易々とかかってしまうのだ。

バリーの同僚ウィリアム・ラッセル医師は、バリーと違ってインドで軍務に就いた際、コレラについて十分な経験を積んでいた。そこで彼はバリーに、どこかの陸軍病院で患者の治療を二人でいくらか分担しようと提案した。苦境に立っていた医療当局者はこの提案を喜んで受け入れたが、暴徒からの危険が迫るにつれて、二人は再考せざるを得なくなった。「人々の憤激は……特に、われわれ医師団に向けられていた。彼らの目には、われわれが最近敵から遣わされて毒を盛ろうとしているスパイに映ったのだ。それで、われわれの提案は採用されなくなった」とはバリーの説明である。つかの間の平穏が戻ったのは、ペテルホフにある広大な宮殿に戻っていたニコライ一世が、手に負えない臣民たちと対峙すべく市内のセンナヤ広場に姿を現わしたときだった（世に言うコレラ暴動）。「お前ら臣民は、ポーランド人か、それともフランス人か。このような所業をしでかすとは！」伝えられるところでは、皇帝はそう怒鳴りつけたという。そうして彼は、医師たちが命がけで救命に当たろうとする姿を、彼らに思い起こさせたのである。

皇帝の魔法にも等しい力を目撃し、バリーは驚嘆した。「この街は今や平静を取り戻した。金もなく煽動された群衆は、ほんの二、三日前袋叩きにした当の人間たちに助けを求めている。」バリーは驚きあきれてそう書いた。だが、もっと冷静なヘイテスベリーは、今回の落ち着きは、むしろ病気のあまりの勢いに圧倒されたせいだと考えた。「日に六〇〇人もの患者が病に倒れている現状からすれば、下手人はもう明白だった」と大使は述べた。

何か月も前から警告が発せられていたにもかかわらず、最終的にコレラが襲来したとき、サンクトペテルブルクはその備えがまだまったくできていなかった。患者を収容する病院も十分とは言えなかったし、患者を診る医師も不足していた。患者の中には病院から病院へとたらい回しにされ、どこに行っても入院を断られた挙げ句、結局路上で死んでしまった者もいた。多くの行政当局者は、最初の患者が出るやいなやさっさと市から逃げ出し、皇帝までも宮殿を取り巻く非常線の奥に退却する始末だった。そうなると、帝政ロシア期にお決まりの情報不足、つまりどんな重要な問題であっても、正確な情報を入手するのにいつも苦労するのである。ヘイテスベリー卿に雇われたトーマス・ウォーカー医師は、サンクトペテルブルクでイギリス政府宛の報告書をまとめようとしたもののの、そのための基礎データが入手できないでいた。ロンドンの陸軍病院院長であるジェームズ・マグレガー卿が彼に急ぎの催促を送ったとき、ウォーカーは不満を露にした。「昨夜拝受いたしました書簡の中でご懸念を拝察しまして、取り急ぎご返事申し上げます。恐れながら、当方から取り立てて申し上げるべきことはございません」と言って、さらに続けた。「この国の実情をご存知なければ、こちらでの情報収集がいかに困難か、到底ご理解いただけないものと存じます。したがいまして、帝国医療協議会へもまだまともな報告書が提出できかねる状況です。」

一八三一年八月、ロシアはその広大な国土ゆえ、コレラ感染地帯を防疫線で抑え込もうとするのは断念した。彼らの試みはもうとっくの昔に笑いものになっていた。宮殿の周囲を除きすべての通行制限が解除された。これで検疫が有効かどうかはっきり決着がつく、とヘイテスベリーは述べた。コレラは、今や大手を振ってロシア帝国内のどこへでも行けるようになった。同じ頃、当局はついにサンクトペテルブルクの犠牲者数を発表した。五週間で、人口四四万人のうち死亡は一万人以上であった。

その年の夏、ヨーロッパ全体で死者の数が急増するにつれ、イギリス政府は、混乱したロシア政府よりもっとしっかりした対策をとる決意であった。外務省の机に積み重なった全ヨーロッパからの電報の山に、ただ震えてばかりいるわけにはいかなかったのだ。一八三一年六月二一日、国王ウィリアム四世は議会の冒頭で、開会のあいさつを述べた。「ヨーロッパ東部において恐るべき疫病が拡大しつつあることに、余は深い憂慮の念を禁じ得ない。」

イギリスで最初にコレラに対する現実の懸念が表明されたのは、すでに前年の一〇月のことであった。政府がヘイテスベリー大使の書簡本文を公開し、合わせて枢密院から「最大限の注意と警戒をせよ」との声明が出たのである。感染が疑われる海外の港から到着した船に対応するためのものであり、当時は一般からの反応はほとんどなかった。一八二八年以降、新聞には時折コレラに関する記事が載ったが、ただコレラ禍が最初にインド、次いでロシアとポーランドに広まったと小さく伝えるだけで、イギリスでもいくらか心配すべきだという提言など皆無だった。

いまだに大英帝国の臣民がみな、ヘイテスベリーの警告を真剣に受け止めたわけではなかった。皮肉な人間は、この手の死と破壊の話の裏には、政府の情報操作がどうせあるに決まっていると考えた。結局のところ、コレラ・パニックは、物議を醸していた選挙法改正案から目を逸らす絶好のタイミングで起きた。それが議会を通過する過程で、通りでは暴動が起きかねない状況だった。また、無責任なマスコミを非難する者もいた。著名なロンドンの内科医ジェームズ・ジョンソンはタイムズ紙に激怒して投稿し、同紙が「イギリス全域に疫病のように猛威を振るっている」と、いわば「恐るべきコレラ恐怖症」を煽り立てていると非難した。「コレラという怪物が現実に到来するよりもはるかに多くのイギリス人が、コレラへの恐怖のあまり死んでしまうだろう」とジョンソンは書いた。しかし、この医師が言ったことはすぐに大きな間違いだとわかった。

政府の最初の仕事は、どのような対策を講じるべきか相談できるよう、公衆衛生局を立ち上げる

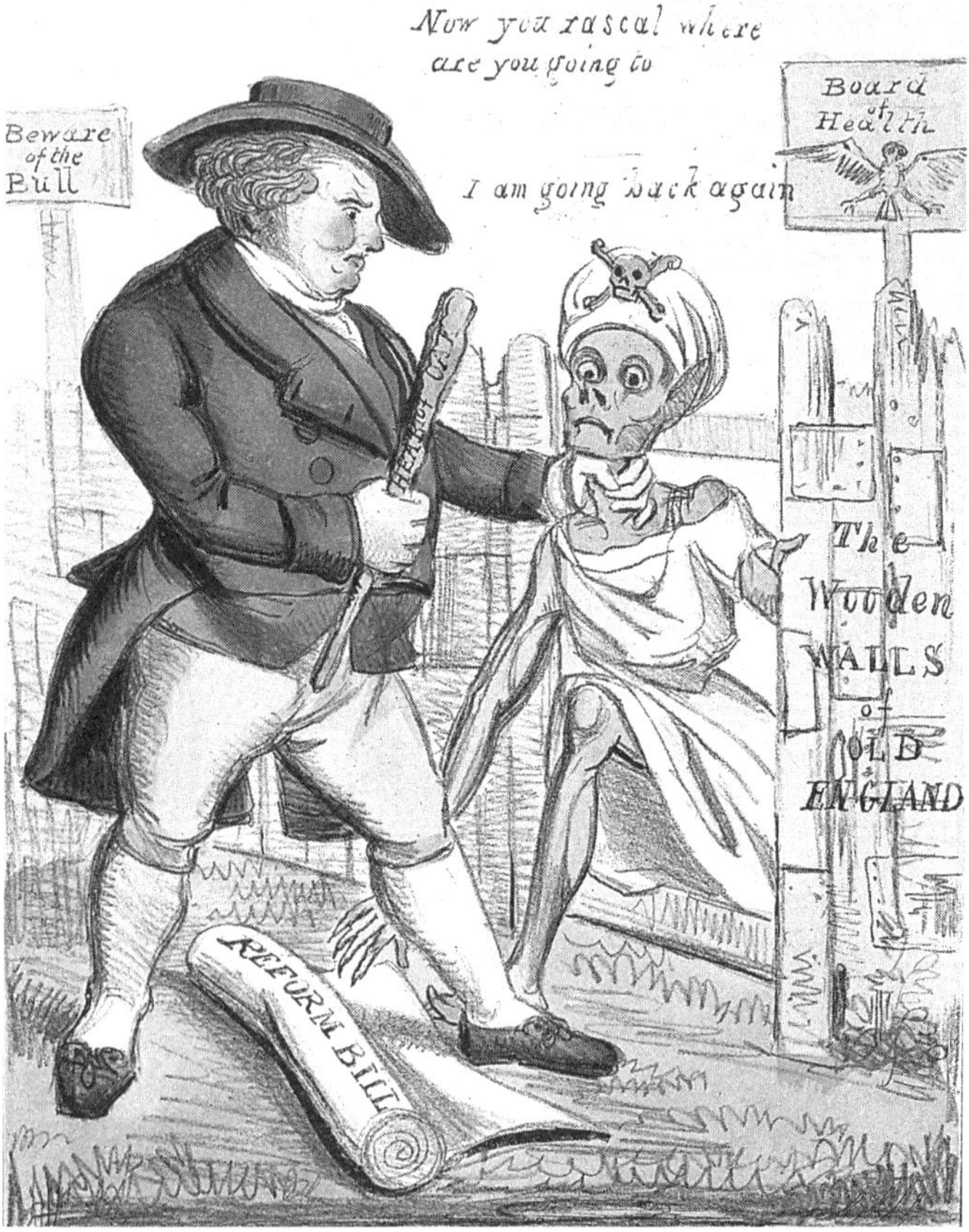
Now you rascal where
are you going to
I am going back again
Beware
of the
Bull
Board
of
Health
The
Wooden
WALLS
of
OLD
ENGLAND
REFORM BILL

イギリスに侵入するコレラをジョン・ブルが捕まえているところ
（1832 年の改正選挙法に反対した風刺漫画。「悪党め、どこへ行く」「また戻るところよ」のセリフが読める）

ことだった。過去にも一八〇五年に先例があり、当時はスペインからの熱病が迫ってきたため、イギリス国内に懸念が巻き起こった。今度の公衆衛生局は、輝かしくも王立内科医師会会長ヘンリー・ハルフォード卿の指導の下、連日会議を開催することになった。ヘンリー卿は、ジョージ三世、ジョージ四世、そして現国王ウィリアム四世の顧問でもあった。ランセット誌は、卿がコレラ病に関してまったくの門外漢であるとの理由からその適格性を疑ったが、彼なら「法曹界のとげとげしい雰囲気をやり過ごす術を身をもって教えてくれるから、適任かもしれない」と譲歩したのである。

ヘンリー卿の王室に対する奉職は、とうに亡くなられた君主の代からも続いている。一八一三年、卿は当時のイギリス皇太子、後の国王ジョージ四世のウインザー城行啓に随行した。目的は、チャールズ一世（一六四九年、清教徒革命で処刑されたイギリス国王）のものと信じられていた柩の蓋を開けることだった。遺体の身元確認をするために、ヘンリー卿は処刑で切断された頭部をくわしく調べた。「切断部位を観察するために頭を持ち上げてみると……第四頸椎のところで真横に切り離されていた。切断表面は非常になめらかで平らになっており、外見からすると、これは大変鋭利な刃物で一撃を加えてできたとしか思えない」と彼は記した。ヘンリー卿は、ついにはビクトリア女王の主治医になるまでとなり、彼の医学的経歴と立身出世は頂点に達することになる。

ヘンリー卿を下から支えるのは、錚々たるメンバーであった。エドワード・スチュアート閣下（関税局副長官）、トーマス・バイアム・マーティン卿（帝国海軍財務監督官）、ウィリアム・バーネット卿（軍需庁糧食部部長）、ジェームズ・マグレガー卿（陸軍病院院長）、ウィリアム・ピム卿（検疫局長官）、それと王立ヘンリー大学特別研究員グループ。〔一八三二年〕六月二一日、ちょうど国王が議会を招集中だったが、ロンドンで最も富裕層が集まる地区の一つ、ペルメル・イーストの王立内科医師会本部に、公衆衛生局のメンバーが正式に集まった。その場で一同は、帝国枢密院顧問から与えられた指示をヘンリー卿が読み上げていくのを、注意深く聞き入った。

公衆衛生局が目下抱えている仕事は山のようにあった。まず、現行の検疫法制度を検証し、変更が必要である限りにおいて助言することになった。ロシアにおけるコレラの動向についてウォーカーら多方面の報告をつぶさに調べ、予防と治療に関する指針も作成しなければならなかった。その上、治安判事〔イギリスで行政単位ごとに任命される地方の役人で、刑事・民事裁判担当ばかりか行政上の権限・義務まで有し、地方統治の柱となった〕、医師、その他の関係者向けに、コレラの地方への波及を阻止するための諸規則を立案することになった。そして、政府上層部は公衆衛生局に対して、特に「この調査における最も重要な疑問点の解明に全力を傾けて取り組むよう」要請した。その疑問点とは、「この病気がヒトからヒトへ感染するのか、また、何か生物以外のものを介して感染が広まってゆくのか」であった。これこそが重要なポイントであった。この点が完全に明らかにならないうちは、どこの政府であれ、国民への疾病対策が適切であるとの確証がいつまでも得られない。ヘンリー卿率いる公衆衛生局は、「これらの問題を明らかにできるであろう人物を、とにかく選出してほしい」と急き立てられた。しかし、そのことはまた、上層部たる枢密院中枢も、王立内科医師会会員も、ヘンリー・ハルフォード卿も、そして全国民が、この問題に関してまったく見当もつかないお手上げ状態だったことを示唆している。

しかしながら急ぐべき最優先事項は、枢密院いわく、感染した港から到着した旅行者をどれくらいの期間隔離すべきか、どのような輸入品が病気を運びやすいのか、そして最良の消毒方法は何か、これらに対する助言であった。公衆衛生局は手始めにユーア某という医師が考案したアイデアを検分するように言われた。それは一種の燻蒸(くんじょう)消毒で、チューブを通して船倉に塩素ガスを注入するというものである。ユーア医師によれば安価で効果的、かつここが極めて重要な点だが、貨物にはまったくの無害だと請け合った。「二四時間後に船のハッチを開けて、チューブの周りの空気を自然換気で入れ替えると、その過程で乗組員は衣服もからだも、希釈された塩素ガスで十分に浄化されます。」その後積荷を降ろせば、完璧に安全だと彼は説明した。「なぜかというと、塩素ガスは……各積荷の中身まで浸透するからです。最も堅い梱包の真ん中の絹まで、短時間ながら独特の臭いを運んでゆくのです。」

ユーア医師の考えでは、必要なものは、塩素ガスを生成するただのタンクが一個、塩素ガスを船倉に送り込むパイプが二、三本、デッキの上に垂直に立てて船倉の元の空気を逃がすためのパイプが別に一本、でよかった。「どんなに伝染力の強い病原体でも、殺すのに必要な塩素量はほんのわずかなので、貨物の動物繊維や植物繊維に変化はありません。それに、バルチック艦隊で最大の船舶であっても、消毒に要する費用はかかって一〇ポンドあまりです」とユーア医師は断言した。彼の報告書には、必要な機材のスケッチが添付してあった。枢密院のメンバーがユーア医師にあまりにも強く印象づけられたのは明白であった。ヘンリー卿と彼の仲間が梱包の亜麻を使った実演を見た後、この方法は実用的ではないと断言すると、ヘンリー卿は枢密院から再考を促されたのである。その後何日かして、ユーア医師は、今度はウーリッジの王立造船所まで出かけ、隔離中の船の上で自分が用意した装置一式をテストしていた。その頃、ユーアの同僚フィンチャム医師は、チャタムで、ある一定の重さのきつく梱包した麻に、塩素ガスがどこまで浸透するか測定していた。

今や塩素ガスの可能性に幾分賭けてみる気になったのか、公衆衛生局は次には、何件かむしろ奇妙とも思える実験を許可するまでになった。今度の実験は、梱包の縄と綿花ではなく、ヒトを用いたものだった。すでに一七四〇年代、メアリー・ワースリー・モンタギュー女史によって、予防接種がイギリスに導入されていたが、この研究はその原理を土台にしていた。それは、天然痘患者の膿疱（のうほう）から採取した液体を使ってごく少量の天然痘を人間に投与し、彼らのからだの防御機能を刺激してさらなる攻撃から守るためのものである。一八三一年までに、この方式はエドワード・ジェンナー〔Edward Jenner：一七四九年～一八二三年。イギリスの医学者で天然痘ワクチン開発の祖と言われる〕が編み出した、牛の膿疱から採った液体を使うさらに安全なワクチン種痘方式に取って代わられた。ただし、種痘が効くことは誰もが知っていたが、なぜ効くのかはジェンナーを含めて誰にもわかっていなかった。

この実験の目標に沿って、先に塩素ガスで処理した何かの〝感染性物質〟が人に対して接種されることになった。もし、発症しないで済んだとしたら、それは塩素ガスが病気を〝無効にした〟証明になると公衆衛生局は考えた。この実験に際して、研究者たちは、ジェンナー以前の旧来の方式に戻って、天然痘専門病院で患者の膿疱から液体を採取した。最初の試料を、塩素ガス一に対して空気二四の割合で入った瓶の中に入れた。三時間後に、瓶の中から各試料が取り出され、三人の被験者に、うち一人は子どもであったが、一番目の試料が接種された。子どもの被験者の場合には、医師が腕に三本、十分に血が出るくらいの引っかき傷をつけ、次に天然痘の膿が染み込んだ布切れを傷の上から押し付けた。他の四人はいずれも大人で、弱い方の塩素ガスを曝露(ばくろ)した二番目の試料を接種した。七人とも天然痘にかからなかった。

しばらく時間をおいてから、七人の被験者は再度、今回は通常の天然痘の膿を使って接種を受けたところ、全員が「まったく通常通り」天然痘を発症したとランセット誌は報じた。もっとも、その七人が「まったく通常通り」回復したかどうか、同誌に記録はなかった。この実験で、最初の接種で被験者が無反応だったのはガスによるもので、天然痘に対して何かの〝自然免疫〟が働いたのではない、と証明したように言われた。しかしながら、いかにも有望な結果に見えたが、この実験には不備があって役に立たないと非難された。指摘された誤りの一つは、初回の接種の際、三番目の「対照群」を設けて、空気だけに曝露された試料を接種すべきだった点である。空気に殺菌力があるかもしれないからである。また、こうした実験をおこなうに当たっては、被験者に子どもを入れることに倫理的な配慮があってしかるべきだとも言われた。

ユーアとチャタムが造船所で塩素ガスの実験に余念がなかった頃、また天然痘の〝臨床実験〟が進行中の頃、政府が公衆衛生局を立ち上げたとのニュースは、国中から大きな関心を持って迎えられた。今や、一般市民も注目し始めた様子だった。無数の大英帝国の臣民が、コレラ病をテーマに専門的意見をお持ちらしかった。国中から郵便が次々舞い込んできたが、失敗したことがない治療の処方箋、予防は保証付きの医薬品解説、絶対安全な〝防疫線〟の指導だった。ある手紙では、コレラ患者には瀉血（しゃけつ）こそ回復のカギであると信じて疑わなかったし、別の手紙は、瀉血は死期を早めるという反論の余地がない証拠を書いてよこした。コレラは疑いなく伝染するという個人的経験の報告と、いやそうでないとする個人的経験の報告が、真っ向からぶつかり合った。病気に関する正真正銘の知識を持つ医師、薬草の処方に通じた主婦、イカサマ療法のセールスマン、人のいい変わり者、高給な公職を狙う手合い、誰も彼も一家言を持っていた。

例えば、ノーサンプトンのパワー某氏は、ロンドン官報で公衆衛生局の記事を読んで、どこでもいいから国の検疫所の査察官に何とか雇ってもらいたいと懇願した。彼の説明では、自分は東インドとフィリピン諸島で何年も暮らしたので、スペイン語に堪能であり、自分の人となりについて、公職にあるしかるべき人物から申し分ない推薦状も提出できるとのことであった。公衆衛生局はパワー氏に謝意を表し、後日連絡すると伝えた。

公衆衛生局は、ピカデリーのサイラス・ブランドフォード殿の手紙にはもっと積極的な反応を示した。ブランドフォード氏は退役した海軍軍医で、インド勤務が長く、その間に何百人ものコレラ患者を治療したが、ほとんど一人として死なせなかったとあった。「もし、明日私の患者千人が一度にコレラにかかったとしても、そのうち死なせるのは百分の一に満たないでしょう。もちろん、私の推奨した治療を厳格に守ることと、患者が罹患した早い段階から私が診るという条件付きですが」と彼は強調した。

胸躍らせる知らせだった。公衆衛生局は、もう明日にでもご足労願いたいと即座に手紙を出した。すると、ブランドフォード氏からは詫び状が届いた。足を骨折したのでお伺いできないという。それでも引き下がらず、公衆衛生局はいつ出頭できるか日程をすぐ問い合わせた。返事には、残念ながらいつよくなるかわからないとあった。公衆衛生局は、今度は帝国海軍当局宛の手紙を出し、ブランドフォード氏について問い合わせた。海軍本部からの回答で、同氏は確かに外科医助手として一八〇四年から一八〇九年まで東インドで勤務したことはあるが、記録をよく調べると、彼は一人のコレラ患者も診たことがないと判明した。

また別の医師、チェルシーの外科医兼薬剤師であるエドワード・ボーデンの場合は、ブランドフォード氏以上に、ヘンリー卿ら一同は返事に窮したものだ。ボーデン氏はジェンナーの革新的なワクチン種痘法のことが頭にあり、これを実験の観点からでなくむしろ通常の、当時普及していた使用法の観点からずっと考えてきた。予防接種にはおそらく何らかの副作用があるのではないか？もしそうなら、そうした副作用がコレラのような形で現われるかもしれないのではないか？「予防接種によって天然痘毒素の本来あるべき効果が妨げられ、……［人体の］他の組織に運ばれて、［コレラとして］大暴れしているのではないでしょうか?」ボーデン氏はそう質問してきた。公衆衛生局には回答の手がかりがまったくなかったので、それで沙汰やみとなった。

そうこうするうちケント海岸のシェアネスでは、地域住民エゴ（NIMBYism）が醜い頭をもたげてきた。検疫済みの貨物をそこの港で船から降ろし、地元の倉庫に保管するという計画が持ち上がると、住民たちは怒り狂った。この地区選出の下院議員トーマス・ロー・ホッジズがこの問題を取り上げた。代わりにチャートシー・ヒルではどうか。ホッジズ氏はそう提案した。だが、軽くあしらわれた。チャートシー・ヒルだと、積荷を降ろすときに船を十分港の岸壁に近づけられないのだ。その上、チャートシー・ヒルは極めて不健康なところで、そのために政府は数年前そこにあった検疫所を取り壊したのである。どのみちシェアネスは最後の手段にしかならなかったであろう。そこでホッジズ氏とその選挙民は、社会的責任とは何ぞやというお説教をくらう破目になった。「極端なことを言えば、もし特定の地区が国全体の利益になる規制に反対するならば、検疫というどんな安全なシステムをつくろうとしても無駄になる」と言われたのだ。

ホッジズ氏とシェアネスの住民たちは、致死的となり得る積荷が自分たちのど真ん中に次々貯蔵されてゆくのを見るにつけ気を揉んでいたが、その一方で、イギリス中の海岸沿いの町や村では、医師、治安判事、聖職者、その他地元のお偉方たちが、東方からやってくる謎の病気の最初の徴候がないかと、やきもきしながら見張りを続けていた。およそ三〇年前に、イギリスの南岸地域の市民たちは、ナポレオン・ボナパルトという別のずっと恐ろしい侵略者の最初の兆しがないかと、同じく心配しながら寝ずの番をしたものである。

イギリスのポート・グラスゴー〔スコットランド最大の都市グラスゴーから約三〇キロメートルのところに位置する〕という港町で、二五歳の労働者ジョン・マレーが死んだとき、気味の悪い恐怖が辺りに漂った。彼はこれまで病気一つせず、酒もやらない男だったが、彼を診た医師ジョン・マーシャルによると、コレラの疑いが極めて濃厚な病気で死んだのだ。そのすぐ後に、マレーの恋人ナンシー・キッチン、それから、「見るからに丈夫そうで下戸な」マレーの友達のジェームズ・マクローレンが、マレーと同じ嘔吐と下痢の症状を呈したという。マーシャルの話では、二人はマレーが死んだ前日に夜通し看病したのだった。その後、四人目の患者が出ると、マーシャル医師は、今度は自分が病気の原因になっているのではないか気がかりだと語った。「私の妻が、七月七日の夜は元気そのものでしたが、翌朝の九時頃から苦しみ出しました。正午までに、恐ろしい病気の典型的な症状が、最も忌まわしい形で現われてきました。妻は実際にはとても小柄で華奢(きゃしゃ)でしたが、けいれんを起こしている間中……彼女をベッドに寝かせておくのに、屈強な人間が二人がかりでやっとでした。」ところが、こういった苦難を、彼女の夫がこのようにありありと描写していたにもかかわらず、マーシャル夫人、キッチン、マクローレンの三人は、運よく数日のうちに健康を回復した。しかしながらマーシャルは、十年に一度の医学上の大発見をしたと思い込んで勘違いに精を出し、ますます多くの自分の患者をコレラ病と診断したのであった。

憂慮すべき事態だった。ポート・グラスゴーの患者リストは刻一刻と膨れ上がったので、公衆衛生局はドーンとバデノックという二人の医師を急遽現地へ派遣し、直ちに調査に当たるように指示した。二人ともインドでコレラの経験を十分に積んでいたから、調査にはさほど時間を要しなかった。現地に到着すると、二人はすぐにもマーシャル医師の判断を退けた。バデノックの考えでは、問題の病気は、旬のジャガイモと獲れたてニシンの食べすぎというありふれた原因によるといい、この時期にグラスゴーではよくあることだった。「躊躇(ちゅうちょ)なく申し上げます。マーシャル先生は結論を急ぎすぎ、ふさわしい事実にも基づいておりません」とバデノックは付け加えた。

翌月、ハルで四二歳の兵卒マーティン・マッキールが死亡し、それがまた人々の恐怖心を煽った。ドーン医師も、今度ばかりはコレラ病ではないとすぐには断定しなかった。第七歩兵連隊の軍医マホニーからの手紙を受け取った後、公衆衛生局は、ロバート・ドーンがポート・グラスゴーから戻るとすぐに、今度はハルに送り込んだ。「この兵士の日常の習慣、病気がたちまち悪くなった環境、兵舎の状況、ハルでの積荷作業との接点について、可能な限り綿密な調査をしてきてくれたまえ。」これがドーンへの指示だった。

マッキールは過去二〇年軍務に就いていた。上官によれば、彼は酒を飲まず身持ちもよいと思われていた。八月八日に外泊二日間の許可をもらって兵舎を離れ、その地方の祭りに出かけた。そこで彼は、日頃の彼とは別人のような行動に出た。「彼が白状したところによると、その夜は、一晩中酒を飲んでどんちゃん騒ぎしたらしい」と後日ドーンの報告にあった。「次の日の夜も、同じように乱痴気騒ぎで一晩明かし、強いウイスキーや黒ビール、エールなどなどとあまりに盛大にやったから、馬鹿騒ぎの相方（あいかた）の女たちも驚きあきれ、その晩のことを話題にした。マッキールは水曜日の朝、目は血走り顔もむくんだまま兵舎に戻ったが、まだ『のんべえ頭』だった。これは山ほど兵隊を相手にしてきた彼女たちが、長々と続く二日酔いを指してよく使う言葉だった。この状態で彼は地面にばったりと横倒しになり、そのまま陽の下で眠り込んでしまった。」

こんな調子だったにもかかわらず、（ドーン医師は確かにおかんむりだったが、）この二等兵殿はまだ何とか元気をふりしぼって、三日目の夜も馬鹿騒ぎ目当てで祭りに出かけたのである。その夜彼はダンスに興じ、果物をたらふく食ったが、アルコールは今回はジン数杯だけにした。兵舎に戻ったのは真夜中、すっかりいい気分ながら酔いは醒め、そのままベッドへ直行した。朝の四時、恐るべき病気が突然彼に襲いかかり、一七時間後に死亡した。

軍医マホニーの記載から、ドーンはマッキールの症状が「悪性のインド型コレラ特有の特徴をすべて備えていた」と考えた。しかしそのとき、ドーンは兵士が飲み騒いだ最後の数夜のことを知った。ドーンによれば、これによって、これまでとまったく違う見方ができることになる。「もし、病気になる直前の三日間を患者がどう過ごしたか知らされていなかったら、私にはこの症例が非常にあやしいコレラ患者に見えたであろう」とドーンは説明した。実際のところ、彼が心配するには及ばなかった。駐屯地でも市中でも、これ以外の患者は一人も出ていなかった。検疫所に入れられた停泊中の乗組員も、依然としてすこぶる元気だった。あの死がもたらした一般市民の大きな不安も収まった。ハルの人々が耳寄りな話を聞いたからである。主治医たちも太鼓判を押した。マッキール二等兵は間違いなく酒のせいで死んだ、と。

その年〔一八三一年〕の秋にかけて、イギリスでは依然として不可解な病気の発生に悩まされ、コレラ病の流行がヨーロッパ大陸を西方向に横断して広がりつつあった。九月九日、外務省はベルリン駐在の代理大使ジョージ・チャドからの急便を受け取った。当地の医師たちの委員会は、ある船員がアジア型コレラの犠牲になったと四対三の多数決で決定したという知らせだった。彼は、ベルリン市内で一番混み合う場所にある、川のはしけの中で突然死んだのだ。チャド氏はさらにこのような悲喜劇を語っている。

船員は、シュパンダウ近くの川下で埋葬されることになった。警察から大変危険な仕事になるからと聞かされ、そういう条件で三人の男が指名された。彼らは真夜中に小船に死体を載せて、あらかじめ決まった場所まで運んでそこに埋葬するために雇われていた。ところが、恐怖心を抑えるために仕事の始めからずっとブランデーを飲んでいて、それが長くなってしまった。三人ともすっかり酔っ払ってしまい、仕事に耐えられなくなった。それで、死体を舟で運搬している途中、その舟をひっくり返してしまったのだ。三人とも溺死した。

代理大使は本国への公便の追伸に、前の晩手紙を送った後に新たに五人のコレラ患者と一人の死者が出た、と慌てて走り書きした。一週間後、ベルリンでの死者は五八人に達し、ある上級医師の予想では、翌週の終わりまでに、日に二〇〇人から二五〇人の死者が出るだろうとのことだった。サンクトペテルブルクを思い出させるシナリオだが、チャドは次のように書き記した。プロイセンの貧困層は、コレラのような病気は存在しないのであり、また政府は自分たちが増えすぎて手に負えなくなったので、医師たちに〔コレラと見せかけて〕毒殺するよう命じたと信じ込んでいた。貧しい者たちが考えるに、こうした特別な間引きのやり口とは、昔イギリスがインドでやって非常にうまくいったものなのだ。プロイセン国王が、コレラ患者の治療に励んだ医師には特別に日当を払うと表明しても、それでも噂は一向に消えなかった。すなわちコレラ患者を一人殺すごとに、医師は賄賂（わいろ）をもらっている、そういう話であった。

ベルリンでの犠牲者の中に、カラウという名前の医師がいた。彼は、コレラがヒトからヒトへ直接感染しないことを証明しようと実に様々な試みをしたが、結局それは最悪の結末となった。チャド氏は、パーマストン卿に何があったのか説明をするとき、カラウ医師の科学的な試みの詳細については、不思議と何も語ろうとしなかった。「カラウ氏は、自分の考えを確かめようとして、まったくおぞましい実験を自らのからだを使って試しました。その結果病気にかかり、昨日発症し、数時間で亡くなりました。」

一八三一年九月半ばまでに、ウィーン駐在イギリス全権大使のフランシス・フォーブズは、同市でのコレラ患者が三〇〇人、うち死者は一三〇人と報告していた。一週間後さらに七五七人の新たな患者が発生し、二二〇人に上る死者が出た。「ここに挙げた数字は、病院に運ばれた人数しか含まれず、自宅で亡くなった人も同じくらい多いと思われます」とフォーブズはロンドンに伝えた。

フォーブズの同僚の外交官でハンブルク総領事のヘンリー・カニングは、ベルリンとウィーンで繰り広げられる出来事を、懸念を募らせながら注視していた。イギリスとバルト海沿岸諸都市との貿易は膨大なものだが、それはとりもなおさず、万一コレラがハンブルクに現われたなら、次には北海を渡ってくるのはほぼ確実だということである。一〇月七日、カニングはロンドン宛の公便で、ハンブルクとその周辺地域はまだコレラに汚染されていないと書き送った。しかし、カニングは同時に別便で外務次官ジョージ・シー卿宛の「親展」を出し、公便とはまるで違う趣旨の話をした。

小職が公便で申し上げたことに付け加えさせていただきます。閣下に対してこのような連絡を私信でおこないましても失礼には当たらないものと存じます。……昨日、当地で一名死者が出ましたが、その死者について、まだその後も医師団はコレラの症例ではないと決めかねているることからして、やはり疑わしかったのかもしれません。死者には飲酒癖があり、家は最下層の人々が住むようなところでした。……この家にはもう一人、現在病気にかかっている人間がおりますが、まだ死んではおりません。本日、警察裁判所主席判事から得た情報では、死者にはコレラの徴候は誓ってなかったと申しました。……それでも、小職が耳にしたことを閣下にお伝えするのがわが責務だと考えました。

総領事がこのような手段に出たのにはそうさせる懸念があったわけだが、用心深い常套の外交辞令のせいでそれが隠されてしまった。

翌日の午後一時半、カニングは別の、今度はもっと急ぐ至急便をパーマストン宛に送付し、例の家で発症した二人目の人物が本日死亡したこと、このニュースが「こちらで大きな疑惑を巻き起こした」ことを知らせた。医師団はその日のうちに検視をおこなうことになっていたが、「その間も、知り得た情報は直ちに閣下にお伝えするのが小職の責務と心得ます。クックスハーフェンから明朝出航する予定の小包便に間に合うように、この手紙も本日速達にて送付いたします」とカニングは書き送った。

その夜九時、カニングはその日二本目の至急便をロンドンに送った。彼が書いているときも、ハンブルクの医師団はどう対応すべきか決めようとして、閉めたドアの向こうで何かひそひそ相談していた。その日の夕方早く、カニングはやっとその中の二人の医師と話をすることができた。彼らが口を揃えて言うには、疑わしい症例はすでに五人になっていて、そのうち四人はもう危篤状態とのことだが、これはまぎれもなくコレラだと固く信じると。そこでカニングは、とりあえずハンブルク港からイギリスの港に向かう船舶と乗客のために、不完全な健康証明書を発行することに決めた。しかし、ハル行きの二隻の船の船長が、そんないい加減な書類は受け取れないと突っぱねて、何の書類も持たずに出航した。「小職は、その船の回航先の通関事務所の所長に対し、このような船舶に乗船した人物は、誰であろうと、当該船舶からの離船を許可しないよう求める書状を送達いたしました」とカニングはロンドンに警告を発した。

　午後一一時三〇分、ハンブルクのイギリス領事館はまだあかあかと灯が点っていた。カニングが必死になって、二四時間以内に第三便を送る作業をしていたからだ。当地の医師団がちょうど現われて、例の死者たちはコレラ病の最も重篤な徴候をすべて有していると公表したばかりだった。彼らは、コレラが同市に到着したことを公式に認める前に、さらに患者が出るか待ってみることにしていたが、もはや誰もこの件に関して少しでも疑う者はいなかった。北海の彼方からどうすることもできず事態を見守ってきたイギリスにとって、もはやコレラから逃げる術はないと思われた。

　一八三一年一〇月二二日、ランセット誌に衝撃的な記事が掲載された。「コレラ、今ここに生きるわれわれにとって、それは獰猛無慈悲なる災禍であり、邪悪な立法者の冷酷な戦争が見逃した犠牲者を、地上から一掃するよう定められているように見える。コレラは……今やわが国の沿岸からほんの三六時間で渡れるところまできている。」ところが、またしても病気の方が一歩先んじていた。ミルズ・ジャウェット・アンド・ミルズのフリート・ストリート印刷所が、この有名な医学雑誌の最新号をガタガタと印刷するのに忙しくしている間、「獰猛無慈悲なる災禍」は、すでにイギリス本土に居を定めていた。

# 第2章　必死の探索

北東の風に乗ってコレラがやってくる情勢なのに、印刷業界や出版業界が、コレラ到来の噂に沸き立つのはもっともだ。パタノスター・ロウは大盛況である。印刷の原稿を載せた四輪馬車が、こっちの入り口から飛び込んでゆく。パンフレット、論文、二折版の印刷物を満載した二輪馬車が、こっちの出口から飛び出してくる。

ランセット誌、一八三一年

皇帝ニコライ一世のロシア政府が、コレラ病に関する最高の医学論文に、最高二万五〇〇〇ルーブル（一一〇〇ポンド。現在の貨幣価値にすると五万ポンド以上）の賞金を出すというニュースが、世界中に流れた。途端に、世界の医学界はその話で持ち切りになった。このところ明らかにロシア帝国には絶望感が高まっていた。それでも、フランスの医師はこのコンテストの応募資格から外された。たとえ凶悪な侵略者が身近に迫っていても、ロシア人は、ビジネスとなれば相手を選ぶというわけである。

この賞については、イギリスのメディアで宣伝されたので、ロンドンのウェストミンスター医学協会例会でも活発な議論が交わされた。その場において重鎮の会員たちは、驚くとともに幾分当惑したと意見を述べた。ロシアは、支払う金額に見合うだけの価値を要求して、懸賞論文の要件を細かく規定していた。それは、病気の特性にとどまらず、発病の原因、蔓延パターン、直接感染するかどうかを証明する実験、直接感染することが証明された場合の予防方法、最後に、言うまでもないことだが、決定的治療法であった。

知られた通り、ウェストミンスター医学協会の会員は、ロシア政府の気前のよさと同時に驚くべき無知にも度肝を抜かれたという。長年数え切れないほどの専門的研究が、コレラ病のあらゆる方面にわたって出版されてきた。その中には、インドのベンガル地方、ボンベイ、マドラスにおける権威が出版した有力な学術書があった。マドラスの本は、七〇〇頁を超える大著であったが、とりわけ治療法については、学会員たちも認めたように、傑出した研究成果が含まれていた。ロシア人がこのインドの文献を知らないというわけがなかった。ジェームズ・ジョンソン医師が例会で明かしたことだが、先にジョンソンから、ロシア皇帝付きのイギリス人顧問医に関連文献のリストを提供してあったのだ。しかし、顧問医は、そのうち四分の一は聞いたことがないと認めたそうである。

ジョンソンの同僚たちは、その新事実に当然ながら衝撃を受けたが、その一人が示唆したことには、顧問医が最先端医療における進歩から情けないほど取り残されてしまったのは、どうやら彼がロシアへ行く直前の一年二か月ヨークシャーで暮らしていたせいらしかった。

大都市でどんなに垢抜けても、インドからコレラに関する膨大な記述がもたらされたにもかかわらず、ウェストミンスター医学協会の会員は、この恐るべき新しい病気について明確な答えを探しあぐねていた。ロシア皇帝の顧問医、ロシア医学界、世界中のカリスマ医師たちとて同じだった。コレラは正確にはどこからきたのか？ これまで長い間流行がアジアに限られていたコレラが、その後、なぜよりにもよってこの時期にヨーロッパを襲ったのか？ どのように広がっていったのか？ 人体には正確にはどのように作用したのか？ こうした疑問に答えを出して初めて、科学は直面する最大の課題に取り組むことができる。すなわち、コレラをどう治すか、少なくとも広がるのをどう防ぐかである。

一つの病気を相手にしているということさえ、誰にもはっきりしていなかった。現在ロシアを襲っている疫病は、ヘイテスベリー卿が信じた通りインドを荒廃させた疫病と同じものなのか？ インドでの経験豊富な医師ラッセルは、初めてサンクトペテルブルクでその犠牲者を診たときに、二つの病気はまったく同じものだと確信した。けれどもランセット誌の編集者は、ロシア政府が懸賞を発表したとき、この前提に立っていることに不快感を示した。懸賞論文広告のタイトルは「コレラ病（Cholera Morbus）」であったが、この用語は総称であり、ロシアで猛威を振るっている病気は、固有なものだった。ランセット誌はこう主張した。「[ロシア政府の言う]第一の要件は、この〝病気の特性〟である……第二の要件は、〝この病気を起こす原因〟である。ここで言う病気とは何を指すのであろうか？　もちろん、他のどこの国のコレラでもない、今まさにロシアで流行しているコレラのことである。」

多くの病気に関してその原因となる生命体についての知識を持たず、現代の病理学検査もCTスキャンやレントゲンのような文明の利器もなかった一九世紀前半、違う病気を正しく見立てるのは、まさに勘であった。つまり、医師自ら視診や触診をおこなって得られる臨床徴候や、あるいは自覚症状に関する患者の訴えを頼りに鑑別をつけた。歴史を振り返ると、腺ペストの醜い真っ黒な腫物はこの上なく際立っていたが、何百年もの間、医師たちは発疹チフスと腸チフスを混同してきた。それで似た名前が付いたのだが、原因も伝染のしかたも、いくつかの症状までも非常に異なっている。

そして、「青い恐怖」とときに呼ばれるコレラは、とても他の病気と間違いようがない病気だけれども、ヨーロッパの医師は、ほとんど診たことがなかった。しかし、彼らは胃の不調を訴える患者ならいくらでも診ていたから、イギリスでは誤ってイギリス型コレラや〝ふつうのコレラ〟として知られていた。医師が病気の正体をはっきりわかっていなければ、重症の「イギリス型コレラ」と本物のコレラとを間違えてしまう余地が十分にあった。あのポート・グラスゴーの熱心すぎるマーシャル医師が、苦い経験から学んだように。

こうした病気の徴候に関する混乱を取り除くために、ラッセルとバリーの二人の医師は、サンクトペテルブルクでの自らの観察をもとに、コレラ病についてのくわしい記述を公衆衛生局に書き送った。この報告は公開されてロンドン官報に掲載されたが、読むだけで恐ろしくなるものだった。

めまい、吐き気、神経の興奮、間欠的な徐脈または弱い脈、筋けいれん。これは、指先とつま先から始まってすぐに体幹までくる。これらの症状が、最初の徴候である。激しい嘔吐と下痢、あるいはその両方の排出。それは、米のとぎ汁様か乳清または大麦の粥のような液体を呈する。顔立ちはほっそりし、縮んでしまう。目が落ちくぼむ。表情には恐怖と狂乱が浮かんでくる。あたかも、死神の手が患者の上に置かれていることを、自分でも悟っているかのようである、唇、顔、手、足に、そしてすぐ後から太もも、腕、そしてからだの表面全体に、鉛色、青色、紫色、黒色、あるいは濃褐色といった様々な色合いが現われる……。指とつま先が、少なくとも三分の一は厚みが減る。それらを覆う柔らかい部分には皺が寄り、干からびて折り畳まれる。爪は青みがかった光沢のある白色を帯びる。太い表在静脈は黒ずんだ平らな筋がくっきりと見える。脈は糸のようにか細くてほとんど触れないか、まったく消えてしまう。

皮膚は死んだように冷たく、しばしばじっとりしている。舌は絶えずネバネバしていて白っぽく腫れ上がり、肉の塊のようにだらんとしまりがなく、冷たい。声はほとんど出ない。……

患者は辛うじてもの悲しいささやき声を出すだけだ。患者は終始、左右に寝返りを打ち、胸の辺りの耐えがたい重さと苦痛を訴えている。息をしようとあえぎ、水しか欲しがらない。何度も胃と胸の辺りに手を置いて、ここが苦しいと指し示す。足、太もも、腰にときどきひきつったけいれんがくる。……どこか皮膚をこすると、そこからしばらくは青色が消える。しかし、別の場所、特に顔には見る見る死斑が現われて、それが顔全体に広がる。唇と頬は、プッと息を吐き出してはパタパタ動くが、間に泡を吹いている。……この場面で血液がもし採れても、血はどす黒く少しずつしか落ちてこない。指で触ると異様に冷たく感じるであろう。

この場面も終わりに差しかかると、呼吸は非常にゆっくりとなり、手首の腱（けん）に震えがくる。……患者はまず息が吸い込めなくなり、それから意識がなくなる。だが、もう喉のゴロゴロいう音はしなくなる。そうして一、二回、ゆっくりとしゃくり上げるような息をした後、静かに死ぬ。

当時、南アジアの一部では、そうした臨終は「犬の死に様（mort de chien）」、つまり犠牲者が犬のように死んだと言われたのも、なるほどとうなずける。一九世紀のイギリス人は、腸チフス、発疹チフス、天然痘、インフルエンザ、猩紅熱（しょうこうねつ）といったたくさんの病気に絶えず脅威を感じて暮らしていたから、コレラ患者のなれの果てがどんなに悲惨か身にしみて知ると、彼らがなぜコレラを特別に恐れ忌み嫌ったのか、その理由も理解できる。さらにもう一つ、コレラ病は外国からきた新種の病気で、この国でこれまで見たどんな病気ともまったく違っていたこともその理由であった。ある医師はコレラのことを次のように要約した。

他の伝染病であれば〝国産〟であり、いわばわれわれの一部である。だから、われわれはそういう病気には習慣的に無関心になる。……しかし、コレラは違う。何か異国からきた未知の、恐ろしげなものなのだ。その壊滅的被害はずいぶん前から予測され、恐れられていたのに、ほとんど解明されていなかった。それが、忍び足でヨーロッパ大陸全体に蔓延した。古くからあるあらゆる標準的な予防策でもまったく歯が立たず、国民の脳裏にしっかりと謎と恐怖を植え付けた。そして、それが中世に大流行したペストを思い起こさせるようであった。

しかも、もちろんコレラが人間を死に追いやる速さも尋常ではなかった。

ラッセルとバリーは、コレラの診断に不慣れな医師および一般の人々にも向けて、身の毛がよだつも役に立つ指針を作成した。だが、コレラの「病毒」はどこに由来するのか、また、どのように犠牲者を選んでいるのかという疑問には、二人は具体的に答えることができなかった。繰り返しになるが、コレラがどうやって蔓延するのかそのメカニズムを解明するのに、一九世紀初め頃の医師では、自分の観察と経験談に頼らざるを得なかった。当時は、現在の科学的方法のように明確なものは何もない時代だったからだ。医師は、その患者が病気にかかったと思われる状況に着目し、そこから推測するしかなかった。淋病や梅毒のような病気については、すでにそのいかがわしい秘密が明らかになっていたが、コレラの実態については、まったくわかっていなかった。インドの発祥地から始まるはるかな旅路の中で、コレラは海陸を通じ人が定着したルートに沿って進む傾向があった。それでもときには急に動きを止め、前触れなしに姿を消すこともあったが、結局また何か月か後に不意に戻ってきたり、何キロメートルも離れた別のどこかに出現したりしただけだった。ロシア人がまるでご存知ないらしいボンベイの論文には、インドにおけるコレラの不可解なやり口の記載がある。

この病気は、ある村の周囲を一回りしたかと思うと、その村には一切触れないまま〝通り過ぎ〟、その地区から完全に離れてしまった。それから数週間、あるいは数か月さえ経って、コレラが突然戻ってきたことがあった。すでに手痛い被害を受けてしまったところに再び現われるのは稀だったから、その村はほぼ全滅してしまった。自分たちは難を逃れたと喜んだ矢先のことであった。また、ときにはガンジス川の片側の岸辺を延々と進んだ後、ある未知なる作用を受けて不意に立ち止まり、それから素早く川を横切って対岸の岸辺を根こそぎにしてしまった。

そうすると、コレラの「病毒」はひょっとすると、それが何であれ風によって運ばれるか、少なくとも大気中の何か異常な乱れが原因だと思うかもしれない。これについては、先のボンベイの経験から疑問符が付いた。「この病気は、何か月も同じ方向に吹く季節風とは真反対の風上に向かって、しばしば侵攻した。ということは、コレラの原因は、大気のある特殊な状態というよりは、地中から発散されたものであるというのは、もう自ずと明らかである。」

一九世紀の前半には、病気がどのように広がるかという点に関して、主に二つの学説があった。片や直接感染説（contagionism）といい、もう一方は反直接感染説または瘴気説（miasmatism）といった。直接感染論者は、コレラを含め腸チフス、発疹チフス、インフルエンザといったその他の疫病は、直接接触が原因だと信じていた。つまり、ヒトからヒトへ、衣服やベッドのシーツのようなものを介して、直接感染すると考えたのだ。インフルエンザ、結核、天然痘といった病気では、それはもちろん正しかった。

反直接感染説の信条は、中世以来続いてきた。それは、大半の病気が汚物に由来するというものであった。特に「瘴気（miasma）」とも呼ばれる悪臭は、排泄物、腐敗した肉や植物質から発生するから（しかも、一九世紀にはそうしたものが至るところにあふれかえっていた）、汚物が人を病気にする毒を含んでいるというのである。この毒こそがまさに瘴気、有毒ガスであり、あらゆる「熱病」、例えば腸チフス、発疹チフス、黄熱病、コレラを引き起こす原因となると、そして、その特定の病気が流行する規模については、気候条件のようなまた別の要因に左右される、と考える医師もいた。

それゆえ、人類は何世紀にもわたって悪臭を避けることで病気を予防する方法を模索してきた。マザー・グースの歌詞にある「ポケットに花びらを入れて（pocket full o'posies）」という箇所は、ペストを念頭に置いていたわけである〔花の香りが悪臭除け、つまり疫病を防ぐ意味を持つ〕。一六世紀に、粟粒熱（ぞくりゅうねつ）〔sweating sickness：一四八五年～一五五一年にかけてイギリスを襲った謎の伝染病〕にかからないようにと、国王ヘンリー八世がウルジー枢機卿に与えた言葉は、「すぐさま逃げよ、きれいな空気のあるところへ」だった。瘴気説は長い間生き延びたが、それは、否定しがたい状況証拠によるところが大きかった。確かに、鼻が曲がるほど悪臭のする貧しいあばら家の方が、金持ちのお屋敷よりも、病気ははるかにはびこっていた。不潔なものと病気との間には、明らかに関係がありそうなのだが、ただ、誰もそれが何であるかわからなかった。

　例えば、塩素ガスの消毒作用に関する見解は、最終的には公衆衛生局からは否定されたが、主に塩素ガスの空気清浄力に基づいていた。一八三二年の初め、ロンドンでコレラの突然の発生が伝えられた頃、デボン州の外科医トーマス・カリーが画期的なコレラ予防策を発見したと興奮気味に発表したのは、まさにこの瘴気説に駆り立てられてのことだった。「このように人口の密集した場所でこの疫病が広がっていけば、恐ろしい破滅をもたらすのは避けられない。それを防ぐための、簡便ですぐにおこなえる対策である。」カリーの計画によれば、大口径の大砲と大量の火薬を用意し、グリニッジ、ロンドン塔、テンプル・ガーデンといった首都周辺の重要拠点で爆発させるのだ。その結果、ロンドンの大気は完全に浄化されると彼は信じた。「多少とも射撃の嗜みがある人間なら誰でも知っていることだが、射撃をすると衣服に煙硝ガスが染み込むばかりか、それが人間のからだ中のあらゆる孔を通って体内に行き渡る。私の意見では、これこそが、これまで知られているどの伝染病予防策をも凌駕するものである。ちなみに、赤ん坊でもこれなら吸い込める。」

フロレンス・ナイチンゲールは、一八五〇年代の半ばにクリミアの軍隊で何百人ものコレラ患者を看護したことがあったのだが、一生涯筋金入りの瘴気論者であり続け、新鮮な空気の力を信じた。「看護婦にとって第一の規範、一にも二にも看護婦が決して注意を怠ってはならないこと、患者にとって必須となる最初のこと、それ以外どんなことをしてもすべて無意味になること、そして他のことは放っておいていいくらいに私が言っていたこと、それは、患者に寒い思いをさせずに呼吸する空気を外気と同じくらい清潔に保つことである。このことに尽きる」と彼女は主張した。それから、「排泄物から出る気体（effluvia）が人体に及ぼす致命的な悪影響については、言うまでもないようだが。」これも、ナイチンゲール女史の言葉であった。

しかしながら、コレラはあまりにまぎらわしい病気だったから、直接感染論者か瘴気論者か、必ずしも全員がどちらの陣営か明らかにしたわけではなかった。コレラが、主要な交易ルート伝いにアジアからヨーロッパへ長距離移動したことから見ると、接触感染するのは明白であるように思われる。しかし、それならボンベイで起きたことはどう説明するのか？　ボンベイでは、何ら人間の介在を必要とせず、コレラは好き勝手にジャンプしたのだ。また、コレラ患者の看病に当たっていた人間がまったく発病しなかったという事例がいくらでもある。患者と同じ空気を吸い、そのからだに触れ、吐物を片付けたのに無事でいられたのは、どう説明するのか？

ウォーカー医師は、ヘイテスベリー大使の命でモスクワに派遣された際、コレラが直接感染するかどうかの問題について意見を出すよう指示されていた。ウォーカーにすれば、そのように一見超自然的に見える例はいくらでも見ていたが、ロンドンに報告書を出すときは、どちらとも取れるように態度をぼかしておくことにした。「ある場所から別の場所へと、人間によってコレラが運ばれることはあり得ると私は考えます」と彼は書いている。「しかしながら、そのことは、まだ完全には証明されていないのです。一方、衣服や荷物による伝染の可能性も、それを証明する証拠は十分ではありませんが、それでもあり得ないとは言い切れないのです。」言い換えれば、ウォーカー医師は、一日五ポンドプラス実費で調査の任務に就いていたにもかかわらず、他の者と同じようにいまだに混乱していた。彼の下したまるで答えになっていない結論から、枢密院秘書官のチャールズ・グレビル卿は、ウォーカーのことを「実に無能で非効率的な調査官だ」とこき下ろした。ウォーカーは、検疫局長官ウィリアム・ピム卿が考え出した、コレラの伝染性問題にきっぱりと決着をつけるための斬新な計画によってロシアの興味を引こうとして、ますます無能さをさらけ出してしまった。その計画とは、死刑囚たちがコレラで死んだ人間の汚れた服を着たまま、不潔なベッドで寝ることに同意すれば、代わりに死刑を免除するというものであった。けれどもこのアイデアは、一九世紀のどんなに図太い神経の持ち主にとっても、いささか後味が悪すぎた。その上、ウォーカーの説明では、当時ロシアには死刑という刑罰が存在しなかった。

そうこうする間に、困惑した医療専門家たちは、直接感染説と反直接感染説の異なった見方を無理やりつなぎ合わせて、無数の複雑怪奇な学説をひねり出した。そうしてあらゆる矛盾点をうまく説明できる答えを見出そうとしたのである。医師の中には、この病気は通常は伝染しないが、非衛生的ないし超過密のような環境では伝染すると主張する者もいた。そうかと思えば、大気中か地下深くから起こった化学的あるいは電気的な乱れが空中にできるのと関係しているかもしれないと主張する者もいた。あるいは、おそらく犠牲者の健康状態やライフスタイルにどこか問題があったのだろうと言った。例えば、体内での炭素過剰、お決まりの槍玉に挙がる酒の飲みすぎ、特に、弱い立場の貧困層ではもちろんのことだ。

かつてタイムズ紙のセンセーショナリズムを非難したジェームズ・ジョンソン医師は、ウィリアム・ラッセル医師と同じように、何年も前にインドでコレラに遭遇した経験があった。彼は、コレラが主に地下から源を発しているというボンベイの報告にわが意を得て、それならばいつか地上に出現して大気を汚染すると考えた。「まったくもって確信するに至ったことは……一定の不利な環境の下で、コレラは直接感染の形をとるけれども……その主因は地球の内部に存在するのであって、それがわれわれの呼吸する空気を汚染するということである。……これまでコレラがたどった謎に満ちた、気まぐれと言っていいルートを観察すると、直接感染説をもって一般的な原因とする見方は完全に破綻する」とジョンソンは断言した。一方、ラッセルの方はというと、インドにいた頃は一貫して反直接感染論者だったが、サンクトペテルブルクでの経験が彼の考えを変えた。ロシアの首都での出来事で、「病気がヒトやものから感染しないという私の考え方はかなりぐらついた。コレラは、汚染された場所からヒトやものを介してうつさない限り、自然に発生してどこでも流行するわけではないのはまず確からしい」と彼は言った。

このコレラの汚染性問題に対する何ともややこしい応酬は、ただ医療関係者を没頭させただけではなかった。政治とビジネスの世界でも、別の動機からこれに極めて強い関心を持った。検疫所が物流の自由な交易に制限を加え始めていた。このため、商業取引が混乱して倒産する会社が出たり、失業する人間も出たりして、その影響が国全体の経済にも及ぶようになった。もし、コレラがヒトからはうつらない、あるいはこちらの方がもっと重要だが、積荷で運ばれないのであれば、検疫のようなべらぼうな額になる対策など無意味だった。ところが、アドリア海沿岸の数か所の港に出入りする船舶にはすでに検疫が課せられていた。これに怒ったパーマストン卿は、一八三一年九月、ウィーン駐在イギリス全権大使フランシス・フォーブズに命じて、オーストリア首相のメッテルニヒに対しその検疫への抗議を申し入れさせた。フォーブズは、メッテルニヒ首相殿下に対し、大英帝国のお膝下ではコレラ病患者がただの一人も出ていない旨を伝え、その上で、物議を醸す検疫費用については一切触れずに、イギリス船に課せられた「尋常でない不必要な制約」への注意を促した。メッテルニヒは申し入れに理解を示した。喜んだフォーブズは、早速本国へ、今後イギリスの港から回航した船舶はその例外となると報告した。しかし、悲しいかな、わが国はまったく良好な健康状態にあるというパーマストンの言葉は、少しばかり早すぎたのだ。

イギリス自体は一八三一年六月以降、海外の汚染された港から入港したすべての船舶に対して、厳重な検疫を実施してきた。けれども同年一〇月二〇日には、コレラが正式に海のすぐ向こうに迫ったとされたことから、ヘンリー・ハルフォード卿のずらりと並んだコレラ対策リストが枢密院から発行された。その目的は専ら、コレラが万一イギリスに上陸した場合に備え、それを封じ込めることにあった。整備された法規の序文は、荘重な言葉で綴られていたが、そのようなもので恐怖に怯えた国民を鼓舞するなど不可能だった。「厳格な検疫によりコレラ病の侵入を阻止するという水際作戦は、これまでは有効であった」とは枢密院の顧問官も認めた。「しかし、コレラが近隣の海岸に迫ってくるにつれて、さらに強力な警戒態勢が必要なことが明白になったばかりか、当然の用心として、かくも恐ろしい災難の起こり得る不測の事態に対し、国を挙げて備えるべきだ。」確かに、枢密院に楽観的な空気はなかった。

イギリス中のあらゆる町村で、沿岸部から始めて逐次地方公衆衛生局を立ち上げよとのお達しが出た。そのメンバーは、治安判事、聖職者、医師、地元有力者からなっていた。沿岸部での地方公衆衛生局の任務は、まず禁輸の周知徹底だった。住民にはこれまで田舎の気晴らし半分の密輸が流行っていたが、今後はとんでもないことになるぞと住民にしっかりわからせることだった。もう一つの任務は、コレラ患者を発見したらすぐさまロンドンに知らせることだった。そのとき、バリーとラッセルがつくった、コレラの症状に関する恐ろしい指針が役に立った。さらに地方公衆衛生局では、各地で患者が出たときにすぐに移送する建物も確保した。もし患者がそこに入るのを拒否した場合には、「病人あり」と書いた貼り紙を患者の家の外に目立つように掲示することにした。イギリス政府には、ロシア政府のように患者を強制的に入院させる権限はなかったためである。しかし、彼らの家や家財については容赦しなかった。

ボロ切れ、船の索具、紙、古着、壁掛けといったがらくたは焼却すること。汚物はすべて廃棄する。衣類、家具は大量の水で洗った後、強いレイ［濃い苛性ソーダ］の中で煮沸する。排水と便所は、流水と消石灰で徹底的に洗浄すること……屋内の壁は地下倉から屋根裏部屋に至るまで、すべて加熱石灰洗浄をおこなう。腐って剥がれそうになった漆喰はみな廃棄すること。

さらに、瘴気説支持にむしろ傾いて、ヘンリー卿率いる公衆衛生局はこう続けた。「徹底して清潔を保ち、常に換気を妨げないこと。これらの必要性についてはどんなに強調してもしすぎることはない。これらは患者の家の中のみならず、一般の予防策としてもまさしく最も重要なことである。」しかし、直接感染説の可能性もやはり念頭から捨て切れなかったと見えて、ヘンリー卿たちは死者を教会の墓地に埋葬することを禁じ、コレラ専門病院近くに、離して埋葬せよと発表した。「あらゆる汚染源を極力一か所に閉じ込めるため」であった。同じ理由で、患者の看病や病院移送に関わる人間を極力減らした。また、こうした仕事に実際従事する人間は、自分の住まいや家族と離れ、地域社会からも離れて暮らした。コレラに汚染された町との接触はすべて直ちに遮断され、

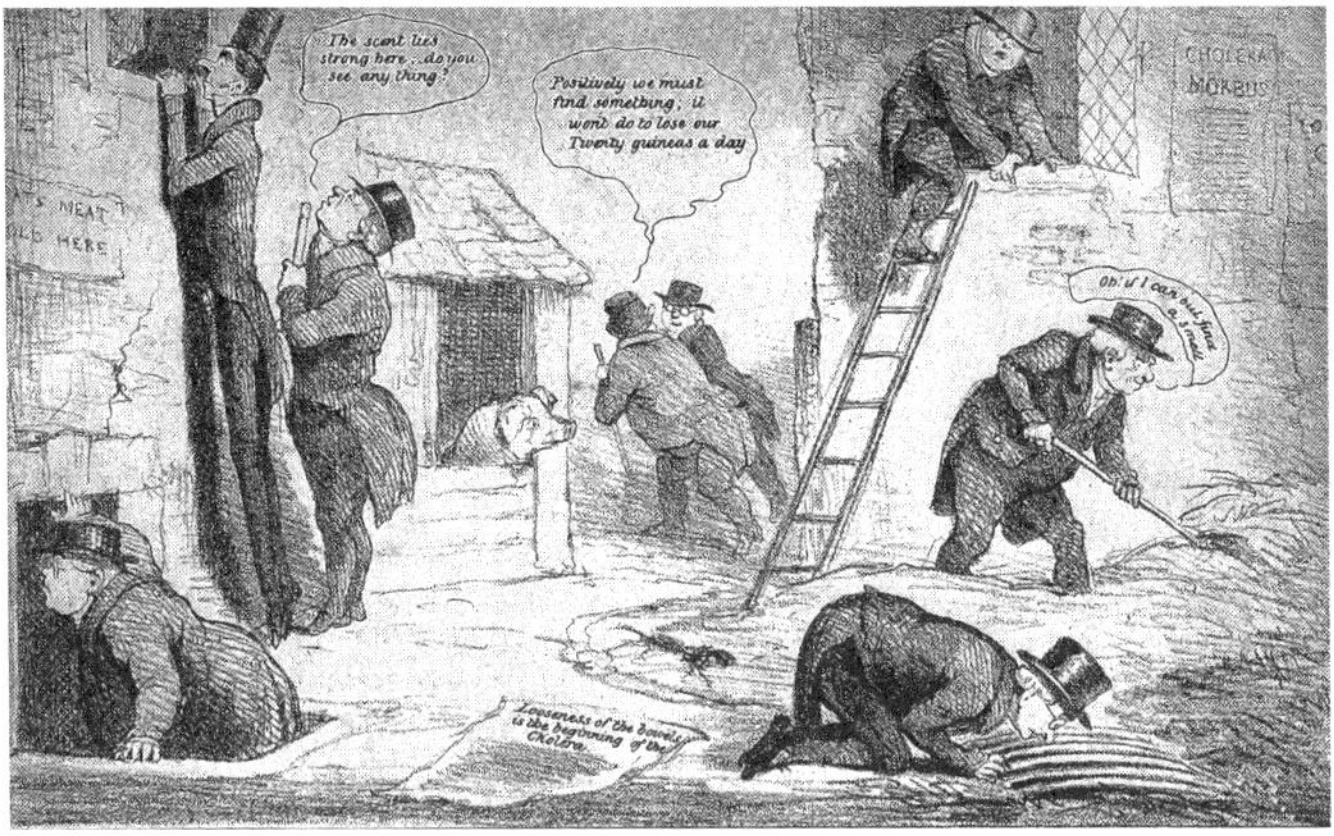
The scent lies strong here ..do you see any thing?
Positively we must find something; it wont do to lose our Twenty guineas a day
CHOLERA MORBUS
Looseness of the bowels is the beginning of the Cholera

地方公衆衛生局の職員がコレラ患者を探しているところ
（1832 年にある漫画家が描いた絵）

地元の治安判事はその町への食料搬入ができるよう関係法令を改めることとされた。しかしヘンリー卿は、それほど致命的な病気が実際にイギリスに現われたならば、さらに強力な対策すら、例えば、防疫線を張るための軍隊や警察官の増員などが必要になるだろうと警告した。もっとも、公衆衛生局は、そういう事態になっても国の安全のために国民は喜んでそれを受け入れてくれるはずだと強弁した。

ランセット誌には公衆衛生局の肩を持つ者はいなかったので、同誌はかつて、公衆衛生局のメンバーたちのことを「本来、調査のために招集されたのに、肝心のコレラについてあきれるほど無知な、［低能な］知ったかぶり屋の群れ」と評していたが、彼らの最新のコレラ対策について手厳しく批判していた。もっとも、それは正式発表前に報道陣にすっぱ抜かれたものらしかったが。

新聞各紙の一節からわかるのは、公衆衛生局が、この国でコレラに侵される可能性のある場所を他の地域から隔離すべきだ、という提言を出すつもりだということだ。おそらくこれは、公衆衛生局の中でも飛び抜けてやる気満々、仕事熱心な誰かさんの思いつきだろう。そいつが何としても国民に証明したいと思ってのことだ。自分と共同審査員たちが、ヘンリー卿が調達してきた年間予算の五〇〇ポンドに見合うだけの仕事をちゃんとやっているということをだ。……聡明なる行政当局は、もはやコレラの海路経由の上陸を阻止できなくなったので、せめて防御線からの侵入や区域の横断を押しとどめるしかなくなったのだ！

この論旨に対して反論はできない。それは単に、切れ者のランセット誌の記者を含めて、誰も公衆衛生局よりうまい対策を思いつかなかっただけのことだ。

治療の問題に関しても、やはりそれほどまで意見の相違が大きかった。またしてもつぶさに検討済みの学説や病歴には事欠かなかった。コレラに関する臨床論文の数はすでに数千に上り、治療薬と処方法のリストは膨大だった。ただ一つ問題なのは、どれも効果がありそうになかった。一九世紀前半になっても、コレラの治療法は中世から少しも進歩していなかった。その大半は効果がないばかりか野蛮なもので、命に関わるほど危険なものもあった。瀉血（しゃけつ）から腹部への温湿布、熱湯での足浴まで、実に様々な治療法があった。あらゆる種類の浣腸、これには通常「出し切ってしまうまで」という指示が付いた。頓用の処方には、例えばアンモニア、油脂、胡椒、香辛料、ホミカ（マチンの種子で猛毒のストリキニーネを含有)、樟脳、テレビン油、硫酸、クレオソート、ビスマス(蒼鉛。金属の一種で、その塩化物は梅毒治療に使う)、ハーブの一種アセンヤクなどの成分が入っていた。医師たちの大のお気に入りの一つは、甘汞(かんこう)(塩化第一水銀)という致命的な化合物であって、それを摂取すると患者の歯茎と腸管は破壊されて、最後は水銀中毒で死亡する。もう一つは、アヘンチンキである。これはアヘンとブランデーを混ぜ合わせたもので、何もよくはしなかったが、他と違って少なくとも症状を和らげる効果があった。真相は、医師が取り立てて不注意だとか無責任だとかいうのではなく、彼らにはなす術がなかったのだ。絶望的な患者には荒療治しかなかった。

こうした治療は無効であるばかりかむしろ悪化させるのに、医師たちは治療への意気込みをこれっぽっちも失うことがなかった。一八八〇年代に医師としての長く輝かしい過去を回顧しながら、ジェームズ・ページェット卿が、一八三一年当時の医師たちがコレラ患者の治療をどのようにおこなったか述べることとなった。「治療効果の観察は漫然となされ、正確に記録されず、表にまとめられてもいなかった。観察の結果がどうあれ、治療方針は最初から決まっていた。」ページェットが指摘する通り、医師たちの努力の結果が一顧だにされないようでは、何の役に立ったのか誰に判断できようか? もし患者が死亡したら、医師は初めから治る見込みがなかったのだと弁解できるかもしれないが、もし治ったら、それはいったい治療のおかげなのか、治療にもかかわらず、なのか?

今回のコレラ大流行の一〇年も前に、海軍軍医ギルバート・ブレーン卿は、医師が患者のためになしたことは何であったかきちんと評価し、将来の治療に向けてその根拠とすることを提案していた。卿は、アメリカ独立戦争に従軍した当時、軍の糧食にライムジュースを採用させ、兵士の壊血病を防いだことで功あった人物である。「人体の自然治癒力というものをある程度正確に測れないなら、ある結果がどの程度自然治癒力によるものなのか、またどの程度治療のおかげなのか、見積もることは不可能だ」と彼は書いている。「そういう区分けができないと、回復したのは治療のおかげなのか、治療にもかかわらずなのかわからず、腑に落ちない。……それに、たまたま運よく病気から免れただけかもしれないのに、われわれ医師は大変よく効いたと大喜びしてしまう恐れがある。」

しかし、三歳のロンドンっ子ウィリアム・サマビルの場合は、そこまで運よく免れられなかった。この子どもは、治療がもし失敗してしまったら、そして事実失敗はつきものだったのだが、いったいどうなるかという典型的な悲劇の一例であった。ウィリアムがかかった病気は記録によると熱病だったが、おそらく軽い感染症だったのだろう。洗濯女の母親は、自分のお客の一人「お若いお医者様」に治療を頼んだ。彼は一二包の白い散剤を母親に渡して、二四時間以内に全部服用させるよう指示した。それには、大量の水銀が含まれていた。坊やにその薬を飲ませると、たちまち顔が膨れ上がり、歯茎は黒く変色し、歯が抜け始めた。二日後、小さな黒い斑点が顎の辺りに現われ、顔全体に広がり始めた。一回目の服用から五日後、歯は全部抜け落ち、顔は真っ黒になり、右目は塞がり、「その子は絶え間なく呻き声を上げていた。」入院先のウェストミンスター病院の医師の一人

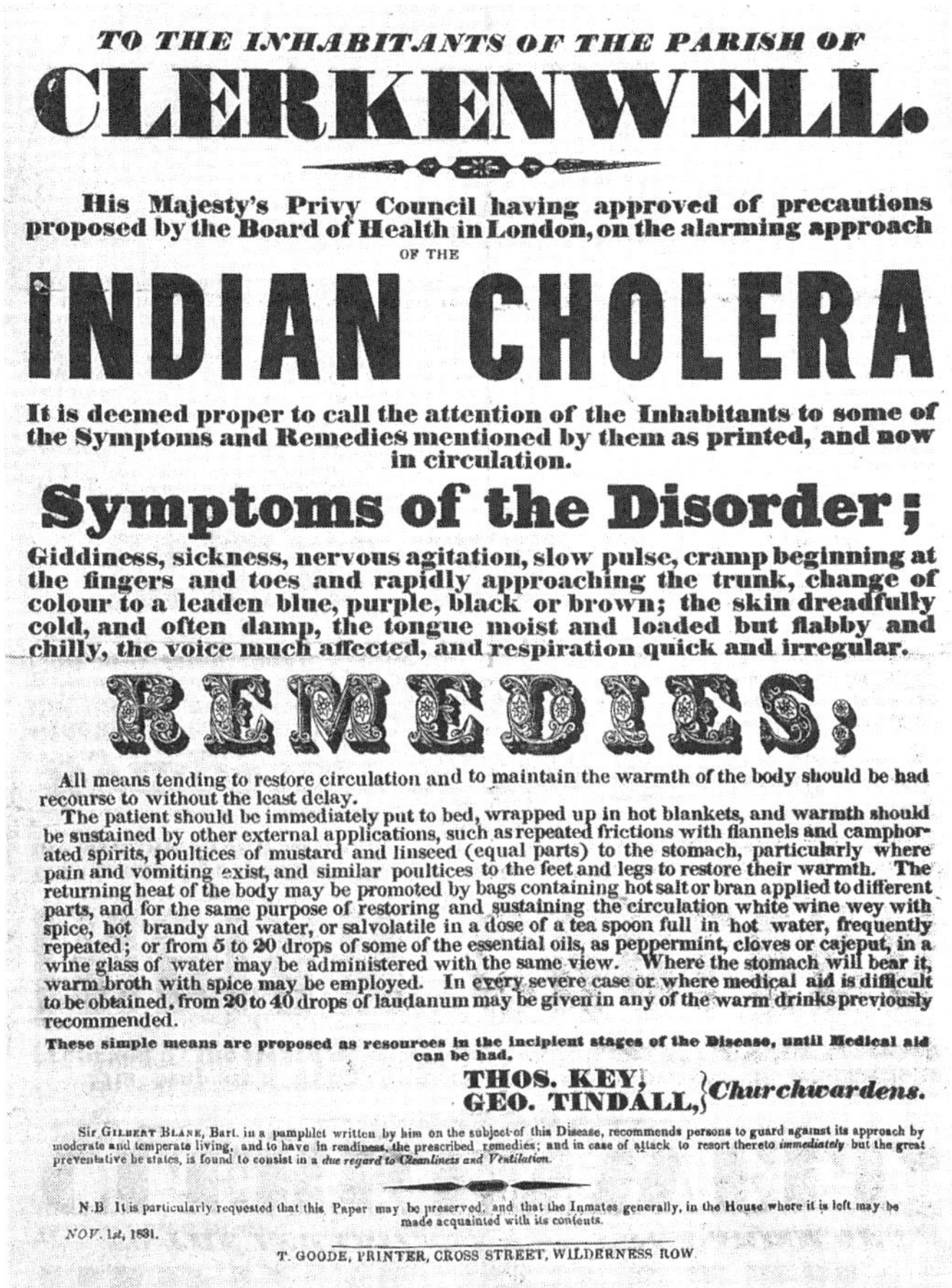

TO THE INHABITANTS OF THE PARISH OF

# CLERKENWELL.

His Majesty's Privy Council having approved of precautions proposed by the Board of Health in London, on the alarming approach OF THE

# INDIAN CHOLERA

It is deemed proper to call the attention of the Inhabitants to some of the Symptoms and Remedies mentioned by them as printed, and now in circulation.

## Symptoms of the Disorder;

Giddiness, sickness, nervous agitation, slow pulse, cramp beginning at the fingers and toes and rapidly approaching the trunk, change of colour to a leaden blue, purple, black or brown; the skin dreadfully cold, and often damp, the tongue moist and loaded but flabby and chilly, the voice much affected, and respiration quick and irregular.

## REMEDIES;

All means tending to restore circulation and to maintain the warmth of the body should be had recourse to without the least delay.

The patient should be immediately put to bed, wrapped up in hot blankets, and warmth should be sustained by other external applications, such as repeated frictions with flannels and camphorated spirits, poultices of mustard and linseed (equal parts) to the stomach, particularly where pain and vomiting exist, and similar poultices to the feet and legs to restore their warmth. The returning heat of the body may be promoted by bags containing hot salt or bran applied to different parts, and for the same purpose of restoring and sustaining the circulation white wine wey with spice, hot brandy and water, or salvolatile in a dose of a tea spoon full in hot water, frequently repeated; or from 5 to 20 drops of some of the essential oils, as peppermint, cloves or cajeput, in a wine glass of water may be administered with the same view. Where the stomach will bear it, warm broth with spice may be employed. In every severe case or where medical aid is difficult to be obtained, from 20 to 40 drops of laudanum may be given in any of the warm drinks previously recommended.

**These simple means are proposed as resources in the incipient stages of the Disease, until Medical aid can be had.**

THOS. KEY,
GEO. TINDALL, } *Churchwardens.*

Sir GILBERT BLANE, Bart. in a pamphlet written by him on the subject of this Disease, recommends persons to guard against its approach by moderate and temperate living, and to have in readiness, the prescribed remedies; and in case of attack to resort thereto *immediately* but the great preventative he states, is found to consist in a *due regard to Cleanliness and Ventilation.*

N.B It is particularly requested that this Paper may be preserved, and that the Inmates generally, in the House where it is left may be made acquainted with its contents.

*NOV.* 1st, 1831.

T. GOODE, PRINTER, CROSS STREET, WILDERNESS ROW.

1831年、あるロンドンの教区に貼られたポスターの一枚（インド型コレラの症状について説明し、その治療法について宣伝している）

が、そう記録している。「治療」開始からちょうど一週間後にウィリアムは死亡したが、彼の病気は〔放っておいたら〕おそらく自然に治っていたであろう。

公衆衛生局は、ラッセル、バリー、ウォーカーら医師からヨーロッパでの最新のコレラ治療法についての報告を待つ間に、インドからの知見に関わるいくつかの助言を発表した。それによれば、医師が最初にすべきことは、熱と内外の刺激を用いて「動物本来の力を回復させること」、そして、アヘンや他の鎮静剤を投与して、嘔吐、下痢、筋けいれんを止めることである。その次にすべきことは、努力呼吸〔瀕死状態で認められる開口した深いあえぎ呼吸のこと〕を鎮め、「胆汁を元通り流れるようにする」ことである。胆汁（肝臓から分泌される黄色の分泌液）は、ふつうはただ胃が悪い患者の吐物や排泄物に見られ、いわゆる「イギリス型コレラ」もそこに含まれるが、コレラ病の場合にはそれがないのに医師は衝撃を受け、このことは重要な所見だと考えた。

インドでは、患者には通常最初にアヘンが処方された。次に、嘔吐が止まったらできるだけ早く、たいてい甘汞を主成分に数種類の強い下剤を混ぜたものを服用させた。アヘンの投与のしかたは、液体のアヘンチンキで六〇滴から八〇滴（もしくは同等量の固形アヘン）だが、これは当時のイギリスでは容易に入手でき、事実上どんな持病にものべつ処方されたから、多くの人々がアヘン中毒になった。甘汞の処方は、量にして一〇粒、一五粒、二〇粒かそれ以上、それを二時間ごと、三時間ごと、もしくは四時間ごとに服用させた。その他、好んで処方された下剤として、ヤラピウム、スカモニア、コロシント、クロトン油があった。いずれも植物由来の強い下剤で、アジアや中東、中央アメリカがその産地だった。さらに、大黄、センナ葉、金属塩類、マグネシウムなどがあり、とりわけ繁用されたのが、ヒマシ油である。

同時に、患者のからだを温め、血行を促進するために、ブランデーなどのアルコール類、エーテル、アンモニア、ペパーミント・オイルも処方された。それから、オオウイキョウ（大茴香）。これはイラン原産の植物で、筋肉の不随意なけいれんを止める作用があると信じられていたから、単独かアヘンと一緒によく処方された。一方、テレビン油はいわゆる浣腸という液体下剤として直腸内に注入した。カユプテ油もよく効いたと伝えられている。これは、インドに自生するカユプテという木の葉に由来する緑色の樟脳様物質であるが、慢性疾患や痛み止めに用いられた。

いわゆる外部刺激という治療法の多くは、逆刺激の考え方に基づいていた。言い換えると、体表から浅いところに刺激を加えることにより、からだ全体もしくは特定の器官のより深いところにある炎症（刺激）を緩和しようとするものである。この治療法には、瓶に入れた熱湯か熱した砂を皮膚にあてがう〝乾熱〟が用いられた。また、熱いお湯を入れた風呂やスチームバスという〝湿熱〟を使う方法もあれば、水膨れをつくる絆創膏(ばんそうこう)や湿布をからだのいろいろな場所に貼る方法もある。あるいは、樟脳やテレビンなどの塗布薬と一緒に、皮膚を激しくこすって物理的に刺激する方法もあった。

水膨れをつくる絆創膏は、辛子のような既知の刺激剤を高温で加熱処理したものを、シーツや絹布の上で引き伸ばし、それから患部にべったり貼り付けた。熱と刺激の両方の作用で皮膚にやけどをつくるためだ。インドでは、カンタリジンの絆創膏をみぞおち辺りによく貼ったのは、そこが病気の在処だと信じられていたのである。カンタリス、別名スペイン蝿は金緑色の昆虫であるが、硫黄ガスで処理した後コンロで乾燥させて治療に用いられた。一八〇七年版の『エジンバラ医学（医術）辞典』によれば、それが「最良最強の治療法の一つ」となるのである。有効成分のカンタリジンは強烈そのものである。からだに貼れば皮膚への刺激剤になるが、内服すると利尿剤としても媚薬としても効能を発揮するし、もっと高用量なら致死的な毒となる。

しかし患者が生死の境をさまよっているときには、さらに強力な治療が求められた。そこで、煮えたぎる湯が使われた。患者の腹部に煮えたぎる湯をかけるなど一見残酷なようだが、とウェストミンスター医学協会での白熱した討論の場で、ロンドンの外科医ボイエは認めている。しかし、効果が出るには迅速かつ強力に効く治療が必要なのだ。

その年の秋、ロンドンでは、ジェームズ・ジョンソン医師がコレラ患者の循環をよくするために考案した新しい装置を実演した。その装置は竹カゴ細工でできたアーチ型の枠に、側面には小さな開口部があり、上から毛布が掛けてあるが、そこへ患者の頭がすっぽり入るのだ。枠の一方の端は板で塞がれていて、その板には管一本分の穴が開いていた。管の反対側の端はアルコールランプとつながっており、この箱の中にいる患者はやけどしそうに熱い湯気で包まれた。同時に、患者の付添い人は側面の穴から手袋をはめた手を中に突っ込んで、必要な摩擦を患者に施した。その間に患者は下剤として甘汞と、催吐剤として辛子か硫酸亜鉛を服用させられた。

けれどもインドの医師から一番高い評価を受けていた治療法は、事実上どの医師もひどく執着したらしきもの、つまり瀉血だった。ただ、血液が粘度を増しどす黒くなって、しばしばタール様と言われるのが、コレラ患者のもう一つの恐るべき特徴であった。このため瀉血自体、困難か不可能なこともあるが、医師たちは、静脈を詰まらせるドロリとした血液を体外に排出すれば、患者の血液の循環を正常な状態に戻せるのではないかと考えた。「この治療法［瀉血］は、専ら病気の根本的原因に作用して、死後の剖検で必ず認められた静脈系のうっ滞を軽減させる効果があるようだ」と公衆衛生局は説明し、さらに、推奨する瀉血の血液量は、五〇〇グラム、六七〇グラムもしくは八四〇グラムとした。

こうして、すでに死に瀕して悶え苦しんでいる患者たちは、熱湯責め、蒸気責め、やりど責めの危険にもさらされた。口腔と胃腸の粘膜は酸で焼け焦げてしまい、彼らの内臓諸器官は極めて有害な金属塩に毒されていた。一方、数回にわたる瀉血で血液が腕から抜かれ、喉には強力な催吐剤を流し込まれ、また直腸からテレビン油のような物質が注入されたのだ。

医師たるものの技術と知識において足りない分を埋め合わせるのに、彼らの多くは専門職としてのプライドでは飽き足らず、挙げ句の果て治療の問題を巡る大喧嘩が起こった。気の短いいさかいがワルシャワの国際的な専門家集団の内部で巻き起こり、サールとミクルニスキという二人の医師が、この問題の決着をつけるために互いに決闘を申し込んだから、もうまるで手がつけられなくなった。学識ある二人の同僚をそばで見てあきれかえった人物が、我慢できずにこう言った。「コレラという世にも恐ろしい悪魔が近づいてきているというのに、やれビスマスの方がいいの、やれ甘汞の方がいいのと大喧嘩をしている。実に嘆かわしい。」「この両先生は自分の特効薬の評判を巡って決闘まで考える始末だが、それでもし彼らが騎士道にかなった決闘で相討ちになったとしても、ワルシャワでは、おそらく誰も彼らの死を惜しむまい。」

しかしながらサールとミクルニスキ、それに世界中の同僚たちが、もし自分たちの努力の結果を少しでも素直に眺めていたなら、きっとロンドンのセント・ジョージ病院の医師ウェイカムの言葉に合点がいったはずだ。「コレラの治療に関しては、私が確実に有効だと言えるような治療法はまだ全然見つかっていない。」

# 第3章　コレラ来襲！

サンダーランドの人々の行動は、とても文明国家の市民とは言えなかった。まるで、アフリカ大陸の野蛮人の振る舞いのようだった。

チャールズ・グレビル卿、枢密院秘書官、一八三一年一一月

クラニー医師は、医師としての冷静さで自身の恐れを押し隠しながら、敷き詰めたわらの上に横たわる目の前の病人のやつれ果てた姿をじっと見つめていた。彼は、ここサンダーランドでは最も高名な医師で、イギリス国王の弟殿下の侍医であり、地元の病院の上級顧問だった。彼がここに呼ばれたのは、この四〇歳の非常に貧しい女の病気について意見を求められたからだ。だが今や、彼は自分が極めて厄介であるとともに恐ろしい状況に陥っているのに気づいた。

かかりつけ医の診断はチフスだった。しかし、この患者を一目見ただけで、クラニーにはこれがこの界隈の汚い路地でよく目にする、あの〝刑務所熱〟〔チフスは刑務所でよく流行ったことから〕ではないことがわかった。クラニーが注目したのは、八時間も続く嘔吐と下痢だった。それから、凄まじいけいれん、痩せこけて冷たくなった顔、青くねじ曲がった手足の指も。さらに、恐ろしいくらいに「皺くちゃになった」両手の皮膚。まるでシーツを洗濯した後のようだった。こうした徴候はみな、チフスでないことを示していた。クラニーも医師になって四〇年以上になるが、まだ悪名高いコレラ病の患者を診たことがなかった。だが、今自分が目の当たりにしている光景は、この街が、そして国全体が、一番恐れていたことのまぎれもない証拠だと確信した。イギリス本土では、コレラ患者が発生したという確報はまだ出ていなかった。しかし、コレラがイギリス国内に上陸したこと、サンダーランドがその最初の立ち寄り先であることは、今や議論の余地がないようだった。

その夏の初めに、クラニーは日記にある奇妙な出来事のことを書き留めた。これはひょっとするとこの大惨事の前触れかもしれないと、彼は予感していた。まず、家の近所に若いヒキガエルの大群が押し寄せたのである。街ではこれまでこういう光景は見たことがなかった。ヒキガエルの大群が消えるとすぐに、この地域は激しい雷雨に何度も揺り動かされた。それから数週間経って、病死者の数が増えてきた。実務家のアルスター〔アイルランドの旧州〕人、ウィリアム・リード・クラニーは、炭鉱夫用に安全ランプを考案したことで有名だったが、ヒキガエルと雷鳴の後の〔コレラの〕電撃的襲来について、やはりじっと考え込むことになった。その熟考は、単に迷信に基づくものではなかった。彼が慣れ親しんだ古代ギリシャの医学的伝統によれば、天候がしばしば疫病と関連しているという。そこで彼は、この新たな謎めいた危険に対して、持てる知識を総動員しようと奮闘していたのだった。

だが、クラニー自身、今やもっと差し迫ったジレンマに直面していた。彼は、ロンドンのヘンリー・ハルフォード卿の命により設置された地方公衆衛生局では最上位の医師であり、コレラが到来したら直ちに政府に報告する責務を負っていた。その夏、コレラがドイツをゆっくりと西に向かって横断するにつれて、北海のほんの先にあるバルト海沿岸の諸港と巨額の貿易取引があるサンダーランドが、まさしくその最前線にあるというのは、自分たちにもわかりすぎるくらいわかっていた。今や、ハンブルクがコレラに陥落した以上、ここにもコレラが襲来するのは時間の問題と思われた。あと何日か、おそらく何時間か先だろう。街の住民の中には、今度の病気は何かこれまでとまったく違うぞ、今度のはとてつもなく怖い病気らしい、決まって秋にはいつものお腹の病気が流行るが、あんなのとは比べものにならないと、すでにささやき合っている者もいた。今までは単なる噂に過ぎなかったが、サンダーランドは非常な興奮の域にまで達した。住民は、コレラがきそうだということ自体への恐怖もさることながら、経済的な困窮を恐れていた。もし異国の恐ろしい病気が現われたら、次には彼らの港の封鎖（検疫）がくる。そうなれば、住民の多くが生計の道を失うかもしれないのだ。医師がこの街でアジア型コレラと診断するのは、普段より勇気が要る仕事だったろう。それに、そう診断したからには、当たっている方が身のためだ。

「できれば誰も怒らせたくはなかった。だがその一方で、私は何としてもコレラという疫病の特徴を突き止めたいという強い欲求に駆られた。」クラニーは後にそう弁明した。「われわれ医師たちの半数以上が、サンダーランドでは別に何の新しい病気も起きていないと言い張ったのは、よく知られている。長い間、新来のこの病気のことを、単なる下痢とか、ふつうのコレラとか、うっ血熱とか、チフスとか、そんな風に呼んでいたのだ。」

サンダーランドは、ウィア川河畔にできた街で、イングランド北東〔タイン・アンド・ウィア州〕の州都ニューカッスル・アポン・タインの大きな商業港から、南に一六キロメートルのところにあった。また、歴史に名高いダーラム大聖堂があるダーラムまでは三二キロメートルだった。一八三一年当時、サンダーランドは、主にハイ・ストリートとロー・ストリートという二本の長い通りで区切られていた。ハイ・ストリートは、道幅が広くて陽気なところで、品数豊富な店舗が並び、たいてい人で賑わっていた。ロー・ストリートの方は、川に沿って狭く曲がりくねっていたが、そこに造船所、ビール醸造工場、いかり鍛冶屋がひしめき合っていた。ハイ・ストリートと直角に交差して細い道が数本通っていたが、そこに大勢の労働者階級の人々が固まって住んでいた。事実上、ほぼ全員が石炭取引から収入を得ているようなものだった。船乗り、川を下って港の船まで石炭を運ぶキールマン、待ち受ける船に石炭をスコップで投げ込む人足、その他、膨大な量の海上輸送に欠かせない無数の仕事に従事する者たちだ。天気がよければ港には一度に最高二〇〇隻の船が入港できたが、回転をよくしたい船主たちは、労働者に労賃をはずんだ。しかし冬の嵐が始まると、路地の質屋の飾り窓は数シリングにしかならないがらくたでいっぱいになった。

このハイ・ストリートの西端には、裕福な専門職階級の人々が住むスウェアマウス地区があり、クラニー医師をはじめ彼の大半の同僚医師もここに住居を構えていた。実際、ある医師の言う通り、サンダーランドの地位や影響力のある有力者たちは、ほとんど誰も市内に住んでいなかった。一方、サンダーランドの一番東の端には、第八二予備連隊の基地の大きな兵舎が辺りを威圧する構えで、そこに男女・子どもを含め総勢四〇〇人が住んでいた。その基地のすぐ前に位置するのが街のスラム地区、すなわちそこは悪臭紛々たる裏通りと長屋が織りなす迷宮であった。

クラニーの今度の患者はその世界の住人だった。彼女の境遇と、最初に診た医師が彼女の病気を誤診していた経緯から、クラニーは彼女のために最善を尽くそうと心に決めた。赤身の羊肉の強い煎じ汁を患者の直腸内に注入させ、その位置に詰めもの入りのT字型バンドで押さえておくよう命じた。「そのT字型バンドでもまだ不十分なら、新たに薬を注入した後、先が細くなったコルク栓にたっぷり油を塗って、それを肛門括約筋の内側に差し込むようにと指示した。」浣腸液を留置するのにコルク栓を用いるのは、確かに標準的処方ではなかったので、八時間後、彼は心底安堵した。クラニーの見立てでは、患者の「容体はどこから見てもずっとよくなっていた」のだ。

幼いイザベラ・ハザードの場合は、そこまで幸運ではなかった。この一二歳の少女の住まいは、ロー・ストリートのうちでもフィッシュクエーという港に近い一角にあった。そこで両親は船員たちに人気のパブを営んでいた。一八三一年一〇月一六日の日曜日、イザベラは教会の礼拝に二回出

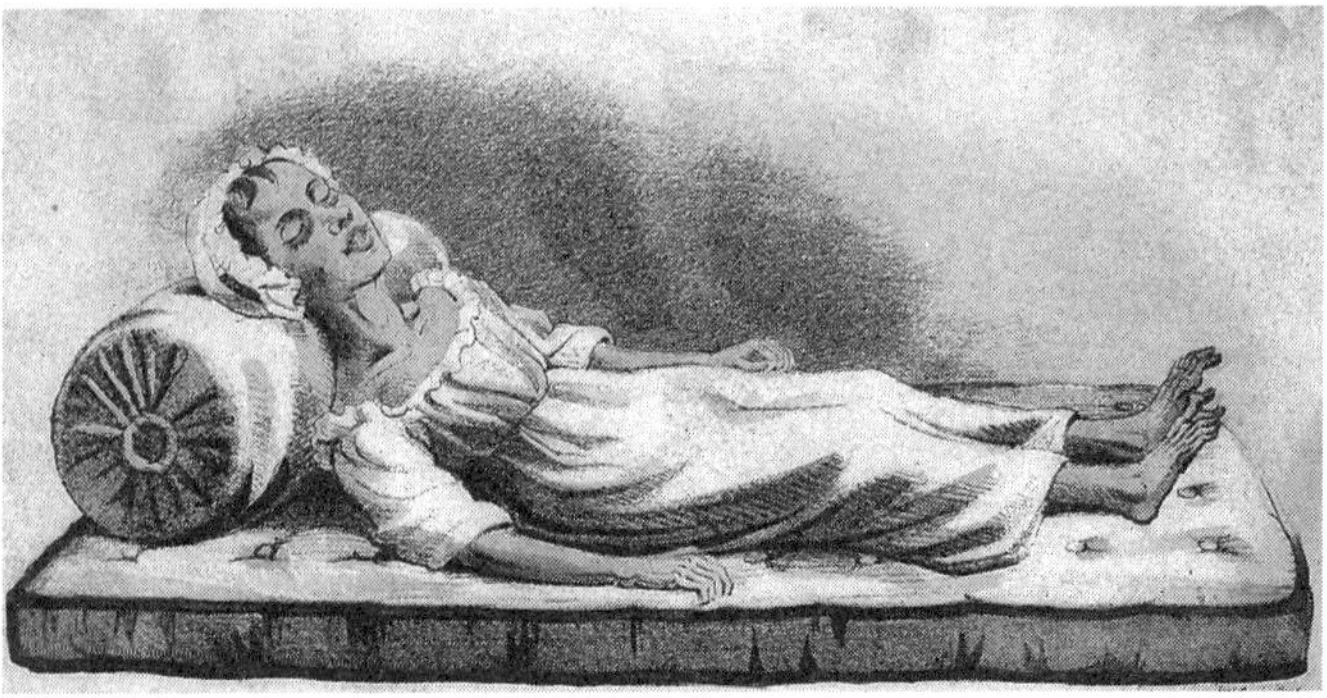

イザベラ・ハザードの亡骸の銅版画

席した後、就寝するまではいつもとまったく変わりなかった。ところが、夜中に突然嘔吐し、水のような下痢のほとばしりと、激しい喉の渇きに襲われた。両目は落ちくぼみ、顔つきまで別人のようになり、両足の凄まじいけいれんが止まらなくなった。脈はほとんど触れなくなり、からだ全体も凍ったように冷たかった。何より危機感を抱かせたのは、彼女の肌があまりにも恐ろしい紺青色に変わったことであり、それで母親はクック医師を呼んだのだ。「先生、この子のからだはなんでこんなに黒くなっちまったんですかい？」明朝の四時までには、クックはもう自分の手に負えないと観念し、クラニーを呼びにやった。クラニーからの指示は、温かい風呂に入れ、ブランデーのお湯割りを飲ませ、両足に辛子の絆創膏を貼り、アヘン、アンモニア、ペパーミントを一時間おきに服用させることだった。クラニーが帰ってから三時間経っても、クックの目には、患者の容体は少しもよくなっていなかった。クラニーは治療を続けるよう指示したが、午前一一時、クラニーが再度イザベラの家を訪問したときには、もう手の施しようがなかった。イザベラはその日の午後四時に死亡した。

次はウィリアム・スプロートの話である。頑健な六〇歳のキールマンで、波止場地区の彼の家はハザードのパブから目と鼻の先、この辺りの言い方では「マスケット弾の届く」距離〔約一五〇メートル〕だったが、風通しのいい広い部屋があった。イザベラが死んで三日後のこと、木曜日の夜にホームズ医師に往診の依頼があった。ウィリアム・スプロートが激しい胃痛を訴えたので、寝る前に甘汞(かんこう)とアヘンを、朝にヒマシ油を、それぞれ服用するように処方した。二、三日して患者は一旦快方に向かったように見えたが、その後急激にぶり返した。ホームズ医師はその原因として、患者が自分の忠告を無視して夕食に羊肉のチョップ〔あばら骨付きの厚めの肉〕を食べたせいだと考えた。一〇月二六日水曜日の朝までにスプロートは容体が急変し、正午に死亡した。一時間後、ウィリアム・スプロートの孫娘で一〇歳になるマーガレットが、死んだ祖父のそばで発病した。マーガレットの父親、スプロート・ジュニアも翌日発病した。スプロート・ジュニアは、クラニーに言わせればそれこそ「鍛え上げられた強壮な若者」で、自分の父親を夜昼なく看病していたという。父娘は地元の病院に搬送され、そこでクラニーの診察を受けた。彼の話では、スプロート・ジュニアは、まるで「飲んだくれの放蕩者」のように激しくのたうち回り、ベッドのシーツを噛んだ。「静脈を開放すると、粘っこい真っ黒な血液が一〇〇グラムほどしぼり出された。それを静かに置いておくと、ゼリーのように見えた。」数時間後にスプロート・ジュニアは死亡した。

スプロート・ジュニアと娘のマーガレットが入院した翌日、そこで働くクラニーとその同僚の医師たちは会議室に集まって、この二症例について議論した。その会議には、第八二予備連隊の軍医ジェームズ・バトラー・ケルが彼らの求めに応じて参加していた。当時その街でコレラ病患者を診た経験のある医師は彼だけだったのだ。だが彼らは、ケルを招待したのをすぐ後悔することになった。軍医は今後の経過について意見を述べた。

> れっきとした開業医の諸先生方のご意見では、今回の病気は症状の悪化を伴うものの、イギリス型コレラであり、また、なべて重症ないし死亡したとわかった患者の多くがこの八月に発病したと承りました。私見を申し上げますと、スプロート親娘(おやこ)が苦しんだこの病気は、正真正銘アジア型コレラだと断言できます。

ケルは会議室に集まった医師たちに向かって続けてこう言った。この件に関してはロンドンの公衆衛生局にも同様の報告をおこなってきたところ、あちらでもれっきとした開業医の諸先生方に、ちょっとした騒動が持ち上がった、と。けれどもケルは、数人の医師が気分を害しても、無論自説を曲げるような人間ではなかったから、そこでその理由を説明した。説明を終えると、彼は「自分なりのやり方で首尾よくおこなったことに満足していた。」その場にいた者はみな、ケルの振る舞いには心穏やかでなかったけれども、ただ一人、クラニーだけは、アジア型コレラだというケルの診断に賛成した。

　これまでに、波止場地区と、ハイ・ストリートとロー・ストリートの間を走る裏通りのあちこちで、死亡者が本格的に出始めていた。ロバート・ジョーダンという五六歳の労働者は、ニュー・ロードにある汚い地下室に住んでいたが、一〇月二六日、スプロート・シニアと同じ日に発病からわずか一一時間で息を引き取った。一〇月三〇日の日曜日、スプロート・ジュニアの死の前日に、ローデンバーグという三五歳の靴職人が、夕食に豚肉料理を一皿食べ、見た目は何の変わりもなく眠りについた。彼が家族と一緒に住んでいたのは、彼を診た医師に言わせれば、倒壊寸前のあばら家だった。ところが、夜中頃になって猛烈な症状が出た。ヘイゼルウッド医師は、ローデンバーグの経過をこう記録している。「凄まじいけいれんで……からだ全体がのたうっていた。けいれんは手の指とつま先に、代わるがわる押し寄せてきた。たちまちか細いささやき声となり、爪は蒼く変色し、どす黒くなった皮膚は冷たい汗でベタベタになった。手首の脈は触れない。……一一時に、患者の希望でベッドの上に身を起こしたが、すぐにこと切れた。」

　ローデンバーグの遺体の検案所見も、読むだけでぞっとする。


　心膜（心臓を包む膜）を開くと、下大静脈と上大静脈が非常に怒張して見える。これら血管と心臓のすべての腔には、タール様の真っ黒な血液が充満していた。血液は指で触るとべっとりと指先に粘りつく。心室を開けると、中は蜂蜜を注いだようであった。……［胃の］粘膜は肥厚して、簡単に剥がれ爪で裂けるほど非常に柔らかい。襞の突起部は黒味を帯びていて、ちょうど墨汁を含んだ筆で軽く刷いたような感じであった。……観察を下まで続けてゆくと、〔腸内の〕液体は、著しく白濁して、濃い石鹸水に酷似した外観を呈していた。さらにそれが薄まったところでは、無数の白い糸状の沈降物を含んだ濃い乳漿〔牛乳から凝乳を取り除いた液〕に似た外観であった。盲腸（caput caecum coli）〔腸の一部〕では、液体は膿によく似ていた。

ローデンバーグが死んだ日の翌日、もう一人別のキールマン、五一歳のトーマス・ウィルソンが病に倒れた。クラニー医師の同僚ジョン・ミラーという内科医が担当し、症例記録を残した。

ウィルソンが発病したのは、一〇月三一日の朝四時頃である。……外科医のクック先生が六時に呼ばれ……七時に私が呼ばれた。私が駆けつけたときには、すでに手首の脈は触れなかった。からだ表面の皮膚は死んだように冷たかった。唇は蒼白、目はうつろで落ちくぼんでいた。嘔吐はなかったが、心窩部と腹部全体に強い痛みを訴えていた。四肢のけいれんとともに……荒い息づかい、呻き声とため息、聞き取れないようなかすかな声……。

けいれんは九時頃に止まった。嘔吐も下痢もなかった。神経系および循環系は虚脱し切っているようだった。患者の死期が近いのは明らかだった。私は患者のそばを離れ、一二時にまた見にくると、患者はもはや生きる屍になっていた。目はひどく落ちくぼみ、醜いくらい皺だらけになった腕と手指は全体が縮んで小さくなり、色は薄青色だった。患者は徐々に容体が悪くなり、午後三時に死亡した。

ウィルソンの次に死んだのは、イリーザ・ターンブルというこの病院の看護婦である。彼女は、スプロート・ジュニアの遺体が病院から運び出された数時間後に死亡した。その一週間後、ベティー・ショートが亡くなった。さらにその翌日、ロバート〝ジャック〟クロフォードが死んだ。クロフォードは、一七九七年のカンパダウンの海戦（同年一〇月一一日にイギリス海軍はオランダに勝利した）での英雄だったが、世間から忘れ去られていた。

医師たちはできる限りの手を尽くしたが、それは患者に対しありとあらゆる拷問の限りを尽くすことであった。例えば、ベティー・ショートの場合はこうであった。ヘイゼルウッド医師と地元の外科医モーディが行ってみると、彼女は暖炉のそばで膝を顎にくっつけ、うずくまって倒れており、そばには吐物であふれたバケツが置いてあった。彼女は、医師たちの言うまさしく〝ありとあらゆる治療法〟から逃れられなかった。それが、ブランデー、アヘンチンキ、甘汞、カユプテ油、大黄、ヤラッパ、テレビン油、二三〇グラムもの瀉血、辛子入り湿布、それにテレビン油の浣腸だった。このショート夫人と同じように、ロバート・ジョーダンにも、ブランデー、アヘンチンキ、甘汞、テレビン油が処方されたが、加えて、アンモニア、エチルエーテル、両手・両足・腹部にはやけどするほど熱いレンガ、頭には熱湯を入れた袋にも耐えなければならなかった。ローデンバーグは、彼の病状にふさわしい治療から何とか運よく逃れられ、結局死ぬまでに処方を受けたのは、ブランデー、アヘンチンキ、エーテルだけだった。ロンドンからやってきたある人物が、こう評した。「中国人の高級官僚は、数人の主治医たちのそれぞれの指示でたくさんの薬を一度に飲まなければならないとしても、この気の毒な患者たちほど多量に、しかも何種類もの薬を出されるなど決してなかった。」それに、ほとんどの場合、どうせ効き目はなかった。

クラニーの目には、医学的証拠からしてこの流行病がアジア型コレラであることに疑問の余地はなかった。その事実に、サンダーランドの医師や街の人々も向き合うべきときがきたのだ。看護婦のイリーザ・ターンブルが病院で、スプロート・ジュニアのからだという一見して明らかな感染源がもとで急死したとわかったとき、サンダーランドの街のあらゆる階層にたちまちパニックが広まった。そこで、こういうむごい死に方に対し〝ふつうのコレラ〟の重症型だという医師のこれまでの診断は、ますます通用しなくなった。クラニーは同僚の医師たちに呼びかけて、彼らの不一致の原因について徹底的に議論し、自分たちが診ている本当の相手は何か、きっぱりと結論を出すことにした。もともと強壮だったウィリアム・スプロート・ジュニアのやつれ果てた亡骸(なきがら)が検視されて間もなく、医師たちは再び一堂に会した。クラニーはおおいに安堵した。今回は自ら提案した「わが国に今流行っているのは、大陸型コレラである」という動議に、満場一致の賛成が得られたからだ。このような見解が出されたのは、イギリス沿岸部では初めてであった。

ケルの非公式な報告とは対照的に、クラニーの公式の通知は、いち早く夕刻にはロンドンに向けて送付され、それを待ち構えていた枢密院からの反応も早かった。ロバート・ドーンが大至急首都から到着したのだ。彼は、インドでのコレラ病について経験豊富な医師で、ハルやポート・グラスゴーで最近起きた悲劇は言わずもがな、公衆衛生局から信頼厚い希望の星であった。ドーンが携えてきた指示は、人々が病気になり死んでいくのはなぜか、その原因を解明せよという一点であり、それは彼も百も承知であった。ただ今回は、枢密院の方でも、その答えはもうわかっていると確信していたらしい。というのは、ドーン医師を派遣したすぐ後に、海軍の大物、マイケル・クレイ中佐（後のマイケル卿）を送り込んだのだから。マイクル・クレイ中佐の任務は明白で、不退転の決意だった。現地に到着すると、クレイはすぐにクラニー医師を探し出した。それから、ケルの連隊宿舎に押しかけると、朝食を食べ終わろうとしていたドーンとケルの二人に通告した。直ちにウィア川からイギリス国内の港に向かう全船舶に対して一五日間の検疫と、万一誰かが少しでもこの件で疑いを挟んだ場合に備え、軍艦に岸のすぐ近くでの待機を命じたのである。

ケルはこれで自分の正しさが証明されたと感じた。一八二〇年代、モーリシャス島でコレラ病の患者を診た経験から、コレラは極めて伝染性が強く、ヒトからヒトへの直接感染はもちろんのこと、衣類やベッドのシーツから感染する可能性もあると信じていた。ロバート・ヘンリーというウィア川の水先案内人が九月に死んだとき、ケルはそれがアジア型コレラだと確信していたことから、すでに一悶着起こしていた。彼は、ここサンダーランドでは、海外の港からの船舶に対する検疫が手ぬるいと、ずっと前から警告してきたのである。ケルは以前、取り締まりをおこなうために、川の入り口にブリッグ船〔二本マストの帆船軍艦〕か、少なくとも大砲が必要だと訴えた。当時は誰もさほど気にとめなかったが、イザベラ・ハザードが死んだ後でも、ケルは自身の軍人魂に照らしてみて、港湾当局が重大な職務放棄をしており、それが「帝国臣民の安全と幸福」に対する脅威であるというさらなる証拠を明らかにした。

ケルは、地元の外科医に頼まれて、ドッズという一七歳の少年の診察に行ってみると、ドッズはもう瀕死の状態だった。ドッズは彼に、それまで健康そのものだったのに、昨夜突然最悪の症状が襲ってきたと話したが、この猛烈な突発発症こそ、まさしくアジア型コレラの特徴だったので、ケルはおおいに気を揉んだ。ドッズは、デットフォードと呼ばれたところ、ウィア川沿いの造船所で働いていたが、そこには数隻の船が検疫のために停泊していた。生真面目なケルは、直ちに自分の目で状況を確かめに行った。そこで目にしたのは、不安を一層かき立てるものだった。「川には、黄色の旗を掲げた三、四隻の船が停泊していた。引き潮の時刻で海面は浅くなり、海兵隊や警察、軍警備隊も人数が足りない中で、どうやって実効性のある隔離をしようというのか、私には皆目わからなかった。」

このクレイの講じた対策は、ケルの考えでは、状況として必要最小限であった。ところがサンダーランドの商人と船主たちからすると、政府の対応は馬鹿馬鹿しく、悪いとまでは言わないが過剰反応に見えたことから、彼らは怒り心頭に発した。ドーンとクレイが着いてから一週間後、地元の新聞は、この街では何一つおかしなことは起きていないとまだ言い張っていた。「五人の死者が出たことは事実だ。しかし、その死因についてはいろいろ疑いがある」と、サンダーランド・ヘラルド紙は言った。「もし、心配性の連中がことさら熱心に騒ぎ立ててしてなかったら、サンダーランドの住民は、いつにも増して元気である、とおそらく記されていたはずだ。」

病院にも、地元の開業医の帳簿にも、いつもと同じくらいの患者数だとサンダーランド・ヘラルド紙の編集長は主張した。それから彼は、ジャーナリストの古き良き伝統に従って、自分の見た事例を大げさに書いた。「実際こういった街々の住民の外見や陽気な有様を見れば、これ以上ないほど明々白々である。誰も隠れてはいない。誰も口を閉ざしてはいない。とても恐ろしい病原体が充満した空気を吸い込んでいるようには見えない。みながみな、好きなように集って語らい……かつて最も忙しかった頃と同じくらい忙しくしている。劇場はいつも上演中だ。」病気のあるところ、疑いなく貧しい者がかかるのはありふれた病気でしかなかった。彼の考えでは、貧しい者が病気になるのは自業自得に過ぎない。いわゆる「壊滅的な病気」が最も流行っていたこの街の一部には、「放蕩と怠惰の果ての貧困にどっぷり浸かった連中が住んでいた」という情報を、彼は確かな筋から得ていたのだ。当時のサンダーランド・ヘラルド紙は、ちょうど現在のデイリー・メール紙のように、当局にとって耳障りなことを言う存在だった。だが、それをよそにクレイ中佐は、一一月八日、ロンドンへこう伝えた。サンダーランドで猛威を振るっている今回の疫病が、あらゆる点から見て「流行性の悪性コレラ」なのは間違いない、とドーン医師が主張し、しかも、残念ながらそれが急速に広がっていると言わざるを得ない、と付け加えたと。けれどもただ一点、ヘラルド紙が確かに正しかったのは、スラム街こそ今回の疫病で一番手ひどい被害に遭っていたということである。この事実は、クレイ中佐にもある意味励みにはなった。クレイは、もしコレラが汚れと腐敗の中で繁殖したのであれば、拡大を防ぐのはさほど困難ではないと推論した。精力的な中佐はすぐに、箒を手にした大勢の人たちとともに消防ポンプを繰り出して、通りを洗い流す大掃除をすることにした。排水溝や水路に長年たまりにたまった汚物を徹底的にこそぎ落としてやるのだ。同時に彼は、ブランデーとアヘンチンキが入った大樽〔四五〇リットル〕を一樽と、貧しい人々に配布する大量の毛布を確保した。

クレイもドーンも、神経の細い方ではなかったが、ハイ・ストリートの羽振りがいい賑わいに隠れたありのままの姿に気づくと、二人ともぞっとした。「サンダーランドの一部の地区は、国内のどこよりもこれほど貧困層が密集して住んでいるところはないと思われる」ドーンは友人のエドワード・シーモア卿への手紙にそう書いた。「路地や狭い裏通りでは、地下室から屋根裏部屋までどの部屋を見ても、平均四、五人の家族が極めて悲惨な貧困状態で住んでいた。」ドーンがとりわけショックを受けたのは、ローデンバーグという靴職人が死んだ後に訪ねた、そのみすぼらしい住まいだった。「ローデンバーグの部屋は幅二メートル半、奥行き三メートル半の広さで、それが彼にとって台所兼靴店舗兼寝室だった。そこに自分、妻と子ども四人が暮らしていた。」

やる気満々であるのとは裏腹に、ロンドンから派遣されたこの二人がすぐに気づいたことがあった。街の大掃除を敢行するとか、貧しい人々に必要品を支給するとかいう任務は、むしろ簡単な部類に入るということだ。毛布や清潔な道路は、誰にとっても痛くも痒くもない。ところが、枢密院が命じた、正確な医学情報の入手とコレラ専門病院の開設はまったく話が別であったから、ここにきて、二人は大きな障壁にぶつかった。ドーンは、コレラ病と〝ふつうのコレラ〟、そして単なる下痢も含め、すべての患者について記録するための書式を考案した。医師たちは、患者の年齢、性別、症状、環境、職業、アルコール消費量、それに現在罹患中・回復・治癒・死亡のいずれかを選び、一覧表にするよう指示を受けていた。ドーンは今後、毎朝一〇時から一一時の間に病棟勤務員をすべての医師宅にやり、新規に記入された前日分一覧を回収し、それらの情報を集約して政府に提出する日報とする旨発表した。

これは悪くないプランだと思われた。ただ問題が一つあった。この書式にできる限り正確に記載しようとする医師が、ここサンダーランドにはたった一人、ウィリアム・リード・クラニーしかいなかったのである。そこで、クレイ同様ドーンも、このような非協力には既得権益の影がちらついていると確信した。その一方で、数日のうちにサンダーランドの医師たちと親交を深めてから、自分の要請に応えられるだけの知性と医学知識を持ち合わせた人間が彼らの中に果たして何人いるだろうか、といぶかしく思った。ドーンが特にげんなりしたのは、ここの教区外科医エンブルトン氏だった。会ってみると、氏はお世辞にも外科医とは呼べない、ただの薬剤師だった。「この男は、見るからにろくな教育も受けていないような開業医であった。もし一緒に仕事をしたら不愉快極まりないし、やりにくくてしかたがないだろう」と、ドーンは文句を言った。

一一月一五日、一二歳のイザベラ・ハザードが死んで丸一か月経った。ドーンとクレイは、やっとコレラ専門病院の開業にこぎつけたが、これにはサンダーランドの教区牧師、ロバート・グレイ師の尽力によるところが大きかった。ドーンによれば、グレイ師は「疲れを知らぬ善行の士」だった。皮肉なことに数年後、グレイ師は一九世紀のもう一つの殺人鬼、チフスで命を落とすことになる。それは、彼が路地裏で貧しい者を看病している最中のことだった。ドーンは、患者の動静を常に把握できるように、コレラ専門病院の近くの新しい宿舎に引っ越した。ドーンの次なる困難な任務は、患者を何とか説得してこの病院に入れることであった。ベルリンとサンクトペテルブルクの話も伝わって、サンダーランドでは噂が街中に広がっていた。それは、その病院で死んだある女性の遺体が剖検の間にズタズタに切り刻まれてしまったので、墓地で棺の蓋が開けられたとき、気落ちした会葬者が見ると遺体らしきものが何も残っていなかったという噂だった。

ドーンの話では、この噂はまったくの嘘だった。「もう一つ、今流行っている噂がある。それは、外科医がある女のからだを切開する段になって、実はまだその女は死んでおらず、彼らに向かって大声で命乞いまでしたという」と彼は憤懣やるかたない様子でそう説明した。「こんな場合、いったいどうしろというのか？　もう解剖は金輪際御免被るという話になるだろう。だが、すでに手を下してしまったものは取り返しがつかない。……ミル・ストリートに暮らす最下層の家族で、この憂鬱な病気に苦しんでいたのが数軒あった。ところが、入院することになった途端、彼らは絶対に嫌だと言い出した。……そして、病院に行くくらいなら、むしろこの貧乏のどん底で死ぬ方を望んだ。」

そうこうしている間も、地元の実業家たちは手をこまねいていたわけではなかった。彼らは、自分たちの真っ只中でよその国からきた殺人病が流行っている、という悪意ある中傷から、街と自分たちの生活を守ろうとしたのである。一一月一一日、怒り狂った商人と船主は徒党を組んで、サンダーランドの大きな取引所ビルにある地方公衆衛生局の委員会室に大挙詰めかけた。そこで彼らは怒声を響かせ、アジア型コレラの報告は「悪意ある邪（よこしま）なデマ」だと非難の声を上げた。彼らは次に、枢密院に送るべき一連の決議に取りかかった。提案したのはジョン・スペンスだった。

> 現在、わが街の住民は、この時季からすると例年以上に健康であると申し上げます。それから……イギリス中で世間を大きく騒がせたあの病気の特質について、あれはインド型コレラとも、他のどの外来種のコレラとも違うものです。しかも、この街に二、三例病人と死者が出たのは……ふつうの病気として、これまで〝よくあるお腹の病気〟で知られたものより、実のところ数は少ないのです。後者は、秋にはイギリスのどの街にでも出没するもので、貧困と不潔が一層それを悪化させます。

ジョン・キッドソンが続いて動議を出した。「帝国政府が採用した措置とは、サンダーランドから出港する船舶に対し検疫をおこなうよう要求し……そして特に、戦艦によって全船舶を対象に入港および出港を禁止するものであります。しかしながら、これらはまったく不必要であるばかりか、差し出がましい措置であります。しかも、特に［この街と］イギリス国内の他のどの地域との交易であろうとも、いかなる種類の商品・物品の通過も無制限の通信も、四輪馬車等の陸上交通ならば許可されている現状を考慮いたしますと、なおさらのことであります。」陸上交通に関わる最後のくだりは、キッドソン氏なりに筋の通った言い分であった。

それから、今や急速に当地の憎まれ役になりつつあった気の毒なケルへの当てこすりから、会議は以下のように遺憾の意を強く表明した。「ある人物が、たとえ動機がふさわしく純粋なものであっても、帝国政府に対して、まず事実関係をしっかりと確認もせず、また当地の主要な住民たちへ周知し許可を得ることもせず、サンダーランドにインド型コレラが発生しているという報告を送ったはずであるが、今後はこの会議の意見によって、当地のみならず国全体に対しても、かような悲惨な結果をもたらす行為が慎まれることを希求する。」

ケルはその会議には出席すまいともう心に決めていた。聴衆の険悪な雰囲気を察知したケルは、「あの騒然とした会合で自分に向けられる結果となったかもしれない、この不愉快な結末」から運よく逃れられて清々した。すでにこのとき、軍医は堪忍袋の緒が切れていた。彼からすれば、自分は街のために務めを果たそうとしてきた。けれども、今後は本来の仕事に専念する、つまり自分の連隊の健康だけを気にかけることにした。かくして、ケルは大きな兵舎の壁の向こうに身を引いたのだった。
民間の医師たちも、会議場の怒りの空気を肌で理解した。はっきり自分たちの財布が脅かされた実業家たちは、サンダーランドでのコレラの発生をロンドンへ知らせる考えに賛同する医師の氏名を公表すると決議した。医師たちにはこの意味はすぐわかった。ブラックリストに名前が出れば、直ちに裕福な自己負担の患者をごっそり失うことになるのだ。かくて、さらに尋常ならざる出来事が出現した。その日の夕方に会議が再招集され、街の医師一六人が出席した。会議では一人ずつ次々に前に立つと、ほんの何日か前にロンドンに送った報告について、ことごとく否認した。彼らの言葉を読むと、見せしめ裁判における自説撤回のようだ。

ディクソン氏：「大陸型コレラが海外からサンダーランドに入ってきたことはない。サンダーランドで発生した病気は、悪性のイギリス型コレラである。」
ブラウン医師：「サンダーランドに発生したコレラ病は、土着の風土病である。他国から持ち込んだのではなく、伝染性もない。」
クロウデス氏：「ブラウン医師に同感である。」
ワトソン氏：「ここで流行しているのは、唯一イギリス型コレラである。」
ホワイト氏：「サンダーランドでは、まだアジア型コレラは見られていない。」
ウォード氏：「サンダーランドに発生した病気には、伝染性はない。過去四年間、秋に流行ったものと比べて、悪性度は低い。」
スミッソン氏：「アジア型コレラは、サンダーランドでは起きていない。」
グリーン氏：「サンダーランドに現われたコレラは、外国由来のものではない。」
ファーガソン氏：「私の考えは、この街の医師会が政府に提出した報告書の意見と異なる。この街にアジア型コレラがきたことはないと認識している。イギリス型コレラを除いては、今のこの時季、例年に比べ住民はより健康な生活を送っていると考える。」
グレゴリー氏：「この街の医師会が初めて出した見解の手続きに対し意義を唱える。この街にはアジア型コレラだと考えられる病気はないし、他のどんな伝染性コレラもない。」

これまでのところ、イギリスの他の都市は、愕然としつつサンダーランドを傍観していた。クラニーは疲労困憊（こんぱい）していたが、サンダーランドの医師たちの評判に傷がつくことを恐れ、彼の同僚たちに対し数日のうちに三度目の招集をかけた。その会議で、彼らはその場しのぎの声明をでっちあげた。狙いは、自分たちの信用をいくらかでも回復する一方で、商人たちのご機嫌をとることであった。彼らの声明によれば、「あらゆる点で流行性コレラの徴候を示す病気がこの街に発生している。けれども、これが外国由来であるとも、あるいは伝染性があるとも推測できる証拠はなかった。むしろ、もともと十分な食料や衣料がなくて弱っていたところへ空気中の何かが影響したか、あるいは悪い空気を吸うか、飲酒やもともとかかっていた病気のせいで起きたようである。おまけに、交易が止まると貧しい人々の生計手段を奪い、家族が困窮することになって、益より害の方が大きい。」

この声明は、少なくともクラニーの良心に恥じるものではなかった。というのは、クルと違ってクラニーは、コレラは絶対伝染しないと信じていたからである。クラニーは患者の皮膚の色が石炭や無煙炭の色に似ていると思って、〝多炭疽病（hyperanthraxis）〟と呼んでいたが、それは大気中の二酸化炭素過多に起因すると考えていた。だから、彼自身、寝るときには寝室のドアを少し開けて、それが室内に充満しないようにしていた。

医師たちはそれから、この最後の声明によって「この愉快ならざる事件ゆえに起きた、いかなる誤解も間違った報告も払拭したい」と彼らの要望を言い表わした。加えて、「この街の住民が、一部を除きおおむね健康であるのは御慶賀の至りだ」と締めくくったのである。

枢密院は、サンダーランドでのこうしたふざけたやり方にまったく我慢ならなくなったため、また、毎日のようにドーンとクレイ中佐の苦情に責め立てられていたため、さらにもう一枚、切り札で切り返した。サンクトペテルブルクの惨状を見てきたばかりのデービッド・バリー医師を、サンダーランドに派遣したのである。枢密院からは、「現地で直ちに慎重な調査をおこない、街に流行る病気の特徴についてあらゆる疑問を解消するように」と指示を受けていた。

貴殿は、現地の医師全員と意見を交換し、彼らが提供し得る限りの情報を入手すること。貴殿を派遣するのは、当該調査が緊切に必要であるという、帝国政府の明確な意向に基づくと伝達すること。さらに、下痢、ふつうのコレラ、悪性のコレラはもちろんのこと、あらゆる病気を網羅した、すべての症例について正確な報告が必要である。貴殿の派遣は、かかる危急の事態に対処するため、直々に招聘されたものである。

サンダーランドに到着したその夜、バリーは当惑するような症例に遭遇した。母親と二人の子どもが「ひどいあばら家」の中で食べ物もなく、あてがわれたたった一枚の毛布に一緒にくるまって床に臥せっていたが、助かりそうもない状態だった。三人目の子どもはすでに死んでいて、部屋の中に横たわっていた。目下のところバリーの影響が大きかったから、枢密院は急いで書簡をダーラム主席治安判事とダーラム大主教に送った。一一月二七日、バリーは再度ロンドンに書簡を送ったが、さすがの枢密院も今度ばかりは彼からの矢継ぎ早の案件を適切に処理することができなかった。バリーは、今サンダーランドで多くの死人を出している病気は、どこから見ても自分がサンクトペテルブルクで何度も出くわしたあの病気とまったく同じだ、と断言した。

当時この街で指導的立場の内科医だったウィリアム・リード・クラニーは、仕事と心労で疲れ果てていた。六一歳の顧問医は決して骨惜しみをしない性分だったから、彼の「献身的な情熱と切望」には、ケルも賛嘆しきりだった。ところが骨折り甲斐もなく、彼は軍医と同様ほとんど非難されんばかりであった。ただ、ケルは世間に無責任なデマを飛ばしたという理由だったが、クラニーの場合はそれとは反対に、揉み消し工作をしたという理由だった。後にクラニーは、この間の経緯を、街と自分の双方の汚名をそそごうとして、こう書いている。「われわれは、断固とした態度で衝撃的な出来事に対処した。」そう彼は言い切った。「……ただ、どうしようもない事情があって、当初の目論見通りには成功しなかった」と残念がる。「ある方面から、私に対してどれほどごうごうたる非難が浴びせられたことか。今となっては、私が本当にそんな悪事をなしたか、見識ある自由社会は判断できるであろう。」

一八三一年一二月三日、コレラの最初の患者が出てから七週間経った。この日までに、サンダーランドの患者は三〇〇人以上に達し、毎日新たに一四人がコレラと診断されていた。しかしながら、ケルが診ていた兵士とその家族からは一人も発病しなかった。この軍医はコレラが伝染すると固く信じて行動していたので、この病気が広まり出すとすぐに連隊の兵門を閉鎖させ、兵士の家族に外部との接触を禁じた。しかし、この国の他のどの地域でも、予後〔寿命や病状の予測〕は厳しかった。バリーがサンダーランドでコレラ病と特定した翌日、彼とドーンは一六キロメートル離れたニューカッスル〔アポン・タイン〕に向かった。当地の市長からの報告では、市内でちょうどアジア型コレラと思われる患者が出ており、発病後九時間で死亡していた。クリスマスの日に、病気はタイン川のすぐ南にあるゲーツヘッドを襲った。ランセット誌によれば、「疫病の猛威は実に凄まじいものであった。」サンダーランドの商人たちは威嚇し怒鳴り散らす一方で、医師たちは二の足を踏み嘘までつく始末だった。ついに殺人鬼の跳梁跋扈が始まった。

# 第4章　外科医見習い

靴下を上げ、半ズボンの膝を結わえる。ネクタイを直しては、靴を探す。そんな時間はないのだ。使いの者が代わるがわるに息急き切ってやってきては、めいめい急ぎの往診を頼むからである。その依頼主とは、足場から落ちたばかりの男とか、急にひどいひきつけを起こした子ども、見たところひき殺されたか、水から引き上げられたばかりの者であった。

見習医当時の医師資格論文、ウィリアム・チェンバレン、外科医、一八一三年

とてつもなく大きく手強い仕事だった。彼は何と言ってもまだ一九歳の若さだったが、老若男女の多くの命が、彼一人の肩にかかっていたのだった。けれどもまた彼は堅実な若者であり、誠実かつ頭脳明晰、この歳に似合わぬ円熟した人物であった。この華奢（きゃしゃ）ななりの青年は極度に内気だった

から、ディナーパーティーのお客として真っ先にお呼びがかかるタイプではなかった。だが、人生の一大転換点に立ったとき、機転よりも知恵が必要なとき、あるいはカリスマ性よりも粘り強さが求められるとき、ジョン・スノウこそ常に一番に選ばれる人物であろう。今や彼は、長く、ときにはつらい四年間を過ごしたニューカッスルの住まいで自分の荷物をカバンに詰め込みながら、ただ祈るばかりであった。今度戻ってくるときには、絶望的な家族たちを救うために自分が派遣されたのに、彼らのことを見捨ててしまったと後悔することが決してありませんように、と。

彼がカバンを手に二輪馬車に乗ろうと玄関ホールに出たとき、師匠のウィリアム・ハードキャッスルがそこに立っていた。足元には大きな箱が置いてある。ジョンは、それがブランデーの箱とわかってがっかりした。多分そうくると予想していなければならなかった。無論、今さらここで議論してもしかたがない。この外科医は、若い見習医の飲酒の害に対する強硬な姿勢、また同様に、彼の〝馬鹿げた菜食主義〟とは相容れなかった。おそらく、ハードキャッスルはこう考えたのだろう。コレラに対したった一人で立ち向かってみれば、今時の禁酒運動にすっかりかぶれた若いジョンといえども、自分の信条をあっさり捨てるのではないか。そうして、この国の医師が最も信頼を置く処方〔飲酒〕に宗旨替えするのではないか。もしそうだとしたら、ハードキャッスルは間違っていた。見習医は恩師との口論を避けるため忌むべき〝ブツ〟を持っていき、その箱は開けずに持ち帰ることにしたからだ。キリングワース炭鉱の人々にどんな治療をするにせよ、アルコールという毒だけは絶対に使うまい、とスノウは心に決めていた。

バリーとドーンの二人の医師は、一八三一年の一一月末にコレラがニューカッスル・アポン・タインにまで到達したことを確認した。このときニューカッスルは、国内ではロンドンに次ぐ第二の港湾都市で、四万人を優に超える人口を擁し、商業の中心地として繁栄していた。近くのサンダーランドで起きたパターンを繰り返すように、病気は最下層の地域を最初に、しかも一番ひどく襲った。そこは老朽化した家屋が路地にびっしりと立ち並び、人口過密は信じがたい状態であった。サンドゲートと呼ばれる波止場周辺の地区では、一部屋三・七メートル四方に一二人まで寝るのは当たり前だった。サンダーランド同様、周りは炭鉱地帯で、見渡せばボタ山と、ジョン・スノウの赴任先のキリングワースのような、気味の悪い採掘場の集落がいくつもあった。こういった村の生活は決して素朴でのどかなものではない。どこもかしこも窮屈でゴミゴミした、いわば都会のスラム街にいるようだった。

トーマス・ジョルジャーニ・ライトも、スノウと同じで一八二〇年代に一〇代で生家を離れ、ニューカッスルの医師のところに弟子入りした。ライトの師匠も、やはりスノウの場合と同じく、炭鉱で働く家族たちの健康管理のために雇われていた。一八二四年のある朝、ライトが馬に乗ってヒートン・ハイ・ピットにいる患者の家に往診したとき、途中でオースバーンを通り過ぎた様を、ライト自身こう記述している。

あらゆる臭いが混ざり合って鼻に押し寄せると、それはもう耐えがたい臭いとなる。向こうには蒸気式製粉工場と製鉄所［からの湯気］、こちらには石灰焼成釜。箱馬車［の前面］には胃袋屋、そして後面には雑多な肥やし置場。どれもこれも得も言われぬ芳香を、せっせと吐き出している。耳だって静かに休んではいられない。数十というハンマーと、すぐひと続きになった三軒の鍛冶屋からの蒸気機関のボイラーの旋律的な音色とが重なり合って、心地よい調和のとれた足踏みの音楽を奏でる。そうかと思えば、礼拝堂もない墓だらけの墓地には、その向こうに採掘場の堆積物が見え、影を落としているが、遠くの山のようにそびえ立っている。また両脇には背の高い家が立ち並び、そこには……到底ガラス窓とは呼べないような窓から、衣類がぶら下がって丸見えとなり、同じく心地よい絵になる景色である。

コレラはこうしたみすぼらしい場所にあっという間に広まった。一八三二年の一月末までに、タインサイドのほとんどの町村に感染し、ニューカッスルだけで患者は約九〇〇〇人に達した。ニューバーンの村は、ちっぽけな家屋が寄り集まってできており、周りには山をなして糞便が積み重なっていた。地元医師によれば、その住民たちが「過度のアルコール依存」になっていたというのもあながち不思議ではない。ニューバーンでは住民の一割、五五〇人が死亡したが、その中には教区牧師も含まれていた。

ニューカッスルの指導的な医師で周囲からの人望も厚かったのは、スノウの師匠だったウィリアム・ハードキャッスルだった。彼は二つの要職に就いていた。一つは、ニューカッスルの産科病院

（いわゆるお産専門病院）における外科医兼薬剤師、もう一つは、そこから八キロメートル離れたキリングワースという炭鉱村担当のかかりつけ医だった。キリングワースでコレラ患者が出たことから、ハードキャッスルはちょっとしたジレンマに見舞われた。というのは、それと同時にハードキャッスルはなお一つの責務を担うことになったからである。市の極貧層に増えつつあるコレラの犠牲者を診るようにと、教区当局が彼を任命したばかりだったのだ。彼の考えでは、自分にできる最善の手段は、今のポストにとどまって彼の若い見習医を炭鉱村に派遣することであり、それしか選択の余地はなかった。

当時は、ハードキャッスルのような経験を積んだ医師の下に弟子入りして医学の道に入るのが伝統的な進路だった。とりわけ経済的に恵まれず社会的地位もない若者には、この見習医制度を選ぶ者が多かった。ジョン・スノウも確かにその一人だった。スノウは、九人の子どもの一番年上として一九一三年三月一五日、ヨーク市〔イングランド・ノースヨークシャー州中南部の都市〕に生まれた。生家はウーズ川のほとりにあり、この辺りは市内でも最も貧しい部類に入った。父親のウィリアムは、その街で働く一介の労働者だった。つつましいながらもスノウ家は、後にビクトリア朝時代の美徳と言われるようになったすべての美質を備えていた。家族はみな正直者で礼儀正しく、心から神を敬う気持ちを持っていた。その上勤勉で自助の精神にあふれ、社会に対する責任感も強かった。ジョンの弟の一人は後に聖職者の道に進み、別の弟は酒を出さないホテルの経営者になった。二人の妹は学校を創設した。それから、家族全員がヨーク禁酒協会の熱烈な支持者となった。

ジョンも二〇代前半の頃、その協会の立ち上げに加わった。

ジョンが成長すると、父のウィリアムは労働者から二輪馬車の駅者(ぎょしゃ)になり、ついには市外に土地を買って農家になり、同時に人に貸す家も買った。ウィリアムのこの成功は、一九世紀という時代に社会の階段を見事に駆け上った壮挙と言えよう。そうはいっても、ジョンの金持ちで気前のいい伯父、ハードキャッスルの友人で後にニューカッスルで本屋を開いたチャールズ・エンプソンが、ジョンの医学教育に多分何がしかの金銭的援助をしていたのだろう。ヨークの学校で労働者階級の子弟向けに読み書き計算の基礎を叩き込まれた後、算数が特によくできた勉強好きな少年は、弱冠一四歳で親元を離れた。家から一三〇キロメートルほど離れたハードキャッスル先生の下で、見習いを始めたのである。

一九世紀初め頃、見習医制度というのは一種の宝くじみたいなもので、哀れな患者には結局、アタリかハズレのどちらかしかなかった。また、見習医の親が師匠の先生に支払う額も天地の開きがあり、親は五シリング(現在価値で一一ポンド)から五〇〇ポンド(同二万二〇〇〇ポンド)まで言い値で出した。教育の質に関しても雲泥の差があった。師匠の家族からは単純労働者の扱いを受け、過酷な長時間労働であるのに医学教育と称して報酬は雀の涙、そういうケースも少なかった。しかも、ジョン・スノウがキリングワースでそうだったように、経験をはるかに超えた重たい責任を負わされたのである。ロンドンの外科医ウィリアム・チェンバレンが、運の悪かった患者の遭遇する危険について詳述している。「大家族の大黒柱の命が、最愛の妻の命が、そしてたった一人の子どもの命までが、つまり、家族全員の運命が、一人の薬剤師（apothecary）見習い次第で決まることも少なくないのだ。いったいどれだけの人間が、最も悲しむべき過ちによって冥界の奈落に突き落とされたのか？」誰もそれを記録していなかった。チェンバレンの先の疑問に対する答えは、現実に「それは甚だ多かった」であったから、政府は一八一五年、新たな薬剤師研修の資格要件を定めた。当時、薬剤師は医師になる第一歩と位置付けられていたのだ。それでも、その先何十年間も医師の育成制度には無秩序状態が続き、法的規制もほとんどなかった。

ジェームズ・ページェットは後年、骨の病気〔骨ページェット病〕と乳首の病気〔ページェット病〕に関する研究でその名を残した医師だが、彼も一八三〇年にこの見習医から医師として出発した。これは、ハードキャッスルの下に弟子入りしたスノウに遅れること三年で、その費用に一〇〇ギニー払った〔イギリスの昔の金貨で、一ギニーは二一シリングに相当する〕。ページェットとスノウは、後に一緒に仕事をすることになる。見習医時代、日々の仕事の大半は実につまらない雑務だった、とページェットは断じた。「仕事といえば、薬の調合、貧乏人の外来患者の診察、伝言を受け取り、帳簿付け、それからクリスマスの時期になると、請求書の作成と代金の受け取り。大体こんなものだった」と彼は回想した。

毎日、ページェットの師匠は回診から戻ってくると、座って自分が診た患者一人ひとり診療録に口述したものだ。その後若い助手に、出した処方の調合をおこなわせた。「丸薬は十分に転がして、なめらかに丸くすること。それから、ヒルを何匹か、めったなことでは逃げ出せないよう箱の中に入れること」とページェットは思い出した。やってくる新患の外来患者は、足の潰瘍、咳、風邪、軽い外傷が多かったが、ほとんどページェットが診た。働く地元民の気まぐれに付き合ってやるのも彼の仕事だった。彼らは年に一、二回瀉血（しゃけつ）してもらうと健康にいいと信じ、失神するまでか、少なくとも顔が真っ青になって膝がガクガクするまでやってくれとせがんだ。それでも、ページェットは、見習医時代にした勉強は相当なものだったと自負していた。解剖学については病院で一年間勉強した医学生に負けないくらい勉強したし、内科と外科の臨床実務については病院で二年間学んだ医学生よりも多くのことを学んだ。

　後年スノウの親友になるベンジャミン・ウォード・リチャードソン卿は、自身の見習医時代を回顧して、懐かしそうにこう語っている。「アヘンと石鹸を一緒にすりつぶして、丸薬にするのだと教えられた。薬瓶に貼る新しいラベルはすべて私が書いた。おかげで薬の名前を覚えただけでなく、薬本来の性質や特徴も覚えることができた。それからすぐに、技術および職業的手腕でもいっぱしの学徒となった。ほどなく私は独り立ちして患者を診るようになった。また、ハドソン先生が出かけていたときに、私を迎えた出先の患者の世話を任されたこともあった。」

　見習医は、教育方法も全般的な待遇も、まったく師匠の医師の一存で決まると言ってもよかった。しかし、ウィリアム・チェンバレンに言わせると、師匠にとっても思いがけない落とし穴があった。「親は高々五〇か一〇〇ポンドの謝礼を出すにも事欠くくらいだった若い見習医が、二、三か月ごとに高価なブーツを新調してはさっさと出ていってしまう。どっしりした金の鎖と、縁に金無垢の大きな紋章を三、四個飾った時計を身に付ける。いずれも弟子入りしたときには持っていなかったものである。やがて、その見習医が休みをもらうたびに乗馬や馬車を見せびらかしているという噂を聞くと……師匠が自分の手金庫を心配するのは当然の義務だ」と彼は警告した。しかし、同時にチェンバレンは、見習医を医者の端くれらしく相応の敬意を持って遇することを勧めた。もっとも、それには礼儀作法と同じくらい現実的な理由があった。「見習医を台所にやって召使たちにちょっかいを出すようにさせておくと品位が落ちる。……そうなると続いてろくなことが起きない。私生児を産み落とすわ、女中と駆け落ちするわ、給仕から博打の手ほどきを受けるわという始末だ。」

ウィリアム・ハードキャッスルの場合は、手金庫の中身も召使たちの貞節も、若いジョン・スノウから守る心配はまったく要らなかった。何せスノウが好んだ余暇活動は、水泳と田舎までの長距離ハイキングだったからだ。しかし、この若者が住み込んだ六年間、ハードキャッスル家には緊張感が漂っていた。その原因は皮肉にも、主にスノウの謹厳な生活習慣によるものであった。一八二〇年代、禁酒運動は新しい現象だったが、世間では一握りの狂信者と変人の領分と見られていた。多くの人が考えるに、アルコールはからだの芯まで温めて刺激し、エネルギーと体力を増強する作用がある、健康にとっておおいに役立つ飲み物だった。アルコールの使用を非難したり、処方を断ったりする医師は、せいぜい変人扱いされるか、患者や他の医師たちからはっきりと怠慢呼ばわりされた。

スノウの親友のリチャードソンは、若い頃、彼の社交サークルでワイン通として知られていたし、ましてウイスキーポンチは名手と言える腕前だった。もし禁酒家が彼のところにやってきて、生命保険の健康診断書を頼んだら、飲酒拒否について×点をつけられただろう。しかし、後年になって何回か実験をやった後、リチャードソンは一八〇度転向した。彼が出した結論は、アルコールは滋養分の多い食品というよりは効能ある薬品であり、それも興奮剤としてではなく麻酔剤としてだった。一八六九年、彼はとうとう完全な禁酒家になった。スノウが禁酒主義を奉じてからすでに四〇年経っていたが、その頃でもまだ飲酒有用論が根強かった。だから、リチャードソンの医師としての名声はすでに確固たるものになっていたにもかかわらず、いつの間にか彼は同僚医師の多くから敬遠されていたのであった。「私が〔禁酒家として〕慣れない最初のデビューを果たしたとき、自分では何も不都合はなかったと記憶している」とリチャードソンは書いた。「以前は、私が講演すると会場は人でいっぱいになった。ところが、その後は閑古鳥が鳴く有様になった。……私はまるで、古代の宗教で不信仰の科(とが)により……目をつけられたようだった。」

一八二〇年代にスノウが成長してゆくにつれ、イングランドの禁酒運動が誕生してきた。この運動は、ランカシャー州とスノウの故郷であるヨークシャー州で最も盛んになった。一七歳のとき、スノウは禁酒、というよりほどほどの節酒を唱道する一人となった。ところが、ハードキャッスルの家で見習いをしていた頃に、スノウはさらに進んで完全禁酒家になる「誓いを立てた」のである。内気で引っ込み思案なのを克服しようと、熱心な若い改宗者スノウは集会でスピーチをした。そして、過度の飲酒はどう見ても勧められないが、適度の飲酒は健康のためによいという世間一般の考え方を批判した。「小さな賭けならば、自分と家族が餓死に追い込まれるような心配はないし、あらゆる貧苦と犯罪を生み出すのは大博打の方である。だから、適度の賭けならよいと言っているようなものである」とスノウは強調した。

まだこれでもまともな考え方を持った医師に飲酒させるには不十分だとしたら、ハードキャッスル家は、厄介な見習医がまた別の物笑いの種〔菜食主義のこと〕へ没頭するのは、もう耐えるしかなかった。ジョン・スノウが弟子入りして三年目、ちょうど彼が完全禁酒家になる覚悟を決めた頃だった。ふとしたことから、ある小冊子に出くわした。その著者ジョン・フランク・ニュートンは、健康のまた違った方面、道徳と食事に関する熱心な活動家だった。ニュートンは、人間本来の食物は果物と野菜であると信じていたから、肉食は万病のもととなる、道理に反する習慣である。それは胃と肝臓に「乱れ」を、脳に「過度な刺激」を、皮膚の病気や「分泌物の出にくさ」、さらには、からだ全体の炎症までもたらすと考えたのだ。

「私の薬剤師はベルランダーという名前で、ナイツブリッジに住んでいる」とニュートンは読者に知らせた。

今まで私は薬箱など使ったことが一度もない。これまで買った薬はといえば唯一ベルランダー氏からだけで……七人分だった。コーヒーの下で燃やすアルコールとそれを入れる瓶。勘定に入る品物はそれだけで……私の間違いかもしれないが、大人三人と九歳未満の子ども四人にかかる薬代と診療代の合計が、二年間でわずか六ペンスだなんて。いくら果てしない大都会でも、こういう例は他にはほぼないと私は確信する。

ニュートン家の食事はいつも、朝食には乾燥させた果実、それにバター無しか薄くバターを塗ったトーストかビスケット。薄めの紅茶に牛乳をほんのちょっと、それで流し込んだ。夕食にはジャガイモと他の野菜、マカロニ、その後タルト〔果物の入ったパイ〕かプディング、それも入れる卵はできるだけ少なくしたもの。それにときにはデザートも出た。ソースはトロ火で煮込んだ玉ねぎと胡桃ジャムからつくった。飲み水は紅茶に使うものも含め全部蒸留した水で、ニュートン家の台所には、そのための蒸留器が据え付けてあった。ニュートンの信条は、健康上の理由のみならず博愛主義に基づくものだった。彼は、大地の耕作について触れて、「それは〔菜食主義に向かっての〕一定の知的進歩を意味するけれども、木の枝を折って最初に出会った哀れで無防備な動物を仕留めて平らげることに満足するような者〔肉食主義者〕には、無用のものだ。」それから、当然のことながらニュートンは運動することとは大賛成だったが、飲酒には反対だった。

ニュートンには詩人のパーシー・ビッシュ・シェリーという有名な弟子がいた。そのシェリーが加わった洗練されたボヘミアン仲間の間ではおそらく違うだろうが、ジョン・スノウと同じ世界にいるもっと鈍感な一般市民からは、確かに彼の考え方は一風変わっていると見られていた。さて一八三〇年代中頃、スノウがヨークシャー地区にあるペートリー・ブリッジという村で短期間医師助手をしていた頃の話を、ベンジャミン・ウォード・リチャードソンはこう語っていた。スノウの菜食主義のおかげで、「周りの人間は大変だった。家政婦たちは戸惑い、コックたちはショック、子どもたちはびっくり仰天といった具合だった。」けれどもこうも言った。少なくともペートリー・ブリッジでは、「彼の食事に関する変わった嗜好は、寛大なる温情で迎えられていた。」

しかしながらスノウは自分の信念について、それが人に好かれたか嫌われたかは別として、人と妥協するようなことはめったになかった。感情を表に出すようなことはないけれども、一〇代にしてすでに存在感があり、素直に「はい」と言う人間ではなかったからだ。それどころか、一旦自分が正しいと信じたら、科学の問題でもそうだったが、特に自分の信念や良心に関わると、寡黙だが絶対に信念を曲げない男だった。そういう場面で、たとえそんなのは馬鹿げている、腹立たしい、変だと他人には思われても、彼は少しもぶれることがなかった。ハードキャッスルもまた、スノウには困るようになった。彼がどこも悪くないと言って治療せずに帰してしまって、上得意の患者を失うことになったからである。またこの若者の勤勉さゆえに、ニューカッスル郊外のバーノップフィールド村の外科医、ジョン・ワトソンと気まずくなったことがある。スノウは、ハードキャッスルの下を辞してペートリー・ブリッジに着任するまで、短い間ワトソンの仕事も手伝った。

ずっと後になってスノウは、このバーノップフィールド村時代のエピソードについて、「まだ自分がずいぶん若かった頃、一時期ある医師の助手を務めたことがある。彼は広い教区で診察業務をこなしていた」と話した。

一見して彼の診療所は乱雑を極めていた。彼と仕事をする最初の日に考えたのは、とにかく精一杯頑張って彼に認められようということだった。そこで、彼が部屋を後にするやいなや、私はすぐにアウゲイアスの牛舎〔ギリシャ神話にあるアウゲイアス王は、三〇年間一度も掃除をしなかったという〕をきれいにする仕事に取りかかった。コートを脱ぐと、抽斗（ひきだし）の中を片付け、カウンターを覆っている不必要なものを取り除き、薬瓶のラベルを貼り替え、新しいピンのように何でもピカピカにした。

先生が帰ってくると、様子がすっかり変わっているのにたちまち上機嫌になり、今日の診察簿を見て薬の処方を始めた。一人、発泡剤〔湿布薬〕の処方が必要な患者がいた。大先生は……それをつくろうとして抽斗に手を入れた。恐ろしいことに、中はすっかり空っぽになっていた。「何だこれは！」と彼は叫んだ。「おやおや、いっぱいあった湿布薬はみんなどこにいったんだ？」「湿布薬ですか？」と私は訊いた。「抽斗の中の湿布薬でしたら、みんな燃やしてしまいました。全部古かったので。」「おいおい、君」と彼が応えた。「もったいないことをしてくれたものだな。こんなのは聞いたことがないぞ。そんなことをしていたら教区医師はやっていけない。いいか、湿布薬を使い終わったら、患者からその湿布薬を返してもらうんだ。一枚の湿布薬なら少なくとも六人分は使い回しができるんだ。今後一切こういうことをするんじゃないぞ。」

しかしながら、ウィリアム・ハードキャッスルとスノウの違いがどうあれ、この若者に六年間の研修で医師としての基礎をみっちり叩き込んだのは、間違いなくハードキャッスルだった。確かにページェットやリチャードソンのように、つまらない雑用に時間をとられることもあったけれど、このハードキャッスルの生徒はニューカッスル・アポン・タイン医学校の一期生になり、医学の講義と実習を受けることができた。その上、僻地の病院に出向いて、病棟を見学するという貴重な体験もすることができた。それもこれも、ハードキャッスルがこの街で影響力があったおかげだった。

その年の春から夏にかけて、一九歳のスノウは、病気にかかったキリングワースの炭鉱夫たちにしてやれるどんなささやかなことでもおこない、ハードキャッスルら地元医師たちが市と周辺の村々の疫病を何とか抑えようと悪戦苦闘をしていた頃、コレラはこの国の他の地方を横切って飛躍的一歩を遂げた。一八三一年の一二月には、イギリス北東部から一六〇キロメートル近くもの大飛躍の後、エジンバラのすぐ南まで侵入してきた。このスコットランドの首都で一月末にコレラが流行したと思った途端、それから数日して、またも鮮やかな手品のやり口だった。六四〇キロメートルの大跳躍で、ついに病気がロンドンに姿を現わしたのである。

二月初めに、イギリスの首都の最貧地区で仕事をしていた医師たちから、一〇人の極めて疑わしい患者について報告があった。そのうちの三人はロンドン南東部でテムズ川沿いのロザーハイズに住んでいた浚渫人夫、船腹のペンキ剥がし工、失業中の船員だった。あとの三人は母親とその幼い娘、それに「身持ちが悪い」と記された女性で、ライムハウスに居住、やはりテムズ川沿いだが、こちらは川の北岸であった。医師たちからの報告をよく検討した後、公衆衛生局は、まことに遺憾であるがこれらの患者が本物のコレラであることはほぼ間違いない、という公式発表をおこなった。二月の末には、コレラはまさにロンドンの中心部、ウェストミンスターとチェルシーに広がり、三か月後に一三〇〇人以上のロンドン市民が死亡した。ロンドンを襲った後、コレラはそこから扇状にじわじわと容赦なく外に向かって広がった。被害はイギリスのほぼ全土に及び、ハル、リバプール、マンチェスター、オックスフォード、エクセター、ブリストルといったほとんどの主要都市がコレラに襲われた。そしてヨーロッパ大陸とちょうど同じように、それが到着したところはどこもかしこもパニックと混乱に陥った。トラブルの原因は、一つには、医師たちが解剖する死体を調達するためにコレラを口実にしていると人々が疑いの目で見たことであった。そしてもう一つは、遺体を次々葬るときの礼を欠いた当局のやり方に対して、市民が怒ったことであった。

貴族で枢密院秘書官のチャールズ・キャベンディッシュ・フルク・グレビル卿がほとほと閉口したのは、彼ら市民がとった態度である。一八三二年四月一日の日記に、彼はこう書き記した。「長いことわしが、コレラについてどんなことでも書くのを差し控えてきたのは、この問題はどうにもうんざりだからだ。どこの愚か者か知らぬが、この話になると実に果てしなく質問ばかり続けおって、もはやわしの我慢にも限度がある。かといって、興味を引くことがなかったわけではない。この騒動が図らずも示したことは、そもそもわが国民は進んだ文明を持ち、過去に学び、よく考えを巡らし、進歩変革を旨とするはずであったが、実はロシアの農奴並みに野蛮だということだ。サンクトペテルブルクとベルリンで見られた偏見は、ここでもまったく同じように見られていた。」

ロンドンで恥ずべき出来事があったとグレビルは言った。「先日ポープ氏とかいう、メリルボーンのコレラ専門病院の院長が、枢密院の本部にやってきて苦情を言った。ある患者が自分の意思で［病院に］入院してきたのに、そこへ乱入してきた群集が椅子から引き剥がし、連れ戻してしまったのだ。おかげで椅子の方はバラバラに壊され、病院の搬送職員と外科医は命からがら逃げるのがやっと……要するに、大騒ぎ、暴力、傍若無人の限りを尽くして、延々いつ果てるとも知れない。そしてこのことから、下層階級の連中の側では、すべての予防策を講じることがとりわけ有益になるわけだ。」グレビルがこうした感想をメモに残す前の日、ロンドンの外科医、リッスン・グローブ在住のジョセフ・ホウルトンは、内相のメルボーン卿に注進の手紙を出した。それは、自分の助手がコレラ患者の治療をしに病院へ行ったときに、そこにきた群集にしたたか殴りつけられたことに関してであった。気の毒な若い助手は「暴徒と化した」何百人もの群集に追っかけ回され、家まで必死に逃げたのだった。

こうした騒ぎが起こったのは、ロンドンに限ったことではなかった。その年の夏、リバプールで数回暴動が勃発した。あるときなど、子どもも混じった男女がトクステテス・パークにあるコレラ専門病院に乱入して窓ガラスを粉々に叩き割り、地方公衆衛生局の職員をレンガで叩いた。また、九月二日に起こったマンチェスターでの暴動では、群集がスワン・ストリート病院に押しかけ、正門や備品を破壊した上、警官と睨み合いの口論となった。この騒ぎは、第一五軽騎兵部隊が現場に急行してようやく収まった。このマンチェスターの騒動を見たイートン校出身のグレビルは、こういう騒ぎを起こす下層階級の愚かさを高慢にも軽蔑したが、群衆側にも一理あった。この騒動が起きる二日前、地元の男ジョン・ヘアが、スワン・ストリートのコレラ専門病院を訪れた。彼は、コレラで両親を亡くしたばかりの四歳の孫に会いたかったのである。面会は断られたが、孫の容態は快方に向かっていると聞かされた。翌日、ヘアは地方公衆衛生局に行って調べてもらった。すると今度は、孫は死んだとだけ知らされた。小さな遺体はすでに棺桶に入れられていた。ヘアが棺の蓋を取って中を見ると、少年の頭はなくなっていて、代わりにレンガが置いてあった。犯人はその病院で働く若い医師と判明した。切断した頭を解剖するために、無断でこっそり外部に持ち出したのだ。

当局は捜査を命じたが、その間に当の医師はすでに街から逃亡していた。しかし、こうした事件をきっかけに、医師一般に対する世間からの信頼は地に墜ちた。問題の根底には、医学教育に欠かせなかった、そして現在もほぼ欠かせない解剖のために、遺体を入手しようとしてもそれが極めて困難だという現実があった。高名な外科医アストリー・クーパー卿は、ジョージ四世の頭皮から皮脂嚢胞を摘出した功で準男爵に叙せられ、彼の生徒の中に詩人のジョン・キーツがいたのだが、そのクーパー卿が一八二八年、議会の委員会に呼ばれて証言した。すなわち、その当時ロンドンで解剖学を教える複数の学校があって、そこに七〇〇人の医学生がおり、医学生一人に解剖で二体、外科的訓練をおこなうためにもう一体、合計三体の死体が必要だったという。この後の報告で下院議員たちが気づいたことは、一八世紀の終わり頃には「一物件」当たりの値段は一ギニーから二ギニーだったが、需要のために価格が押し上げられて、一〇ギニーないし一六ギニーに値上がりしたことだった。

ニューカッスル医学校でのスノウの指導教官の一人に、ジョン・ファイフ（後のジョン・ファイフ卿）がいた。彼はかつて、背中の曲がった手術具製造業者の遺体を解剖したことがあったが、それはその男がまだ生きている間に一〇ポンドで買ったものだった。ところが、商談を終える間際に抜け目のない死体屋は、実のところファイフがもう解剖したくてうずうずしているかもしれないのを案じて、契約書に一項追加した。「所有権の移転は物件の死後に非ざればその効力を生ぜず。」

当時、法律で許可され一般にも認められていた死体の唯一の供給源は、あまりぞっとしないところだった。つまり、それは絞首台だった。処刑された犯罪人の死体は公開の解剖に供され、犯罪者は最後の侮辱を受けるのだが、当時はそれも罰の重要な要素とみなされていた。キリスト復活の日がくれば、神様はきれいに五体揃って埋葬された死者だけを蘇らせ給うと信じられていたからだ。一八二九年、見習医のトーマス・ジョルジャーニ・ライトは、二シリング六ペニーの見学料を払ってファイフが執刀するジェーン・ジェームソンの脳の解剖を見学した。ジェーンの罪は母親殺しだった。「哀れな女は今朝、絞首刑にかけられた。場所は、兵舎の近くにある古い処刑場だった……。ファイフ氏が解剖した後、遺体は数日間公衆の目前でさらしものになるはずだ。」ファイフの解剖は確かに見事だった。ただ、それは外科医がそれほどに新鮮な死体を解剖したからだと思ったと、ジョルジャーニは報告している。

需給関係は必然的に新しいビジネスを生む。かくて、忌まわしいがしこたま儲かる商売、墓の盗掘が誕生した。これほど社会の軽蔑と恐怖の対象になった商売はないが、法的にはいわばグレーだった。しかし明らかにグレーでなく真っ黒だったのは、悪名高き考案者バーク氏とヘア氏の名にちなんで「バーキング（burking：絞め殺すこと）」と呼ばれた改良版だった。世に「復活屋」と称され、この商才に長けた二人は、退屈な力仕事をやらなくて済む企みを思いついたのである。これまで彼らの仕事といえば、金テコと鍬と皮袋を引きずりながら夜陰に隠れて地面を這いずり、夜警に見つからないように墓石を掘り起こし、棺桶の蓋を開け、その後、重くて厄介な〝ブツ〟を荷車に積んで、静まり返った通りを戻ることだった。ところが、今度はどれだけ簡単かといえば、〝ブツ〟そのものが息をしている間に適当なところにおびき寄せ、都合がいいときに殺ってしまうのである。一八二八年、エジンバラでウィリアム・バークとウィリアム・ヘアは少なくとも一六人を殺害し、死体をロバート・ノックスという内科医に売り飛ばした。ヘアは訴追免除証言をおこなって処罰を免れたが、バークは有罪となって絞首台の露と消えた。

一八三一年一一月五日、コレラが首都に到着する二か月前のことだが、そのロンドンで〝バーカー（burker）〟のジョン・ビショップとトーマス・ウィリアムズが絞首刑になった。処刑は現在のオールド・ベイリー〔中央刑事裁判所の通称〕に近いニューゲートの四つ辻でおこなわれた。三万の見物人が集まって、二人に嘲笑と喝采の声を浴びせた。二人が殺した犠牲者の中には、ストリートチルドレンの一四歳の少年も入っていた。人々を満足させるようなほぼ公正な取り扱いとして、絞首刑になった二人の遺体はともに解剖に回された。ウィリアムズはセント・バーソロミュー病院、ビショップは王立医学校で死後の罰が執行された。

アストリー・クーパー卿は下院議員諸氏に訴えた。「復活屋」どもは「最低も最低、人間のクズであります。こういう手合いをどう言い表わしてよいか言葉に窮する次第です。彼らはどんな犯罪でもやらないものはない輩です。もし私自身いい〝ブツ〟になりそうだと考えたら、そして絶対にバレないで殺れるなら、私を手にかけても彼らはいささかも良心の呵責を覚えないでしょう。」

人々が憤慨したのは、彼らを治療するはずの医師自身にも〝バーキング〟の疑惑があっただけでなく、葬儀もまた騒動のもととなったのだ。公衆衛生局では、コレラの伝染性について確信が持てなかったので、そこに触れるリスクは巧妙に避けていたが、犠牲者の死体の処理については特別な指示を出した。「死体は……教会には絶対に搬入しないこと。……洗浄せず、死んだときの着衣のままにして、できるだけ早く頑丈な棺に納め、入念にピッチ〔コールタールなどを蒸留した後に残る黒褐色の粘質物で、屋根の防水や舗装に使われる〕で塞ぐように。」ところが、エクセターで最初の犠牲者二人が出たときに、市当局がこの指示書通りその死体を処理しようとすると、そこで暴動が起こった。犠牲者になった夫婦が息を引き取ると、間髪を入れずに葬儀屋が入ってきた。彼は二人の遺体を棺桶の中にドスンとばかりに放り込むと、棺の蓋に釘を打ちつけた。また棺の周りにはタールを塗りたくり、棺全体を焦げ茶色の紙で覆った。男の方が先に死んだが、その遺体にはおざなりの処置が慌ただしく施される一方、彼の妻は隣の部屋で意識がまだあるまま横たわっていた。この情報はあっという間に広がった。最期のときだというのに、何だ、あいつらの無作法なやり方は、そういう声だった。やがて葬儀屋の店員たちが二人の遺体を埋葬のために運び出そうとすると、多くの怒り狂った群集が待ち構えていた。彼らが二人の棺を肩に担いで運ぶという伝統的なやり方ではなく、棺を下から手で支えて運び出すのを見て（衛生上の理由からもそうするよう勧められていたのだが）、それが群集の怒りの火に油を注ぐ結果となった。群集は口々に叫び始めた。あの夫婦は生き埋めにされるか、さもないと犬みたいに埋められるぞ！　騒々しい一行が墓場に着くまでずっと、警察は秩序回復のために暴徒と小競り合いを続けた。

患者が生き埋めにされたという身の毛もよだつ話は、以下の事実により現実味を帯びた。人が死んだ後、筋収縮が起こって死体が突然ビクンと動くことがままある。それで「学のあるなしにかかわらず、誰もが怖れおののいた」とある医師が言った。ウォードというロンドンの外科医は、二五歳の患者が死んだときにこれを自分でも目の当たりにした。「患者が亡くなって一〇分経った頃、ちょうど私は故人の母親と話をしていました。すると看護婦が私を急いで呼び出して、患者はまだ死んでいない、動くのを見たと言うのです。」そこでウォードは脈を測り直した。「すぐ患者が寝ているベッドに戻ると、脈も息も止まっていました。しかし、私も看護婦と同じくらい胆をつぶしました。二、三分間でしたが、死んだはずの患者が、目を開け、下向きにゆっくりと動かしたのが見えたのです。それから、初め右脇にあった右腕を胸の上まで動かしました。右足にも同じようにわずかな動きがありました。目が開いたのは一度だけでしたが、手足には大小合わせて四、五回こうした動きがありました。でも半時間もすると、まったく動かなくなりました。」

一八三二年の春から夏にかけて、疫病と混乱の嵐がイギリスの都市部を吹き荒れた。その間、若きジョン・スノウは、キリングワース炭鉱でまだ職にとどまり、そこでもコレラは何週間か猛威を振るったが、彼は穏やかに我慢強く病気の治療に取り組んだ。彼についてのこの頃の記録はない。しかし、後に彼の友人となったある人物は、彼が立派に職務を全うしたのは誰もが認めるはずだと言った。いかにも惨めなその村で、スノウが朝から晩まで働きづめに働いて、そこの家族の苦しみを何とか和らげようと苦心したのは想像に難くない。一九世紀の初めには、誰でもコレラ患者のために何がしかできた限りにおいて、スノウは成功した部類に入ると考えられた。たとえハードキャッスルのブランデーの助けを借りなくとも。もっとも、ハードキャッスルが自分の弟子の努力を褒めたときに、その事実を知って喜びも中くらいだった。スノウが嫌悪する酒精の箱は、そのまま封を切らずにまたニューカッスルに持ち帰っていた。スノウの努力の甲斐もなく、キリングワースの人たちが埋葬されたロングベントン近くの教会墓地は、コレラによる痛ましい被害を今に伝えている。この墓地では、ごくふつうに亡くなった人が安らかに眠る場所を示すところには、整然とした墓碑の列が並んでいる。ところがその傍らに、墓碑のない墓がある。その場所は急遽穴を掘ってつくられ、今回のコレラの犠牲者たちが眠っている。死亡の原因についての記録は残っていないが、その年この教区では二三五人が亡くなっている。それに比べ、例年なら死者は一〇〇人以下であった。

そんなに若くして全責任を担うというこの経験が、スノウの人生を永久に変えた。何年経っても彼は忘れはしなかった。多くの人々が炭鉱の最前線で働き、もう瀕死の状態になって地表まで運び上げられてくる有様を。彼らが次々と病気で倒れるのを、スノウはしっかりと目に焼き付けていた。しかし、寡黙で感情を表に出さないこの若者は、深い同情に心揺さぶられながらも、別の客観的な部分では、この桁外れに恐ろしい病気にひどく興味をそそられた。どのように人体に作用するのか？　そこをくわしく知りたい。どのようにして広まるのか？　コレラで死ぬ人間がいる一方で、死なない人間がいるのはなぜだろう？　どうして医師には病気にかかるのがそんなに少ないのか？彼自身コレラ患者に数え切れないくらい接してきたが、かからなかったのはなぜなのか？

このコレラの流行で、イギリス全土に三万二〇〇〇人の死者が出た。不思議なことに、一八三二年の夏、最初に現われてから一年後にコレラは不意に、そして典型的なのだが、消えてしまった。その理由は誰にも突き止められなかった。パニックは収束し、公衆衛生局の活動も停止した。医師、政治家、聖職者、その他の大英帝国の臣民、誰もがみな等しく安堵のため息を漏らした。病から解放されたことを神に感謝し、他のことに関心を向け始めた。コレラのことは次の機会まで、あらかた忘れられた。しかし、ジョン・スノウは違った。その後何か月も何年も、彼は医師としての研鑽を重ね、一人前の医師になり、医学の様々な分野にわたる研究をおこなう傍ら、この病気の症状やそれがどのように人体に現われるかについて、様々に考えを巡らした。さらに、キリングワースの炭鉱夫たちの生活習慣、彼らとその家族の居住環境も考えた。やがて、静かにゆっくりと、ある一つの考えが、かすかな光を放ってスノウに浮かんできた。

# 第5章　ロンドンでの修業

眼科医として成功するには、帽子いっぱい目玉をつぶさねばならぬと覚悟されよ。

ジョージ・ジェームズ・ガスリー、外科医、
ウェストミンスター病院、一八二七年～一八四三年

一八三七年一〇月、ジョン・スノウがウェストミンスター病院で一二か月間にわたる臨床実習を開始した頃のことだった。当時この病院は、ウェストミンスター寺院の向かい側にあるブロード・サンクチュアリ地区にあった。そのとき、元軍医の外科医ジョージ・ジェームズ・ガスリーは、スタッフに数人いた草分けの外科医の一人だった。スノウの指導教官には、ガスリーの他にアンソニー・カーライル卿がいた。カーライル卿は、ジョシュア・レイノルズ卿（イギリスの画家、王立

アカデミー初代総裁、一七二三年〜一七九二年）について美術を学び、近代外科学の創始者ジョン・ハンターの下で解剖学を修めた。人を楽しませる才に長けたアンソニー・カーライルには、友人に多くの有名人がいた。サミュエル・コールリッジ（イギリスの詩人、批評家、哲学者。一七七二年〜一八三四年）もその一人で、彼の悪名高い薬物依存の治療をカーライルは買って出たことがあった。「カーライルのような話し上手は他にはいない」と随筆家のチャールズ・ラム（一七七五年〜一八三四年）は評した。いずれにせよここは、若いスノウがこれまで経験したノーザンブリアのバーノップフィールド村やヨークシャーにあるペイトリー・ブリッジ村などとはまったく別世界だった。

ウェストミンスター病院は、一七一九年に貧しい病人の治療を目的に創立された。当初は二〇床に満たない規模だったが、スノウが着任した当時は一〇〇床近いベッドを有するまでに、紆余曲折の歴史を刻みつつ大きくなった。例えば、ジョン・スノウがここにくる一〇年前、一八二七年には大きなスキャンダルが表沙汰になった。医師同士の派閥争いが激化して事件となったのである。ウェストミンスター病院では、眼科病棟の運営を巡って、ガスリーとチャールズ・ファーガソン・フォーブズという二人の外科医が対立した。あるときこの二人の喧嘩が嵩じ、フォーブズがガスリーに決闘を申し込むところまでいってしまった。ガスリーがいつになく冷ややかに拒否すると、彼の弟子の一人フレデリック・ヘイル・トンプソンがガスリーの代わりに呼び出されるように、わざとフォーブズを侮辱する言い方をしたからだ。最終決着として、トンプソンとフォーブズはクラパム広場で拳銃を手に相対することになった。だが、幸い両名の射撃の腕前は、二人の虚栄心ほどではなかった。介添人が二人を止めに入るまでそれぞれ三発撃ったが、どちらも無傷に終わった。そのガスリーの弟子は、以後「弾除けトンプソン」とあだ名されることになった。こうした雰囲気は、完全禁酒家、若くて生真面目な田舎出身のスノウが気に入りそうなものではなかった。彼の考えるいささか奔放な生活というのは、せいぜいタイン川での遠泳、ヨークシャーの荒地を踏破する長距離ハイキングくらいだったからだ。しかし、こうした首を傾げる行動があった割には、病院の評判はすこぶる良好で、特に医学教育には定評があり、この病院で病棟実習を受けるのは栄誉なことされた。

ウェストミンスター病院における一二か月の研修期間は、スノウが医師になるための最終ステージに相当する。彼は一八三六年の一〇月、徒歩で首都に到着した。ディック・ウィッティントン〔一四世紀～一五世紀のイギリスの商人、慈善家。三度ロンドン市長を務めた〕さながらに、生家のあるヨークからロンドンまでてくてく歩き通したのである。その途中、バースまで回り道をして伯父にも会ってきた。ロンドンに向かったスノウの目的は、そこで講座に出席し、病院経験を積むことであった。そうすれば、薬剤師協会と王立外科医師会の試験を受けることができ、この二つの試験に合格すれば、医師の資格が取得できるのだ。

一九世紀の前半に医師を名乗るためには、途方もなく広い範囲の資格要件の中から何か一つクリアすればよかった。その一方の極に位置するのが大学卒業という資格で、大学ではギリシャ語とラテン語の医学書を学ぶ必要があった。もう一方の極にあるのがあり余るほどに雑多な学会、協会等の団体や組織が発行する認定書を得て医師になる方法で、中には奇妙にもカンタベリー大司教発行のものもあった。また、まったくその資格を持っていないか、医学教育すらも受けていない者がいたかもしれない。驚くことでもないが、この混沌とした状況のために、結果としていくらでも例外ができていった。例えば、食品雑貨商が自家製の薬の中から好きなように販売していた。そうかと思えば、オックスフォード大学やケンブリッジ大学の学位を持つロンドンの王立内科医師会の医師は、薬の処方についてみっちり訓練を受けていた。これは、大学側が大学卒の医師と薬屋・薬剤師との間に一線を画しておきたいと考えていたためである。

イギリス王室の廷臣ヘンリー・ハルフォード卿は、一八三一年に第一回の公衆衛生局議長に任ぜられた人物だが、ギリシャ・ローマの古典を履修することが医学教育に不可欠であるという、当時医学界エリートでは伝統的な考えが持論であった。彼は古典についてこう述べている。「このような古代の叡智を収めた宝庫こそ、あらゆる好学の徒を学問の精妙、洗練の極へといざなうものである。」ヘンリー卿は、寸暇を惜しんで文献研究するよう医学生に口を酸っぱくして勧め、その暁には「古典の研究が正しい方向に導かれれば、ものの道理や分別について最高のお手本を示してくれるのがわかるだろう。……古典に関する知識は、科学をわかりやすく説明し、魅力あるものにするのに、万の機会に役立つことであろう。」しかし、ヘンリー卿自身は内科医、つまり医学界というピラミッドの頂点に君臨する特別な集団の一員だった。そういうエリートは汚い外科の仕事で手を汚すことがないし、おそらくできれば自ら患者に触れようとはしなかったのだ。薬剤師兼外科医などは、いつも日がな一日、腫れ物の切開、潰瘍の処置、骨接ぎ、瀉血（しゃけつ）にと、仕事に追いまくられていた。だから、王室の侍医お勧めの「学問の精妙、洗練の極」が自分たちの日々の診療に深く関わると言われたら、彼らは異議を唱えたかもしれない。なるほど引退後のヘンリー卿が、ラテン語の詩作にいそしんで過ごしたのも、いかにも彼らしい。

　一方、スノウは彼らしく、医師になるまともな道をまっしぐらに進んでいた。それはすなわち、師ハードキャッスルと同じく薬剤師から外科医への階段を上ってゆくコースであった。しかしスノウは、最終的にはハードキャッスルを超え、ヘンリー卿と同じ地位である内科医まで上りつめたのだ。講義を受けるために、彼はソーホーのグレート・ウィンドミル・ストリートにある私立のハンター医学校に入学した。この学校は一七六九年にウィリアム・ハンターが創立したもので、彼自身有名であるが、近代外科学の創始者ジョン・ハンターの兄でもあった。スノウがここで学んだのは、解剖学、生理学、外科学、内科学、薬物学、化学、植物学、助産科学および法医学であった。ただ、パンチ誌はこれらの学科がすべて役に立つのか半信半疑であった。「生物分類に関するキンポウゲの綱（こう）と目（もく）〔リンネの分類では、界・門・綱・目・科・属・種の順で細分化される〕の知識が一番役に立つのは、開業医が発疹チフスか血管破裂の患者を治療するときぐらいだろう。〔ヨーロッパ〕大陸の病院の中には、医学生はただ患者のベッドサイドで時間をつぶし、そこでの臨床知識しか得られないところがあった。わが校には、実際にサクラソウを観察していろいろ調べるカリキュラムがあるが、その方がはるかに役に立つ。」医師のジェームズ・ページェット卿は、そう断言している。確かに彼が植物から得た知識はたいして役に立たなかったが、その知識を得る修練は、「何ものにも代えがたい価値」があった。

スノウがジョシュア・パーソンズという見習医と出会ったのも、このハンター医学校だった。パーソンズは菜食主義がからだに悪いと考えていたので、そのことでスノウをからかったりしたが、やがて二人は無二の親友になった。当時の典型的な見習医の一日はというと、解剖室での障害物競走、ラテン語試験でのカンニング、バーのホステスを口説いては、朝の三時まで水割りのジン……パンチ誌によれば、ざっとこんな感じだった。それに、医学生の乱暴ぶりとブラックユーモアについての噂はとどまるところを知らなかった。グレート・ウィンドミル医学校のある学生の場合は、あやうく暴動が起きるところだった。彼はあるとき屋根に上がって、隣の家の煙突から切断した人間の片足を落とした。血まみれの肉塊は、ちょうど主婦がシチューを煮ていた深鍋の中へまっ逆さま。その女性は死にそうな悲鳴を上げて通りに飛び出した。その学生はその場でリンチに遭うところだったが、彼を引き渡す代わりに同級生が群衆に金を握らせて、それは何とか免れた。

こうした事件は、スノウとパーソンズがいる無垢な世界とは大違いだった。二人は夜遅くまで解剖室で同じく実習していたことから知り合い、後にベイトマンズ・ビルディングズ〔一一番地〕の下宿部屋を共同で借りた。そこはソーホーの安い下宿屋が並んでいて、ハンター医学校から徒歩数分だった。とても好ましい住所とは言えなかったが、彼らが寝泊りしたのは当時の典型的な医学生の部屋としては、おそらく以下の記述にあるのとそう変わらなかっただろう。

女家主と家具には盛りがあると一般に言われるが、事実ここではその両方が盛りを迎えた時期だった。ベッドのカーテンは濃い光沢のあるキャラコ地だったが、それは長いことカーテンをきれいにしておくためと、そうでなくなったとき汚れを目立たなくするためだった。薄汚れた壁にはタバコの臭いが染み込んでいた。待合室に黒っぽい時代物のマホガニーテーブルが置いてあった。その上に見えたのは……一クウォーター瓶の丸底か何か、蒸発した水分が様々な円形の痕になって残っていた。絨毯の模様は、もうとうの昔から消えてなくなっている。……姿見の鏡は粉々にひび割れていた。……また下宿屋と質屋でしかお目にかからない類いの絵が何枚か壁を飾っていた。

しかし、ジョン・スノウとジョシュア・パーソンズがベイトマンズ・ビルディングズに間借りしている間は、壁のタバコのヤニも、テーブルに残った染みも、新たにつくことはなかった。この二人の若者は都会の誘惑を避けて、質素な勉強漬けの生活を送った。死体の解剖も教科書の精読もない空き時間には、二人は菜食主義について力試しの議論を戦わせた。菜食主義が人体に有益か否か、白黒をつけようとしたのである。パーソンズが自分の勝ちだと思ったのは、あるバンクホリデーの日〔五月と八月の最終月曜日が、年二回の銀行公休日である〕のことである。二人がセントオールバンズまで往復八〇キロメートルのハイキングをしたときに、スノウは最後には徒歩を断念して、エッジウェア通りで乗合馬車に乗らざるを得なかったのだ。

　実を言うと、パーソンズは冗談好きな見かけとは裏腹に、スノウが一切肉食を断るので、これでは健康によくないと案じていた。彼は、友人が極度の疲労のあまりときどきその日の課題を終えることができなかったのに気づいていた。それと、ほんのちょっとの切り傷やかすり傷を負っただけで、スノウの顔がパッと真っ赤に染まったり、急にびっくりするほど高熱を出したり、脈が早鐘のように速く打ったりしたのも、パーソンズはわかっていた。少なくともこれはスノウの質素な食事だけが原因ではないのかもしれない、と思った。スノウの伯父のチャールズ・エンプソンに連絡しようかと、一時はパーソンズも真剣に悩んだ。

　たとえそうであっても、パーソンズ自身が知らず知らずのうちに、スノウの健康をさらに損ねてしまう原因でもあった。スノウがハンター医学校で勉強を始めたときには、菜食主義者になってからかれこれ八年経っていた。スノウは口癖のように、菜食主義の食事は申し分なく自分のからだに合っている、足りない分はバターと牛乳、卵で補っているから、と言った。けれどもある朝、食事の最中に、人をからかう誘惑を抑えきれない性質(たち)のパーソンズがスノウに、今君が食べているのは何という野菜なのかな、と訊いた。そのとき、「この冗談は痛いところを突いた。正真正銘の菜食主義者が牛乳を食事として摂取するのは、まったく矛盾していることになる」とベンジャミン・ウォード・リチャードソン卿は解説を加えた。「だから牛乳はやめておくべきなのだ。それにバターと卵もだ。」当時どういう食事をすれば適度な栄養バランスが確保できるのか、完全菜食主義者の食事はもちろんのこと、〔ただの〕菜食主義者の食事についてさえ、誰もはっきりとわかってはいなかった。だから、スノウが自分の信念を貫くために犠牲を払ったとしても、さして驚くほどのことはなかった。「その実験では答えは出なかった。だが、厳しい試練の下で、わが正真正銘の菜食主義者の健康は衰えてしまったのだ」とリチャードソンは言った。

食事には野菜をふんだんに摂り、アルコールは少なめにすべきだという主張をスノウは生涯持ち続けた。しかし、いつでも正直な彼は、自分の考え方を極端に推し進めるとかえって問題が起きるということもはっきり認めていた。このため、後年パーソンズの助言を受け入れて、ときには肉を食べたり、ワインを少々飲んだりするようになった。スノウのからだは決して丈夫ではなかった。若い頃、診断によると労咳(ろうがい)の発作に苦しんだ。これはおそらく肺結核と思われる消耗性疾患だったが、新鮮な空気をふんだんに吸ったおかげで回復した。この後、一八四五年のことになるが、急性の腎臓病に倒れ、やむなく仕事と研究一筋の生活を休止した。そのとき、スノウは一時パーソンズのところに身を寄せて健康を取り戻した。パーソンズはその頃、静かな田舎に引っ込んで開業していたのである。

ベイトマンズ・ビルディングズで二人が一緒に生活しているうちに、パーソンズは、友人の生涯を通じて際立っていたある資質を見抜いた。彼はスノウを評して、飛び抜けて優秀でも、また特にひらめきがあるわけでもないと言ったが、後々の出来事を通して、自分はまったく間違っていたと悟るのである。スノウが他の人間と際立って違うのは、パーソンズの見方では、その飽くことを知らぬ探究心であった。あらゆる科学的研究を、論理的帰結に到達するまでとことん追及してやまぬ、不退転の決意があった。手抜きはしない。やみくもな盲信もない。旧来の常識を無批判に受け入れたりはしない。ただ、手順をきちんと踏む。妥当な実験をおこなう。そして、注意深く観察をする。スノウの段階的なアプローチは自然に身に付いたものだったが、今ではあらゆる医学研究の基本となる、近代的手法の先駆けだった。

さらにパーソンズは、スノウの長所として無私無欲と礼儀正しさを挙げた。これには、会った人間誰しも感銘を受けたようであった。スノウは金銭や名誉には心動かされなかった。パーソンズが見た通り、彼の研究の唯一の目的は、医学の進歩だけだった。「彼が変わらず追い求めているのは、常に真実だった。ありのままの真実こそ、彼が求め、愛する対象なのだ。名利を追うなどという考えは、どんな場合にもこれっぽっちも彼にはなかったらしい。」

ハンター医学校で、スノウは初めて記録に残る研究をおこなった。彼の化学の講師であるハンター・レーン博士が、死体にヒ素を注射して解剖のために腐敗を防いだという文献を読み、それをやってみるようスノウに依頼したのである。そのやり方でうまくいきそうだったので、他の死体二、三体にもヒ素注射を施した。ところが、一体の死体を解剖している最中に、学生が突然激しい発作を起こして倒れてしまった。胃けいれん、嘔吐、下痢……典型的なヒ素中毒の症状であった。その後も、別の学生が五人、やはり解剖中にお腹の不調を訴えた。スノウが問題の死体を調べてわかったことだが、死体には「独特の色合いが生じていた。その色は、放散したヒ素と死体からの揮発性分解物質とが混じり合って生じたのではないかと私は疑った。」

死体がヒ素を放出していたのではないかという仮説を検討するために、スノウは標本を数点集めてとっておき、数週間後にその標本を慎重に調べた。組織片をヒ素容液の中に浸していたのに、ヒ素の痕跡はまったく残っていなかった。次に彼は、腐敗しかけた動物の肉を、ヒ素を入れた皿の上に載せて放置しておいた。その後、釣り鐘形の瓶を皿の上に置いて、発散する気体を集めた。二、三週間後、その瓶の気体中に燃えやすいように水素を加え、小さな吹き出し口を用いて炎の中にガラス片を保持したまま燃焼させた。瓶の中の気体が燃えた後、ガラス片には金属のヒ素が少量残っていた。かくてスノウは自説が正しいことを証明した。すなわち、学生はヒ素ガスにやられたのだ。「こういう注入方法は危険である、と私は結論を出した。」そうスノウは記している。「その後私の学校では、この方法は取りやめになった。」

一八三八年五月、スノウは王立外科医師会の試験に合格、同年一〇月には薬剤師協会の試験にも合格した。実のところ、スノウは薬剤師協会の試験を七月に受ける申請をしていた。ウェストミンスター病院で薬剤師の欠員が出たので、その募集に応募したかったからである。受験申請には、申し分のない推薦状が何通も添付されていた。ウィリアム・ハードキャッスル、ヨークシャーの医師二人、それに、アンソニー・ホワイト氏やアンソニー・カーライル卿を含めロンドンの医学校講師数人からだった。それでも、薬剤師協会はニューカッスルにおけるスノウの病院経験を考慮に入れることを頑として拒んだ。薬剤師協会が彼を一〇月まで待たせたため、スノウはポストを得るチャンスを失ってしまった。つまり、彼が開業してよい生活を送るための有望な足がかりは、こうして消えてしまったのである。

リチャードソンは、薬剤師協会が過去に同様の申請を許可した例があると主張し、スノウの申請が受理されなかったのは、彼が貧しい育ちであったのと、影響力のある身内がいなかったからだと非難している。スノウは、最初の受験が拒否されたとき、薬剤師協会に手紙を出して寛大な措置を求め、彼らの厚意に対する信頼を表明していた。これについて、リチャードソンは補足している。「彼の言う信頼は相手が悪かった。ブラックフライアーズのシャイロック〔シェークスピアの『ヴェニスの商人』の中の登場人物。シェークスピアは、ブラックフライアーズ座の俳優兼座付劇作家でもあった〕よろしく、彼らが要求したのは肉の塊〔過酷な要求のこと〕だった。」

ランセット誌の編集者トーマス・ワクリーも、薬剤師協会のことは嫌いだった。彼は受験生が薬剤師会館、あるいはワクリーがあだ名で呼ぶ〝ダイオウ会館〟〔ダイオウは下剤となる成分〕での試験に臨むとどんなことが待ち受けているのかを、こう描写した。「案内役の指示に従って、受験生たちが広い部屋に入室した。部屋の中では、もし午後のお茶の時間でなかったら、一二人の試験官が四つのテーブルに散らばっているはずである。……受験生が誰に当たるかは偶然任せ、くじ引き同然で、生意気なお坊ちゃんかオツム空っぽのガキ大将、自己満足の冷笑家か、または、見かけだけは教授のいずれかといったところだった。ともかくも、一応礼儀作法をわきまえ、紳士然と振る舞ってしかるべき面々だった。」

紳士然としていたかどうかはともかく、スノウの試験官たちは彼のウェストミンスター病院への求職の一件を忘れていなかった旨はっきり表明した上で、それでもスノウを合格させるだけの良識は持ち合わせていた。ただし、薬剤師協会とのやりとりで誰もがそれほど幸運だったわけでも、冷静に受け止められたわけでもなかった。数か月前、ある若者が治安判事の前に引き出されていた。彼がダイオウ会館の主たちにこん棒で殴りかかろうとした科でのことだったが、彼を落とすとは試験官たちもたいした向こう見ずであったものだ。

スノウと同世代のジェームズ・ページェット卿も、スノウと同じ時期に王立外科医師会の試験を受けた。そのときの模様を彼は次のように語った。長い弓なりになったテーブルに一〇人の試験官が着席していた。各試験官は、順番に一人ずつ受験者を受け持った。ページェットの担当試験官はアンソニー・ホワイトといい、ウェストミンスター病院のアンソニー・カーライル卿の愛弟子で、最も人気のある教師の一人だった。ページェットにはホワイトの質問は簡単だった。その後、ページェットは、ちょっとしたまぐれ当たりで試験官たちをうまく感心させることができた。「私は、三叉神経の枝についてのある質問に答えるため、耳神経節とその神経伝達の説明をして面接を締めくくった。耳神経節のことなど知っている人はほとんどいなかったが、それを知っている人間はきっと人並み以上に知っていると思われたようだ。」

ホワイト氏の質問の後、議会で死体盗掘に関する証言をしたことのある、アストリー・クーパー卿が短い質問をした。またもや、ここでもページェットの幸運は続いた。「私の答えは的を射ていなかったが、彼は満足げだった。」ページェットは謙虚に振り返った。「そこで私は丁重に退席を許されたが、そのときクーパー卿が私の父とは知り合いだと言い出した。その昔、二人がまだ少年でともにヤーマスにいた頃、些細なことから喧嘩をしたと彼は思い違いをしていた。それから、卿に朝食の招待を受けた。」スノウの方は、クーパー卿のような人物から朝食の招待を受けるといった家族の〝つて〟に恵まれていなかった。それでもともかく、スノウもページェットと一緒に王立外科医師会の試験に合格したのである。

# 第6章　風変わりな人物

彼はワインも強い酒も口にしなかった。粗食ぶりは隠者のようで、着る物も質素、人付き合いはあまりなかった。気晴らしといえば、科学の本と実験、それにただの運動だけだった。

ベンジャミン・ウォード・リチャードソン卿のジョン・スノウ評

一八四六年一二月、リバプール港に入港したアメリカの郵便船SSアルカディア号は、一大ニュースを運んできた。外科医のジェイコブ・ビゲローが友人宛に、ボストンのマサチューセッツ総合病院で見たばかりの驚嘆すべき実演について、手紙に書いてよこしたのだ。ウィリアム・モートンという歯科医師が、患者ギルバート・アボット某を治療する際、エーテル液に浸したスポンジとガラス管の吸入器を使って意識を失わせ、その間に外科医のジョン・ウォーレンが患者の顎の腫瘍を切除した。アボットが目を覚ましたとき、まったく痛みを感じなかったと言ったので、見物人たちは仰天した。

この話はあっという間に広がった。これこそが、外科手術を暗黒時代から陽光の下へ引きずり出す、待ちに待った飛躍的進歩ではなかったか？ 一二月二一日、ロンドン大学ユニバーシティ・カレッジ附属病院〔以下、ユニバーシティ・カレッジ病院〕でロバート・リストン〔スコットランドの外科医。ヨーロッパで初めてエーテル麻酔をおこない、切断用の長い刃のメスを考案した〕が、フレデリック・チャーチルという名の執事の足を切断する手術の間、学生にエーテルを投与をさせた。手術は伝説的なスピードで終わった。驚くなかれ、かかった時間はたった二六秒だった。しかも術中、患者はこの上なく幸せに眠ったままで。おかげで今や外科医は、患者の苦痛を長引かせる心配がなく、手の込んだ手術に時間をかけることができるようになったのである。当時の外科医なら誰しもそうだったが、リストンも悲喜こもごもの経験に散々遭ってきた。あるときなど、彼が膀胱結石を取り除いている最中に、すっかりうろたえた患者が逃げ出したのだ。手術室を飛び出して廊下を駆け抜け、トイレに閉じこもってしまった。彼の後をずっと追いかけて、リストン先生はトイレのドアをぶち壊し、泣きわめく患者を引きずって、手術台に連れ戻した。

別の患者が、麻酔術の草分けであったジェームズ・シンプソンに、当時手術を待っている気持ちはどうだったか語ったことがある。「手術を控えた患者は、処刑を控えた受刑囚のようなものだった」と患者は説明した。「予定の手術日がくるのを指折り数えて待つ。その日がきたら、今度はあと何時間と数える。外科医の馬車が通りをこだましてやってくるのを今か今かと聞き耳を立てている。部屋の中で外科医の足元をじっと見つめる。恐ろしい手術用具がセットされる間も……それから患者は恐ろしいナイフを前に、もうまな板の上の鯉になるしかない。」

その昔、外科医が麻酔剤として患者に与えていたのは、マリファナとかマンドラゴラ（マンドレーク）のような植物だった。「どうかマンドラゴラを飲ませて頂戴。私のアントニーがいないこの長い時間の隔たりをぐっすり眠るために」とシェークスピアのクレオパトラも言っている（『アントニーとクレオパトラ』第一幕第五場）。彼らは催眠術も使ってみたし、いささか科学的とは言いがたいが、患者の顎を殴って気絶させるといった方法も試した。しかし、どれもうまくいかなかった。一八四〇年まで、何とか治療に使えるものといえば、結局アヘンとアルコールしかなかった。しかも、その大量投与が重大な副作用を引き起こし、ときに死を招いた。

麻酔学が高度に発達した近代的専門分野となったのは、ハンフリー・デービー（炭鉱夫が使う坑内ランプの発明者）が亜酸化窒素、つまり気体の麻酔剤を発見した一七九九年がその始まりである。窒素と酸素の化合物であるこの物質は、笑気ガスとあだ名された。それは、患者が意識を失う前に極度に「ハイ」の状態になるからだった。後には、抜歯のときに好んで用いられたが、短時間しか麻酔効果が持続しないために、長時間の手術には不向きだった。ところが一八〇五年、フリードリッヒ・ゼルチュルナーというドイツ人の薬剤師助手が、アヘンから有効成分のみを抽出することに成功し、モルヒネと名付けた。さらに一八一五年、イギリス人化学者・物理学者のマイケル・

ファラデーが発見したエーテルが、亜酸化窒素と同等の麻酔効果を持っていることがわかった。けれども、一八四〇年代になって初めて、こうした物質の真の潜在能力が手術に応用され出した。

外科手術にエーテルを使用するというのは、一九世紀半ばにおいては革命的な考え方だった。ただ、その調合方法自体、つまり硫酸とアルコールとを蒸留する方法は、すでに一三世紀に、スペインの化学者ライムンドゥス・ルルス〔カタルーニャ語でラモン・リュイ〕によって発見されていた。ルルスはその物質を〝甘い硫酸〟と名付けた。それからさらに三〇〇年後、スイスの錬金術師パラケルススが、その物質に睡眠導入作用があることを発見した。

スノウはエーテルに魅了された。彼は前々から呼吸器系に関心を持っていたので、そのニュースが評判になったときには、すでに呼吸と窒息に関する実験をいくつも完了していて、人工呼吸に使用する新型の空気ポンプに関する論文も書き上げていた。さて、いよいよ彼は完璧な麻酔剤を探し当てるために、一連の実験でいろいろな気体の効果を調べる作業に着手した。そして、この研究に彼は残りの半生を捧げることになった。

スノウが医師の資格を取得したのは一八三八年、二五歳のときだが、その年の秋以降、彼は研究に一日のほとんどを費やす傍ら、儲かる患者の到来を待ちわびていた。その頃、彼はベイトマンズ・ビルディングズを出て、ソーホー・スクエアの外れ、フリス・ストリート近くにあるもっと上等な貸部屋に引っ越した。彼自身の言い方では、彼はそこで開業医として「看板を出した」のだった。一八四四年、三一歳でロンドン大学から医学学士号を取得し、その翌年、ＭＤすなわち医学博士号を取得した。これで彼は内科医のステータスに到達したわけである。ステータスから見れば、自分の師ウィリアム・ハードキャッスルをしのぎ、ハンター医学校やウェストミンスター病院の多くの教師たちを追い抜いたことになる。だが、もし彼に大学へ行くお金の余裕があったなら、その最終ゴールには一五年早く着いていたことだろう。というのは、スノウは最終的に一八五〇年、三七歳で王立内科医師会（Royal College of Physician）の資格を取ったからである。これは彼が取得できる医師の最高資格であって、その会員といえば、本来はオックスフォード大学とケンブリッジ大学の卒業生のみに与えられる資格なのである。

首都にいて仕事を続けるのは苦渋の選択だった。研修を終えるためにロンドンにきていたたいていの医学生は、一旦資格を得ると田舎にまっすぐ戻って医師の仕事を始める。その方がずっと生計を立てやすいからだった。例えば、ジョン・スノウのベイトマンズ・ビルディングズ以来の友人、ジョシュア・パーソンズは、サマセット〔イングランド南西部の州〕で地方の開業医になった。それなりの収入を得るには、金持ちの自己負担患者をどれだけ集められるかによるが、ロンドンではその獲得競争は熾烈を極めた。ジョン・スノウには、裕福で、彼を後押ししてくれるような頼りになる身内がいなかった。

だが、有名なウェストミンスター医学協会に入ったことが、彼の評判を上げるのに一役買った。この協会には、若い医師を育成するという伝統があった。会員たちは、一八三〇年にコレラに関する最高の論文に対してロシアが出した賞金の額に度肝を抜かれていたが、協会では研究論文を読んだり、新しい装置の実演を見学したり、それからたいていは意見交換をおこなうために毎週集まっていた。「ウェストミンスター・メディカル」の名で知られるウェストミンスター医学協会は、自分がロンドンにとどまって医師としてやっていく上で、実に大きな役割を果たしてくれたとスノウは言った。

そうはいっても、スノウの内気な態度、幾分かすれた声は、論者としては不利に働いたから、認められるまでには長い時間かかることになった。最初は誰もが完全に無視していた。その後とうとう、誰かが親切にも「議論の〝トリ〟」として彼に振ってくれた。誰もが彼の名前を出したり、はっきり彼の意見を支持したりするようになるまで、何か月もかかった。けれども、スノウはいつもの物静かな決意を秘めて、気分を害することも怖気づくこともなかった。そうして例のごとく、彼の粘り強さがついに報われたのだ。一八五五年、いわゆる「ウェストミンスター・メディカル」改め、ロンドン医学協会の会員は、最初に協会の議論に参加しようとしたとき遠ざけていた人物、スノウを会長に選出した。

エーテルが一夜にして巻き起こしたセンセーションにもかかわらず、外科医たちは当初エーテルを日常臨床の場で使うには慎重だった。投与法についての混乱があったからである。正しい処方量はどうあるべきか、どうやって患者の体内に吸収されたのを確かめるか、誰にもわからなかった。スノウは中心となる問題を即座に特定した。彼が言うには、最も重要な技術的課題とは、患者がどれくらいの量のエーテルを投与されたかを知ること、そして術中のエーテルの状態を刻一刻モニターすることであった。その意味は、麻酔医が患者に投与中のエーテル蒸気の強さを知らなければならないということだ。つまり次には、この目的にふさわしい器具が必要になったのである。さもないと、患者が吸い込んでいる空気とエーテルの正確な混合比を知ることも、ましてやその混合比を調節することなど、とても不可能であった。実際スノウには、エーテルの濃度調節は比較的シンプルなものだとわかった。それは、第一に気体の温度、第二に気体の流れを調節する吸入器の使用がポイントとなったのである。例によって順序立てたやり方で、彼は自分の要求を満たす吸入器の設計に取りかかった。そうしてでき上がった麻酔用の吸入器は、大まかに言って、エーテルを適温に維持するための金属製の水槽、エーテル室と気体が通る数本の管、それに患者の顔に装着するバルブ付きのマスクからなっていた。スノウは、一八四七年一月、ウェストミンスター・メディカルの例会でこれを披露した。

さらにスノウは、ある一定の体重当たり最も安全で、最も効果的な気体の濃度を知るために、動物と自分を実験台にして一連の実験に着手した。スノウの友人たちは、彼が気体を吸入するのは危険だと注意したが、スノウは他の人間に気体を使う前にまず自分自身で試してみるのが確固たる義務だと考えていた。それに彼は、動物実験について当時としては極めて先進的な考えを持っていた。「彼は、実験の用途に下等動物を使うのは必要不可欠だと考えたけれども、明確な目的がない限り、生き物を生理学実験に供することは絶対にしなかった。また、どんな動物でも実験するときは必ず、不必要な苦痛を与えないように念入りな手当てを施した。」リチャードソンはそう説明し、こう付け加えた。「スノウが考えるに、人類の利益が最も価値を高めるのは、普遍的な人間性の実践にあった。」

その後長年にわたって、スノウは、ある物質を吸入すると人体にどんな効果があるか調べる数多くの実験をおこなったのだが、それに用いた物質は、炭酸、炭素酸化物、シアン、シアン化水素酸〔青酸のこと〕、アンモニア、窒素、アミロビニック（amylovinic）・エーテル、シアン化エチル、アミル塩化物などである。彼が探し求めていたのは、完璧な麻酔用蒸気であった。すなわち、よく効き、使い勝手もよく、かつ安全でなければならなかった。いつもの手順と方法で、彼はまず、問題となっている物質の沸点と、様々な温度における空気中の蒸気飽和点〔量〕をはっきりさせた。次に、ある特定の蒸気を吸入させて小動物に及ぼす気体の効果を観察し、無意識状態にさせるのにどれくらいの時間で、どの程度の蒸気の濃度が必要かを決定した。その気体が副作用もなく動物を無意識にさせたなら、彼は次には、その気体がどれほどなら致死量になるか調べた。それも、急速大量投与した場合と長期少量投与した場合の両方である。そうして最後に、その致死性が心不全か呼吸不全か、どちらの原因によるのかを見出すために検視をおこなった。この後でもその物質がやはり有望に思えるならば、彼は自分自身に試してみた。

スノウがちょうどエーテル投与法の仕上げにかかっていたときのこと、彼はひょんなことからロンドンで安定した収入を得る方法を思いついた。ある日、スノウが一軒の病院から出てきたところで、知り合いの薬剤師が脇に大きなエーテルの装置を抱えて急いでいるのを見かけた。薬剤師があいさつした。「先生、おはようございます。申し訳ないですが、お話しする暇がないのです。エーテルをあっちこっちに届けなきゃいけないので。今じゃすっかりエーテル仕事にかかりっきりですよ。では先生、失礼します！」そう言うとあたふたと姿を消した。スノウにとってこれは耳寄りな話だった。その男は生理学のことなどまったく知らないからなおさらだ。スノウは、すぐさま自分が開発した優れものの吸入器を持ってセント・ジョージ病院に赴き、歯科の外来患者にエーテルをかける許可をもらった。間もなく彼は、そこで定期的にエーテル処方を頼まれるようになった。その効果に医師の一人がいたく感激して、スノウにセント・ジョージ病院の外科医カトラーのことを話した。カトラーはエーテルを処方するやり方に疑問を持っていたから、これまではその使用を拒否していたのだ。ほどなく、スノウはジョージ病院に加えもう一軒、ユニバーシティ・カレッジ病院でも手術日に病院に出向くようになった。ここのロバート・リストンは、彼のことを可愛がってくれた。それからほどなくして、他の施設でも彼は迎えられるようになったが、その中には、現在はチェルシーにある有名な王立ブロンプトン病院となった肺結核病院、その名も素晴らしい「没落淑女のための寿楽病院」、そしてソーホー地区ポーランド・ストリートにある救貧院附属病院があった。なお、この最後の病院は、後々スノウの人生において、この件とはまったく異なる役割を果たすことになるのである。

一八四七年、スノウは、『外科手術におけるエーテル蒸気の吸入について』と題する、もう古典となった小さな教科書を出版した。その中で彼は、セント・ジョージ病院とユニバーシティ・カレッジ病院でおこなわれた約八〇症例の手術について、麻酔前、麻酔中、麻酔後の患者を観察したものとともに、至適ガス量を計算するための表を掲載した。「私がエーテル麻酔を施した患者は、幼児から約八〇歳まですべての年齢層にわたった。うち六人は七〇歳を超えていた。患者の健康状態は、実にまちまちだった。肺結核が二、三人、また一人は重篤な心臓病を患っていた。脳溢血（のういっけつ）の発作を起こしたことのある者も二、三人いた。それでも、エーテル麻酔で結果が芳しくなかった患者は一人もいなかった」と彼は書いた。

　このエーテル麻酔をするようになってから、スノウはある発見をした。患者を時折無意識から半分覚醒した状態に戻してやると、何の副作用もなく優に一時間以上、患者を痛みのないまま維持できるということであった。リストンがある高齢者の潰瘍性腫瘍を「焼き切る」ため、塩化亜鉛の苛（か）性（せい）ペーストをその顔面に塗った後、スノウは以前このやり方で二時間半、彼を記憶がない状態に保ったのだ。

　ところが、『エーテル蒸気の吸入について』が出版されたすぐ後、また別の大発見がエーテルの使用をしのいだ。エジンバラの産科医ジェームズ・シンプソンは、リストンの指導を受けたことがあり、実は一〇代の頃、ハイランド地方の貧しい女性患者の乳房切除術を見て、医師になるのを断念しかけたのだった。リストンの腕前をもってしても、手術は拷問を見るようだった、と彼は言った。けれどもシンプソンが医師という職業にとどまったのは、苦痛の克服に一生を捧げようと決心したからである。彼は様々な睡眠導入剤を実験してみたが、うまくいく程度は様々で、少なくともそのうちの一件はあやうく悲劇になるところだった。シンプソンの召使の一人が、ソーダ水を混ぜた塩化エーテルがまるでシャンパンのように見えるのに気づき、料理人に一杯勧めたのだ。すると、彼女は気を失って、床にのびてしまった。慌てたこの男、叫びながら食堂に飛び込んできた。「早くきてください。後生ですから。ああ、料理人を殺してしまった。」

スノウの孤独な研究に対して、ジェームズ・シンプソンのいかにも賑やかで陽気な科学的真実探求の宴は、これほど好対照となるものはないと言ってよかった。シンプソンの娘は、父親の研究会を「麻酔降霊会」と称したが、おそらくワインのテイスティング会の方が近かったのではなかろうか。実際、シンプソンと友人たちは一緒になって、夜ごとダイニングテーブルを囲み、今晩はこれ、というのを試したのだから。友人の一人ミラー教授は、その光景をこう語った。「各〝被験者〟にはタンブラーとかフィンガーボウル、受け皿、その類いの器が与えられた。それから、スプーン一杯の吸入物質がその底に置かれた。口と鼻孔を器の口にあてがいながら、吸入をゆっくりと慎重におこなうのだ。全員が同時に吸いながら、互いに効き具合を述べるのである。」ミラーは、朝食にちょくちょくシンプソンの家に姿を見せ、冗談を言った。「おーい、みんなまだ生きてるか？ちょっと確かめにきてやった。」

ある一一月の夜のことである。シンプソン、キース、ダンカンの三人の医師たちは、その日くたくたになった仕事の後、いつものようにテーブルに座って物質を嗅ぐのだが、まるで効果がなかった。そこで初めてシンプソンは、自分が脇にどけていた〝ヘビー〟なのに見かけは違うある液体のことを思い出した。彼はやっと紙クズの山に隠れていたそれを見つけ出した。三人が初めてクロロホルムを一嗅ぎしたときの様子を、ミラー教授はこう語った。「たちまちめったにない大はしゃぎがみんなを捕えたのだ。彼らは目をギラギラと輝かせ、やたら浮かれてしゃべるしゃべる……その会話たるやいつになく知的で、聞き手を魅了していた。」しかし、次の瞬間、大きな音とともにみんなつぶれてしまい、この楽しい気分からあっという間に引き戻されてしまった。シンプソン自身の言葉によれば、「たちまち私は、マホガニーの下へぶっ倒れてしまっていた。妻はもう仰天するやら、心配するやら。」その間に、ダンカン医師は椅子から滑り落ちてしまった。口は開けっぱなし、目は一点を見つめ、頭を半ばからだから落ちそうなくらい曲げ、「断固とした、ただならぬ態勢で」いびきをかいていた、とミラーは言った。そこへもっと凄い音がしたので、もうすっかり怖くなった目撃者たちが目を向けると、躁状態のキース先生、何と、食卓を足で蹴飛ばしてひっくり返し、その上の物を全部ぶちまけようとしていた。

だが、この新しい蒸気に反応するが早いか、この恐れを知らぬ三人の研究熱心な者たちはもう意識を取り戻し始め、今宵はちょっとしたクロロホルム・パーティーの趣となった。シンプソン夫人の姪アグネス・ピートリーは、クロロホルムの影響ですっかり天使の役になりきっていた。後にシンプソンは、ピートリー嬢の協力を求めることになった。神経質になった患者に向かって、この薬は吸入しても何ら害はない、むしろ確実に至福の無意識状態へいざなうのだと言って安心させたのである。一方、キース医師はとても至福とは言えなかったが、家具に対する病的な執着心を取り戻し、自分はあのサイドボードと約束した。一緒にダンスをする。それでその重たい難物を部屋の真ん中に移すのだ。そう言って聞かなかった。結局、この件であまりに興奮した家族は、夜中の三時まで床につけない破目になった。しかし、彼ら自身にもシンプソン家の備品や家具にも、奇跡的にダメージは残らなかった。それにしても、こういう夜会をフリス・ストリート五四番地の住人スノウが催すようなことはない。

クロロホルムは、無色透明な液体でエーテルより効き目が強く、使い勝手もよく、吸入時の心地よさも上回った。ただ、こちらの方が危険であり、初めの頃はそれが認識されていなかった。シンプソンが出産時の妊婦に使うときは、ハンカチにクロロホルムをふりかけ、それを患者の口と鼻にあてがうようにした。患者の一人などは、シンプソンが施した麻酔が劇的に効いたのを喜んで、子どもの名前を〝麻酔〟ちゃん（アニスシージア）、にしたくらいだった。しかし、誰も彼もがそれを喜んだわけではなかった。宗教界の論客の中には、人間の苦しみは神が与えた罰であって、それを取り去ることは神の御心に反するとの理由で、麻酔に反対する者もいた。とりわけ、無痛分娩についてては一悶着あった。というのは、旧約聖書の創世記において、イブには、「汝は苦しみて（in sorrow）子を産む」〔創世記第三章一六節にあり、神がアダムとイブをエデンの園から追放したとき、彼らに罰を与えた〕と神は呪いの言葉を言われた。それゆえ、この命令を無視するということは、全能の神のご意志に刃向かうことになるというのである。しかし、シンプソン自身敬虔なクリスチャンだったが、こういう考え方は認められなかった。彼は自分でくわしく調べ上げた。旧約聖書には、アダムとイブのくだりでこの英語のsorrowと訳されたヘブライ語の言葉は、他のどこでも努力、骨折り仕事、労働という意味で使われていると主張した。肉体的な苦痛という意味にはどこでも訳されてはいないと彼は言った。シンプソンは、自分の考えを友人の医師たちにいつもの派手な調子で手紙に認めた。「ちなみにイムラックの話では、P先生などは「クロロホルムを使用する上で」診療に必要な〝倫理〟について、医学界を啓蒙しようと言っているそうだ」とシンプソンは書いた。「私などは彼に駆け寄って尻を叩きたくて、もうウズウズしている。では、その会議とやらはいつなのかと。医師のモラルについて私が本当に訊きたいのは、現場の医師がクロロホルムを使用しないというのは、人間としてどんな原理からであっても許されるものなのか、ということだ。私には、それを使わないあらゆる手術が、ただもう意図的で、冷血な残酷さの現われとしか思えない。」

ジョン・スノウは、クロロホルムは神に対する冒涜などではなく、神が与えた恩恵であるという見方に全面的に賛成だった。ただ、スノウだったら、もう少し穏やかな表現で自分の意見を表明しただろう。スノウはすぐにこの新しい鎮痛方法に注目し、間もなくセント・ジョージ病院とユニバーシティ・カレッジ病院で実際に使い始めた。お金持ちの患者から往診に呼ばれて、当時外科医がふつうに手術をおこなっていた、患者の自宅やホテルでも処方した。その頃、スノウと一緒に仕事をしたのは、ジェームズ・ページェットとチャールズ・ガスリーだった。ページェットは、王立外科医師会の試験をスノウと同じ年に合格し、当時は聖バルトロメオ病院で働いていた。もう一人のチャールズ・ガスリーは、父親がジョージ・ジェームズ・ガスリーで、ウェストミンスター病院時代のスノウに外科学を教えた先生だった。一八五〇年代にスノウは、自分が処置した麻酔患者について詳細な記録を残している。それを見ると、実に様々な患者を診ていたことがわかる。例えば、一八五二年七月四日、王立医学校病院で彼がクロロホルム麻酔をした患者は、生後まだ八日の赤ん坊だった。外科の担当医はウィリアム・ファーガソンで、子どもの口唇裂(こうしんれつ)を治すのが手術の目的だった。ところが、顔に装着するマスクが大きすぎたために、悲しいかな子どもにはほとんど麻酔が効かなかった。翌月に彼は八七歳の患者、バランス夫人に麻酔をかけた。デービス・ストリートにある患者の自宅で、ホワイト・クーパーが執刀した白内障手術のときだった。

スノウの症例ノートには、外科医がロンドンのあらゆる場所でおこなう通常の手術がどういうものだったかわかる様々な症例が、重症例も含め収められていた。スノウは、ファーガソンが摘出した乳房腫瘍を記録している。患者はバーンズに住む四八歳の看護婦で、腫瘍は、重さが一・四～一・八キログラムもあった。また、ページェットが取り除いた巨大な腫瘍は、若い女性の腰から尻にかけてできたもので、重さが五・四キログラムもあったが、施術場所はキャベンディッシュ・スクエアの自宅だった。同じくページェットが切断したのはヘイズという海軍大佐の手の一部で、手術はハイドパーク近くの患者宅だった。さらに、チャールズ・ガスリーとコーン医師がクロロホルム麻酔をした上で内診をしたのは、新婚の女性で、場所はウッズホテルだった。彼女は「性交しようとするたびに強い痛みを感じた」とスノウの記録にある。彼女の子宮頸部は伸びて大きくなっていた。考えられる異常の原因は何なのか、そしてそれが何であれ、気の毒な若い夫婦のために医師にどんなことができたか、この点についてはスノウは何も書き残していない。

スノウは社会の最上層にいる患者を診ることも少なくなかったが、最下層の患者を診ることも決して忘れていなかった。例えば、一一月のある朝などは、ランベスのローアー・マーシュにあるスラム街の住人フィールズ夫人の出産時に、痛み止めを処方した。かと思えば、同じ日の午後には、フッド夫人の二〇歳になる息子にクロロホルム麻酔を施した。ロジャーズ氏がこの若い親方の臼歯を三本抜く手術をしたときのことである。二日後、スノウはまた王立医学校病院でファーガソンと一緒だったが、今度の患者は年配の煙突掃除夫で、陰嚢(いんのう)がんの手術だった。

一八五三年三月二四日、いつもは几帳面なジョン・スノウが、症例録に記入しているときにうっかり書き間違いをしてしまった。ロザリー夫人という、厄介な胎盤摘出術の際にクロロホルム麻酔を受けた患者の住所が、本当はバッキンガム・ゲートなのを誤ってバッキンガム宮殿と書いてしまったのだ。この間違いは、ちょっと見たところそうは思えないが、偶然だと言い切れない。それに、このことは冷静なスノウ先生といえども、たまさか集中力が途切れることを物語っていた。三年前の一八五〇年、ビクトリア女王がアーサー王子を出産するときに、スノウは、王室付きの医官からクロロホルム麻酔を依頼されていた。今度の出産は、女王にとって八人目に当たる出産であり、予定日は翌月だった。スノウはバッキンガム宮殿に招かれ、女王陛下に直々に麻酔をかけることとなった。二週間後、四月七日の木曜日、女王の陣痛が始まった。午前九時に女王お付きの産科医ロコックが呼びにやられた。スノウはこう語り始める。

午前一〇時を少し回った頃、ジェームズ・クラーク卿〔女王の侍医〕からの手紙を受け取ると、宮殿へ参内願いたし、と認めてあった。私は、女王の寝室の間のすぐ近くの部屋で待機することになった。一緒だったのはジェームズ・クラーク卿、ファーガソン医師、それともう一人、ロコック医師もお昼の一二時過ぎまではだいたい一緒だった。一二時二〇分に、私は少量のクロロホルム吸入を開始した。一回の陣痛ごとに約一五ミニム（〇・九ミリリットル）計って、折り畳んだハンカチにたらす方法だった。分娩第一期〔子宮口全開大までのこと〕は、クロロホルムを開始するとほぼ終わった。

麻酔をかけると、女王陛下は大きな安堵を口にされた。子宮の収縮の間、痛みは非常に軽く済んだし、それが収まっている間もまったく楽なご様子であった。ただし、クロロホルムの効果で意識が完全に消失するところまでは、決してしなかった。ロコック医師の感じでは、クロロホルムが痛みと痛みの間隔を延ばし、陣痛を幾分楽にしたようだった。午後一時一三分、お子様〔レオポルド王子〕の誕生となり、〔そこで〕クロロホルムの吸入時間は都合五三分であった。数分後に胎盤が娩出された。女王は上機嫌でお健やかにお見受けした。そして、クロロホルムの効果について深く感謝の言葉を述べられた。

スノウは女王の枕元に呼ばれるのを待っている間に、夫君アルバート公への拝謁を許された。公は気取らない態度で人と接し、豊かなユーモアのセンスがあり、今時の社会の実情にも関心があったので、スノウとも意気投合したに違いない。ベンジャミン・ウォード・リチャードソンによれば、スノウは「アルバート殿下の温かいご厚意と、話題の中心となった科学の諸問題に関する学識の広さにすっかり満足して帰った」のである。

女王が麻酔を使われたというニュースは、国民の間に悲喜こもごもの反応をもって迎えられた。宗教界の強硬派が、女王は神の恩寵(おんちょう)を失ったと首を横に振る一方、麻酔擁護派は女王からお墨付きを得たと喜んだ。「女王への麻酔(anesthesia à la Reine)」はほどなく大流行となった。

スノウ個人としては、宮殿への参内は明らかに成功だった。三年後、女王が九番目のお子、ベアトリス王女の出産のときに、またスノウにお呼びがかかったのは当然と言えよう。しかし、今度のお産は前回に比べてかなり重かった。このため女王は、スノウが安全もしくは適当だと考えていた量以上に、麻酔薬を増やしてほしいと言い出した。この難産に対処するのに、医師団は難しいバランスをとる必要に迫られた。彼らの心配の種は、陣痛が遅れ気味であることだった。そこでロコック医師は、子宮収縮を促進するために麦角(ばっかく)(ergot)を女王に投与した。麦角というのは、麦角菌(*Claviceps purpurea*)という真菌の通称で、ライ麦に生え、人が大量に摂取すると〝聖アントニウスの業火〟〔二一七頁参照〕と呼ばれる奇病に罹患する。一九世紀には、麦角は陣痛促進剤としてごくふつうに使われていた。しかし、過剰に投与すると子宮に負担がかかって子宮が破裂する可能性があるし、実際起こってときに母子ともに死亡することもあった。なお、安全な有効成分であるエルゴメトリンという形で、現在も使用されている。さて、女王の子宮収縮が増せば、当然痛みも強くなる。ところが同時に、分娩第二期に入ると娩出のために女王の意識をあまり落とすわけにいかないのだ。「女王の陣痛は予定より大体二週間遅れで始まっていた」とスノウは書いた。

陣痛が始まったのは、午前二時頃だった。そこで医師団が招集された。陣痛は長引いていた。一〇時を少し回った頃、ロコック医師が半ドラム［茶さじ半分ほど］の麦角粉末を女王に投与すると、いくらか陣痛が強くなった。そこで私は一一時にクロロホルムを開始した。アルバート殿下が、前もってごく少量のクロロホルムをハンカチにたらして用意してくださっていた。……それも痛みのたび毎回。女王はおかげで痛みが大変楽になったと述べられた。

一二時にもう一回麦角を投与すると、陣痛がまたいくらか強くなった。……すると女王は、今度はどうにも痛みが治まらないからと、クロロホルムをもっと出すように何度も求められた。しかし痛みが治まっている間、何回か女王は眠りに落ちた。一時前に、出てきた胎児の頭が、会陰のところで停まって動かなくなった。ロコック医師は、精一杯息んでほしいと女王に声をかけた。……けれども、医師の声が女王のお耳には達したようで、もう息む力がないとのお答えだった。陣痛が三、四回続く間はクロロホルムの投与をやめ、その間、女王が懸命に息んで頭を出させた。そうして頭が少し進んだら、再びクロロホルムを投与した。胎児が産道の外に完全に出てくるまでにはもう数分間かかった。だが、ほどなくして大きな産声が上がった。

……女王は順調に回復された。

当然のことながら、スノウの他の患者たちは、女王の出産に関する最新のゴシップを聞きたがった。しかし、スノウに軽率な言動を期待するのはお門違いというものだった。腹が立つくらい、誰が訊いても彼はただ「女王陛下は模範的な患者さんでした」の一点張りであった。ある女性の患者が、女王は麻酔の最中どんなことを言ったのか、一言一句くわしく聞かせてほしい。聞かせてくれないのならもう麻酔は受けないと、スノウにごねたことがあった。そのとき、スノウはこう答えた。「女王陛下はあなたよりずっと長く吸うまでは、一切質問をされませんでした。ですから、あなたも女王をどうにか真似してさえくだされば、全部お話しますよ。」その女性の患者は言われたようにして、すぐに意識がなくなった。彼女が覚醒したときには、抜け目のない麻酔医は帰宅した後だった。

一八四〇年代の終わりから一八五〇年代初めにかけて、ジョン・スノウは輝かしい業績を収めたが、彼自身は何も変わらなかった。この融通のきかない理想家肌の若者は、おそらくどことなく堅苦しい人物だったであろうが、たいていの人がそうであるように、年とともに円熟してやや丸くなった。ただ、謙虚で誠実なところ、まったく欲も野心も持ち合わせていないところは、これっぽっちも変わらなかった。相変わらず服装は地味で、暮らし向きも質素、仕事と研究に専念する毎

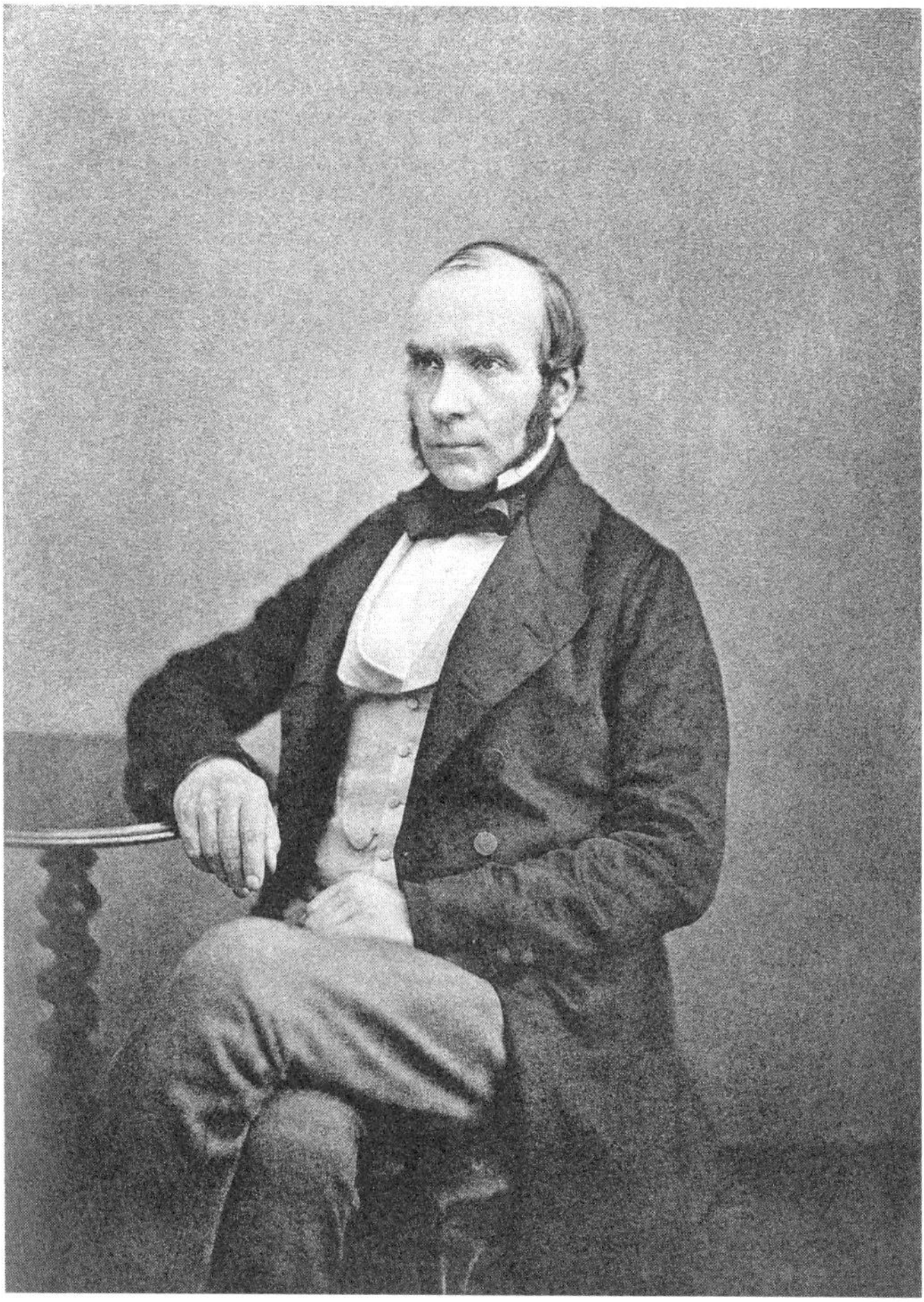

ジョン・スノウ、43歳（死の2年前）

日であった。そうして朝早く起床、夜は一一時就寝という生活を、スノウは死ぬまで変わらず続けた。

麻酔の診療をしていない時間のほとんどを、彼は研究に捧げていた。早すぎる自らの死まで、彼は八〇以上に上る書籍、論文を出版し、医学雑誌への投稿もおこなったが、そのテーマは小児の胸郭奇形から血液の循環、鉛中毒、猩紅熱、さらには国会の委員会に提出する資料までと、まことに多岐にわたっていた。

スノウの外見は、人柄同様に目立たなかった。体格は華奢で背丈は人並み、ほっそりした顔貌で、穏やかで優しそうな印象を与えた。スノウが中年に差しかかった頃に撮った写真を見ると、学問と医学一筋の人間に見える。内気な性格で患者の扱いはうまくなかったが、実はその陰には、患者へのあふれるほどの思いやりが隠れていたのだ。無口で遠慮がちな性格のために、なかなか友達ができなかった。しかし、一旦スノウの人となりを理解した人間は、彼のことが大好きになった。その誠実さ、類い稀な親切心を見出すからだが、それとともに、実はスノウには、面白い逸話を披露するという驚くべき隠れた才能もあった。「長い間どちらかというと孤独な学究生活を送ってきたので、彼は知らない人に対して人見知りをするところがあった。しかし、親しい友人たちとはいつもあけっぴろげで、素直な付き合いだった。」リチャードソンはそう説明した。「段々と世間でもて囃されるようになって、知らない人に対して前ほど人見知りをしなくなった。晩年にはときどきオペラを観に行くくらい、引っ込み思案から自由になった。」

リチャードソンがスノウを決して納得させられなかったのは、小説を読むのはくだらない時間つぶし以上の何かであるということだった。しかし彼は、スノウが当代一番の売れっ子作家たちの小説に出てくる「馬鹿馬鹿しい人生の断面」を、他の人同様楽しんでいたと言った。「スノウが私のところに遊びにきていて気晴らしはというと、小説の特に面白い一節を選んで、彼によく読んで聞かせてあげたものだ。主にディケンズとサッカレー、あるいはスイフトの作品だった。彼にとっては目新しい世界だったので、おおいに面白がってくれた。彼はその箇所を何度も読んでほしいと頼んだものだ。それで話の中身がもっとよく理解できるように。」

リチャードソンはスノウの陽気な一面を引き出してやろうと、ときにはどんなことだって惜しまずやった。「ときどき滑稽な調子で、私は彼におかしな歌を歌って聞かせた。どのメロディーでも、二、三節、あるいはメロディーをつけないで、ただし声色はしないで。」そのようにリチャードソンは回想する。「初めのうち彼は両手を合わせて聞いていた。顔にはまったくうっとうしそうな表情を浮かべて、もう一刻も我慢できないという感じだった。でも少しずつ彼はリラックスしてきて、そしてとうとう笑いっぱなしになった。そこで私が歌うのをやめると、今度は彼が逸話を披露し始めたものだ。仕事の話やら世間話やらで、それを聞いていると、私の方が輪をかけて笑い転げた。」

後にその人道的な貢献からナイトに叙せられたリチャードソンは、一〇歳にして医学の道に進むよう運命づけられた。今際（いまわ）の際に母親から、彼女の言う世界で一番崇高な仕事に就くと誓いを立てさせられたのだが、リチャードソンはそれを悔いたことは一度もなかった。彼がジョン・スノウと出会ったのは一八五〇年、リチャードソン二二歳、スノウ三七歳のときであった。場所はロンドン医学協会（旧称ウェストミンスター医学協会）だった。二人とも麻酔学という新しい専門分野に関心を持っていた。ランセット誌によると、例えば一八五三年の医学協会例会で、リチャードソンが「ホコリタケ属プロテウス菌（通称ホコリタケ）の麻酔的特性」と題する論文を朗読した。その論文発表の後、「スノウ博士は、数々の自らの実験で例証しつつ、リチャードソン氏の見解に賛意を表明した。」それから二人はときどき専門領域での共同研究をおこなうようになり、それを通じて終生変わらぬ友情を結んだ。

後にリチャードソンはロンドン疫学協会の会員にもなったが、その協会の創立者の一人がスノウだった。この協会は、流行病の研究を目的として一八五〇年に創立され、ロンドン医学協会同様、会員が論文を発表したり、そのときどきの主な問題点を中心に討論したりする定期例会が開かれていた。古くからの会員には、スノウの他に、悪性貧血の正体を明らかにし、かつアジソン病という内分泌疾患を発見したトーマス・アジソン、腎臓病研究の先駆者として有名なリチャード・ブライトがいた。一八五三年の協会例会では、スノウが自ら論文を読んで聞かせた。大都市と農村部での死亡率比較がそのテーマで、都市部での生活はなぜそんなに不健康なのかについて討論した。

麻酔診療をするようになって、スノウはやっと経済的に安定した。そうはいっても、彼の収入はせいぜい年一〇〇〇ポンド（現在価値で五万七〇〇〇ポンド）だった。これは、お金と名誉を合わせ持った階層を患者にしている内科医にしては、とても大金とは言えない金額だった。それは主に、スノウが定期的にもっと貧しい患者を無料で診ていたからだった。それにもう一つ、リチャードソンの話では、友達が金に困っているると収入の何がしかを用立ててやっていたからだった。彼は人には金惜しみしなかったが、同じくらい時間も惜しむことがなかった。けれども人見知りする性質だったので、訪問者から見れば、彼はただ相手にしてくれる以上たいしたこともせず、まったくこちらの好きなようにさせてくれる印象であった。リチャードソンとスノウが初めて会ったとき、リチャードソンはロンドンの南西部、テムズ川沿いにある村モートレークに住んでいた。そこで彼は、忙しい診療の合間に、数家族のジプシーの世話をしていた。スノウは、リチャードソンから頼まれるといつでも、自分の診療を終えてから彼のところに手伝いにきて、貧しくて払えない患者を診てやることがよくあった。「スノウは、まるでたんまり謝礼をもらったかのように、上機嫌で帰っていった。」リチャードソンはそう言って最後に付け加えた。「スノウを知る誰に訊いても、おとなしい男だと言う。ひどく無口で風変わりな人物だが、頭はいい。ただ、よくわからないところがあると。」

しかしながら、スノウが麻酔に関する実験を繰り返し、自分なりの方法を確立しようとしてきた年月の間も、ずっと前から特別に関心のあったあることを片時も忘れたことはなかった。一八四八年、折しもこの年は、シンプソンのクロロホルム発見の知らせが公表され、それが痛みを克服するまた新たな大躍進として、歓呼の声で世に迎えられた年だった。実際、これこそ長い探索の末にやっと実現したものだった。この同じ年に、万事控えめで聡明、だが「風変わりな」男は、麻酔と同じくらい彼の興味を引いてやまない、医学のまったく別の分野と、またしても対峙することになった。そして、それがスノウの注意を強く求めていた。

あのコレラが戻ってきたのである。

# 第7章　悲惨な状況

この事例は人間性が問われる教訓である。ただ唯一の慰めはこうした貧しく幼い犠牲者たちの死が無駄ではなかったという希望の光があることだ。

モーニング・クロニクル紙、一八四九年一月

一八四八年から四九年にかけての冬のこと、ロンドンの南西部トゥーティングの緑豊かな村にある、ドルーエ救貧養護院に当局の手が入った。そこで判明した事実は、ビクトリア朝時代の豊かな社会を震撼（しんかん）させた。そこには一四〇〇人もの頬のこけた子どもたちが、中にはまだ三歳にしかならない者まで、半ば飢え死にの状態だった。膨れ上がった腹、木の枝みたいに細くなった手足、変形した関節、吹き出物と潰瘍だらけの皮膚。伝染性のとびひや疥癬（かいせん）はこの辺りではざら、それに、暴力行為を受けた痕がからだに残っている者もいた。

ドルーエ救貧養護院は、評判の悪い児童収容施設の一つであったが、教区内の救貧院で収容しきれないときに、預かった極貧の子どもたちをここに送り込むことになっていた。ここにいるのは孤児か、両親が子どもを扶養できない家の子どもばかりで、施設に閉じ込められほとんど忘れられた存在だった。たまたま施設の経営者がサディストや児童虐待者でなかったとしても、金儲けのために施設を営む経営者のなすがままだった。子どもたちに使う食べ物や衣服、世話に使うお金をケチればケチるだけ、ますます儲かるわけだった。

この制度には長年にわたって批判があり、チャールズ・ディケンズが、小さな施設で育った幼いオリバー・ツイストの運命を描いてからも一〇年以上の年月が経っていた。「教区委員会では、オリバーについて寛大にして慈悲深い決定をした。彼は〝施設送り〟、つまり、ロンドンからおよそ五キロメートル離れた救貧院の分院に送られることになった。施設の中では、救貧法違反で収容された二、三〇人の他の少年犯罪者が、みな一日中床の上でゴロゴロしていた。ここでは、食べ物が与えられすぎたり、衣服が着せられすぎたりする心配は無用だった。年配の女が母親代わりの監督をしていたが、彼女はこの悪ガキどもを、一人一週七ペンス半の報酬目当てで引き受けたのである」とディケンズは書いている。「この年配女、なかなか頭がまわり、経験も豊富だった。どれくらいあてがえば子どもには十分かわかっていた。同時に、どうすれば自分の儲けになるか計算高く把握していた。そこでこの女は、毎週支給される手当の大半を自分の懐に入れてしまい、この育ち盛りの教区の子どもたちには、もともと当局から支給された分よりはるかに切り詰めた金額しか渡さな

かった。」〔『オリバー・ツイスト』第二章〕

ディケンズや社会活動家たちの努力にもかかわらず、こうした施設を完全閉鎖に追い込んだのは、コレラの大流行に他ならなかった。一六年間の休止状態を経て一八四八年に、まだ説明のつかない不治の病コレラが、再びインドからイギリスに襲来してきた。これは二度目の流行であり、コレラが進んできたルートは、おおむね一八二〇年代、一八三〇年代に進んだのとほぼ同じであった。黒海沿いのオデッサの英国領事ジェームズ・イームズは、すでに二〇年ほど前へイテスベリー卿へコレラ勃発の警告を発していたのだが、その夏、ロシア帝国内の彼の担当地域でコレラがまた猛烈に流行している事実を報告した。同年の七月末までに、死者はサンクトペテルブルクで一万人、モスクワで九〇〇〇人に達した。

またしても、コレラがなぜ、どのようにして広がるのかについて、解決の光どころかますます熱い議論が交わされることになった。一八三一年、クラニー医師は日誌にサンダーランドのヒキガエルと雷雨について書き留め、これは何かの予兆だろうかとあやしんだ。時同じくして海軍大佐セシル・ジョンソンが、セルビアからある異常現象について報告してきた。ジョンソンが住んでいた低地におびただしい毛虫の大群が発生した。毛虫の通った跡は植物が全滅してしまった。農夫たちは夜明けに箒や木の枝を持って外に出て、毛虫を撃退しようとした。ジョンソンによれば、「道は毛虫の大群で文字通り真っ黒になっていた。私が住んでいる家は二階まで毛虫で埋め尽くされていた。」クラニーのように、ジョンソンもまた、コレラに付随して起きた異常気象に何か特別な意味があるのだろうかと自問している。「猛烈な暑さに見舞われ、風はインドの熱風さながらだった。この低地のほとんどが……ある特有の毛虫に覆い尽くされてしまったというのは、……確かに偶然の一致にしては奇妙である。よりによってコレラが数リーグ〔古代ケルトでは、一リーグは人間が一時間で歩く距離とされ、約四・八キロメートルに相当〕手前までやってきているというこの時期に。」これは単なる偶然の一致なのか。それとも、ジョンソンが確信しているように、それ以上の何かがあるのか。

一八四八年の八月には、悪疫は再びバルト海沿岸の港町を襲った。今回はコレラの恐怖を言い立てても、それを不安に陥れるデマだと非難する人間は誰もいなかったし、イギリスは大丈夫だからと入れ知恵する人間もいなかった。イギリス最初の公式患者が出たのは九月、場所はロンドンであった。ジョン・ハーノルドという商船の船乗りが、コレラが流行していたハンブルクからエルベ川を下る蒸気船で帰港した。彼は船を降り、タワーブリッジに近いテムズ川南岸の波止場のそばで、宿を見つけた。この地区は当時ホースリーダウンという名で知られていたが、薄汚い路地とボロボロの木賃宿だらけの狭い一角であった。投宿して数日後にハーノルドは発病し、数時間のうちに死亡した。その翌週、ハーノルドと同じ部屋に泊まったブレンキンソップも発病して死亡した。ブレンキンソップは、一八三二年以降のロンドンでハーノルドに次ぐ二人目の犠牲者だったが、明らかに伝染による死亡と見られる節があった。

政府の対応はといえば、唯一、また公衆衛生局を立ち上げるくらいしか思いつかなかった。前回の公衆衛生局は、一八三二年一二月、コレラの終息とともに段階的に縮小された。その後の数か月間に、ヘンリー・ハルフォード卿とその同僚が退き、枢密院のより強い影響下に新しい公衆衛生局が編制されたが、枢密院の尽力は無駄だったようだ。今度のチームでは医師が指揮を執らないことになった。代わりに素人三人衆のモーペス卿、アシュリー卿、エドウィン・チャドウィック氏が舵取りをすることになったから、医師たちの激しい怒りを招いた。ランセット誌は、美辞麗句を弄して人をこき下ろすのが達者だった。果たせるかな、この三人のことを「暗愚なる三頭政治」と名付け、ぜひとも陶片追放〔古代アテネにおいて僭主の出現を防ぐため、投票で国外追放する人物を決めた制度〕にかけ、「折り紙付き三馬鹿トリオの右往左往」を断ち切るべきだと主張した。チャドウィックに近い関係のトーマス・サウスウッド＝スミス医学博士をメディカル・アドバイザーに任命したという発表も、事態をますます悪化させた。というのは、このサウスウッド＝スミス博士は、他のメンバーに比べ年下で地位も低かったからである。

ジョージ・ハワード・モーペス卿は、第六代カーライル伯爵フランシス・ハワードの長男で、ホイッグ党の大物政治家であった。モーペス卿は、父親から譲り受けた「懐中選挙区」〔特定の個人または家系に下院議員選出区が独占されていた選挙区〕の議席をなげうって一般選挙区で当選、すでに六年間アイルランド担当大臣を務めていた。

二人目のアンソニー・アシュリー・クーパー卿は、一八五一年、父親の死去に伴い継承した称号、シャフツベリー伯爵の方でよく知られていた。生粋の貴族で近寄りがたく、自分の考えを少しでも批判されるとそれを個人的な侮辱ととる傾向があった。けれども、どこであろうと発覚した不正行為と虐待は見逃さない活動家で終生通した。シャフツベリーの名前は、産業革命でのあまりに行きすぎた行為をいくつかやめさせたことと関わりがある。その例として、幼い子どもが大きな紡績工場で昼夜の別なく奴隷のように働き、女子どもまで地下の炭鉱で労働し、また俗に「登り小僧」と呼ばれていた煙突掃除の見習い少年が、日々大けがをする危険と隣り合わせで働くことなどであった。最後の「登り小僧」の改善運動の際は、『水の子どもたち（*The Water Babies*）』〔偕成社文庫〕の作者チャールズ・キングスリーの協力を得た。

しかしエドウィン・チャドウィックは、この三人の中では抜きん出て個性が強かった。弁護士から社会改良主義者に転じたチャドウィックは、周りからは称賛と嫌悪とが相半ばする人物であった。彼は六年前、ビクトリア朝の貧困層の生活および労働条件を調べた画期的な報告書を作成した。その報告書でチャドウィックは、歯に衣着せない彼独特の言い回しで、社会の最下層の人々の日常生活がどのようなものだったか、躊躇（ちゅうちょ）なく赤裸々に描き出した。例えば、一八四〇年九月、チャドウィックはグラスゴーのスラム街に自ら視察に出かけた。同行したメンバーの一人が、目の当たりにした光景をこう述べている。

汚く天井の低い路地に入った。路地は、広い通りから最初の家を通って四角い広場まで続いている。そのすぐ後ろ側に……吐き気を催すような肥溜めがあった。この広場を抜けて、次の

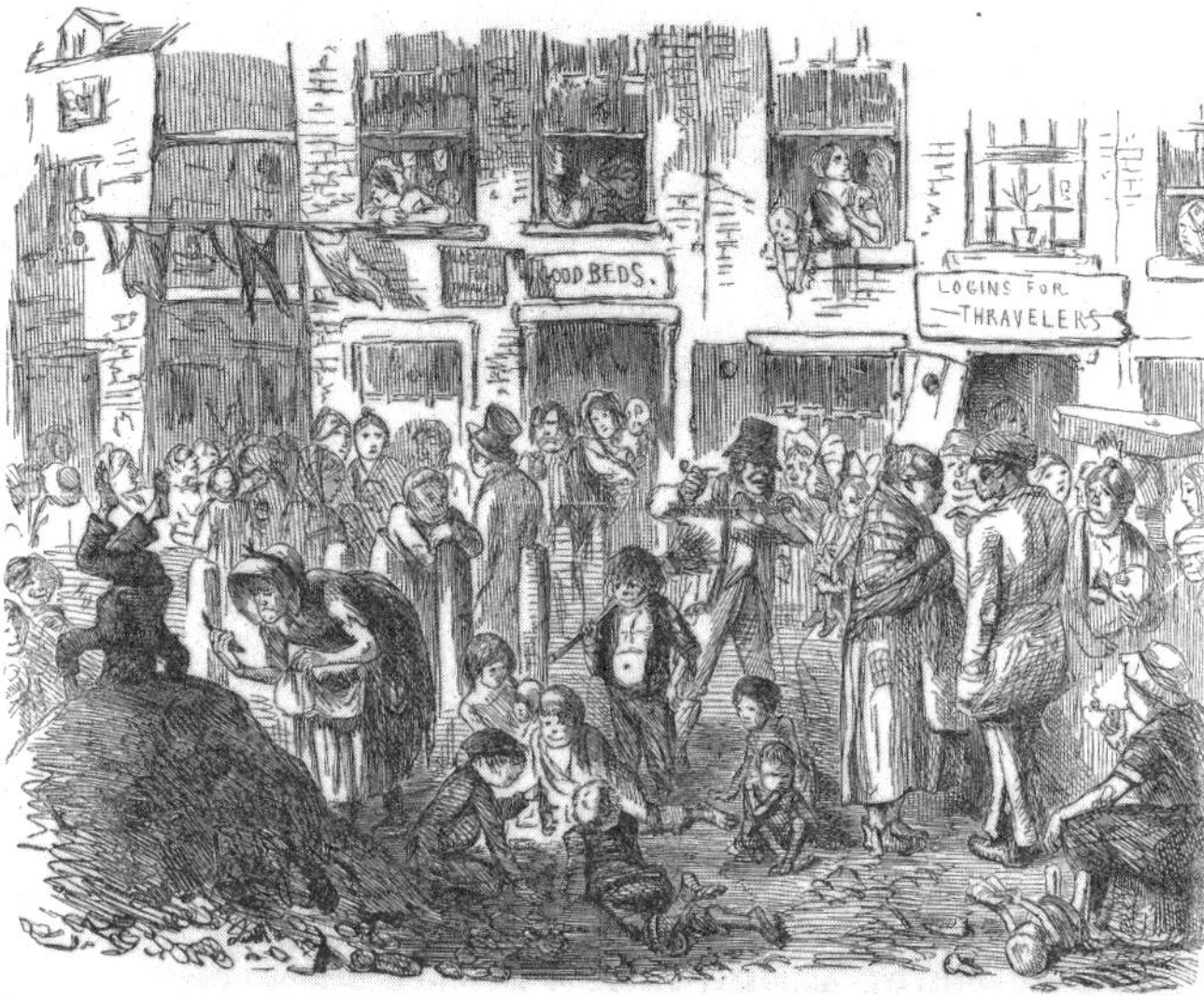


「コレラ王の広場」（貧しい人々の生活状態を描いたこの1852年の風刺画は、
汚物あるところ病＝コレラありと考えている）

路地に向かう。路地は別の広場につながっていて、ここもまた糞便の山でいっぱいだった。そこからさらに三本目の路地があり、路地は三番目の広場と三番目の糞便の山にたどり着く。ここには便所も下水設備もなかったから、これら糞便の山は、哀れな住民の群れが落としていく汚物全部を、一手に引き受けていた。

住民たちは、実は集めた糞便を肥料として売り、そのお金で家賃を払っていた。

「家の内部もそこに住む人間も、家の外観とつり合うような程度の低さだった。」メンバーの話は続く。「半裸の住民が一か所に寄り集まって暖を取っていた。真っ昼間だというのに、数人の女が一つのベッドで毛布をかぶったまま、身動きがとれなかった。その時分に相方は、自分たちの衣類一式を背中からまとい、外の通りに出かけていたからだ。」

地方の状況がずっとよいなどということはめったになかった。カンバーランドの鉛採掘場で働いていたウィリアム・エディは、雇い主が用意した宿泊施設について、以下のようにチャドウィックに語った。

あっしらのねぐらなんざ、豚だって尻込みをする代物でしたぜ。あるところじゃ上の段にベッドが一六台、そこに五〇人がいちどきに寝るんでさ。そんなのいつも一緒にできるわけありやせん。で、しょうがねえから、一つのベッドに三人、一人は足元に寝るんでさ。あっしは何回かベッドから起き出して、一晩中目を覚ましてたもんでさ。なあに、小せえ奴をベッドに寝かせてやるためでさ。下の段にゃ、敷石一枚、板一枚ありやせんでした。その代わりに、一尺〔約三〇センチメートル〕ばかしの深い水たまりがあちこちできてましたぜ。熊手でも持ってきて、泥とジャガイモを剥いた皮を半尺くらい掃き寄せたらどうですかね。

エドウィン・チャドウィックが登場してこうした実態をすっぱ抜いたおかげで、現在の公衆衛生の概念が芽を吹いた。チャドウィックは、かつて下院委員会で「あらゆる悪臭は病なり」と宣言したことがある熱心な瘴気論者であった。彼は国民に対して、汚物と病気が関連しており、イギリス中の都市や町を清潔にすべしとの訴えを認めさせた。理由が間違っていたにせよ、この点で彼は確かに正しかった。実際、モーペス卿が栄誉ある王立内科医師会に素直に認めた通り、チャドウィックが指揮するようになってから、新しい公衆衛生局はむしろ清掃作業局というべき存在になった。

せっかちで人には手厳しく、傍若無人なことで悪名高いチャドウィックは、労働者階級の人々の境遇を改善したいという熱意に燃えていたが、そのくせ、貧乏人の不幸は大概自業自得だと決め付けていた。また、チャドウィックは今で言う「乳母国家」〔福祉国家のことを批判的なニュアンスではこう呼んだ。過保護国家とも言う〕の熱烈な提唱者だった。だから彼は、国民が好むと好まざるとにかかわらず、節度のある勤勉で健康的な生活を送るよう強制するのが当局の義務だと信じた。さらにチャドウィックは、地方教区から権限を取り上げて、これを中央政府の監督下に置くべきだとも考えていた。彼には、個人の権利などという癪に障るほどつまらないことに関わっている暇は全然なかった。一八四八年の秋、チャドウィックが政府の要職に就いた途端、早速持ち前のエネルギーと傲慢さで、矢継ぎ早に勧告や指針を出し始めた。公衆衛生局は野菜、サラダ、ピクルスを是が非でも避けよとお達しを出した。その結果、コベント・ガーデン〔この当時、野菜や果物の卸売市場があった〕は閑古鳥が鳴き、肉の価格は跳ね上がった。医師たちは、壊血病の流行でどんなコレラの流行もかすんでしまうだろうと予測した。「大の大人が、芽キャベツや小キュウリに震え上がるとは」とランセット誌はからかった。

パニックそのものがコレラを引き起こし得る、と公衆衛生局は警告した。仮にそうだとしても、少しでも下痢の症状が現われたら、当時簡単に手に入ったアヘン飴を二〇グレイン〔一グレインは六・四八ミリグラム〕三、四時間ごとに服用するように、また重症の場合は回数をもっと多くするようにと指示された。もしもこの程度の素人処方では十分に効果が出るほどの刺激でなかったとしたら、推奨された量について不幸にして混乱があったせいである。公衆衛生局がうっかり見落としていたことは、砂糖菓子に含まれるアヘンの割合が、イングランドでは砂糖三六グレインに対しアヘン一グレインなのに、スコットランドでは砂糖四三グレインに対してアヘン一グレイン、アイルランドでは砂糖二五グレインに対してアヘン一グレインであった。医師はめいめい好き勝手に処方していたのだ。

チャドウィックは、自分が出した勧告の大半をまたすぐに取り下げなければならなかった。彼は医学界ではいい笑いものになっていたが、その一方で、彼の信奉する瘴気論のおかげで、公衆衛生全般にとっては間違いなく有益となる勧告をいくつか出していた。彼はこう勧めた。すべての公道、すべての私道並びに広場については、少なくとも一日一回、隅々まで水で洗い流すようにすべし。また汚れて「不健康な」家屋、古くて傷んだ排水管や汚物溜がそばにある家屋はゴシゴシ磨き上げ、壁には水漆喰を塗布すべし。教区委員会に対しては、ひどい悪臭のする便所、排泄物やゴミの山のような、健康に害を及ぼす可能性のあるものについて、もれなく調査し改善すべし。また医務官に対しては、流行病については全例報告をすべし、と。だが、悲しいかな、チャドウィックがどんなに大車輪の活躍をしようと、彼の法的権限は極めて限られていた。このため、各地の教区委員会は、彼が何と言おうとまるで耳を貸さなかった。しかも、当然のことながら、今やコレラについて彼が国をリードする立場にあると思われるのに、その病気に関する限り、あらゆる点で前任者のヘンリー・ハルフォード卿同様、まったく知らなすぎた。また、医療界にしても、どれほど公衆衛生局の失態に大喜びしようとも、その自分たちも相変わらず混沌状態のままであった。医師たちは、チャドウィックとやり合っていないときは、今度は一八三一年のときのように仲間内でいがみ合っていた〔六五頁参照〕。旧来の治療法もいまだ健在だった。あやしげな治療法、命取りの治療法、それに単に意味のない治療法が、ほこりを払って登場し、またしても言い争いが始まった。ただそうはいっても、進展がないわけではなかった。

例えば、ある医師がナフサ「ガソリン」〔重油を蒸留分離して得られるもの〕がいいという話を小耳に挟んだ。コーカサス地方に駐在するロシア軍がナフサを使ってみたところ効果があったらしい。一方、リバプール出身の外科医ウィリアム・ジョン・トーマスが代数方程式に基づいた治療計画を算出した。トーマスの主張によれば、コレラ患者に施し得るすべての治療を一度に集中しておこなうのではなく、医師は「コレラの病気の力に対抗する治療の力がつり合うまで、さらに最初の恐ろしい症状から回復するのに要する時間という力を加味して」治療を順序立てておこなうべきである。病気の進展に合わせた対処法を導き出す、長ったらしい込み入った数式はこのように始まる。「〝d〟は病気の力を表わすとする。〝u〟は治療の力を、〝t〟は時間の要素をそれぞれ表わすとしよう。」正しくたどることができれば、自分の方法は「ガンジス川流域からきた見えない敵ハンニバル〔ローマ帝国を震え上がらせたカルタゴの将軍。昔欧米の子どもは「怖いハンニバルがくるぞ」と言ってしつけられたという〕との闘いに、必ずや有効であろう」とトーマスは請け合った。

直流電気療法、別名電気ショック療法は、少しだけつかの間の人気を博したことがあった。八歳の少女が、見たところコレラ末期の状態でロンドン市内の病院に運ばれた。その娘は虫の息で、手首の脈も触れず、記録によれば体温がちょうど三一℃だったという。「首の横からみぞおち「胃の少し上の辺り」にかけて約一五分間、短い間隔をおいて患者に軽い電気ショックが与えられた」と担当医は書いた。「すぐに彼女は目を開け、痛みを訴えた。呼吸がもっと深くなり、脈もとれるようになり、体温も三三・三℃まで上がってきた。彼女は数日で元気になった。」しかし、海軍医官ギルバート・ブレーン卿がおよそ三〇年前に指摘したように、その場しのぎで異なる治療を手当たり次第に試してみると、たまたま患者が幸運にも助かっただけかもしれないのに、医師はうぬぼれてしまう恐れがあった。

エジプトのカイロで患者を診ている内科医のウィルマン博士には、別のアイデアがあった。彼はパリの医学会議で、彼自身コレラにかかったときに大麻のチンキ剤で治したとする科学論文を朗読した。彼の意見では、コレラは神経系を麻痺させることで人を死に至らしめるが、大麻には神経刺激作用があるために、病気の作用を打ち消せるのだ。一方イギリスに話を戻すと、喫煙については調査中であった。ある医療委員会が、ウーリッジのドックに停泊していた囚人船の受刑者については、そのうちの一人がコレラにかかったことから、キセルやタバコを許可する決定を下した。許可の理由はどうもはっきりしなかった。リチャード・ホートンというロンドンの医師は、烈火のごとく怒って、こう言った。これでは、タバコには何かの保護作用があると国民は当然考えてしまう。しかし、それとは反対に、タバコは脳や胃、心臓に害を与え、吐き気や頭痛、極度の疲労、場合によってはけいれん、急激な衰弱、死をもたらす毒である、と。

しかし、「喫煙者A」と匿名で別の医師が、ホートンに対して異を唱え、自ら〝癒し草〟と称するタバコの擁護に馳せ参じた。彼は、喫煙にはコレラに対する目覚ましい予防効果があると信じていた。その理由は、第一に、「喫煙は、最も気持ちを滅入らせるもの、つまり恐怖から、心を落ち着かせてくれる。」第二に、「喫煙は、瘴気を中和する……あるいは……有害な悪臭を隠す。」つまり、塩素ガスや火薬の擁護者が主張していたように、空気を浄化することによってコレラを予防できると信じていたのだ。「私はかれこれ一五年間タバコを吸ってきた」と彼は公言した。「それに、ホートン氏が挙げたような恐ろしい症状に限っては、タバコに罪はないと言わざるを得ない。実際、ブランデーで、いやアヘンですら処方を間違ったら、そういう症状が一つも出ないと言い切れるのか？……なのにそういう理由で、いったい誰がブランデーやアヘンを禁止するだろうか？」

コレラの原因と流行のしかたについて、新しい学説が次々と登場した。ある医師の報告では、モスクワでコレラの流行中に、とてつもなく強力な磁石が磁力を失った。この件は調査中だったはずだ。それにその同僚の理論家は、新しい鉄道に問題があるのではないかと考えた。もしかすると機関車のエンジンと客車が大気中の電荷と干渉し、何らかの理由でコレラの蔓延を助長しているのか？　そうだとすれば、ガラス製の脚付きベッド、天然樹脂製の靴底がコレラに効くのではないか、と理論家は考えた。

　ところが悲しいかな、医学界の様々な議論も政府の勧告も、またもや何一つ役に立たなかった。今回の疫病は、最初のものと比べて二倍も殺傷力を発揮した。終息するまでに、イギリス全土で死者は五万二〇〇〇人に上った。一八四九年の春までにコレラの報告があったのは、イングランド、スコットランド、ウェールズで四四の町と、ロンドンでは一二の教区を数えた。その年の夏、ランセット誌でトーマス・ワクリーはこう書いた。「コレラは今やこの地で猖獗を極めている。そこでわれわれがつらつら考えるに、コレラを何とか防ごうとして三匹の犬がコレラに向かって吠えるようけしかけられたようだ。その様はまるで公衆衛生局のカーライル［モーペス卿］、アシュリー、エドウィン・チャドウィックの三氏が、机上の空論を振りかざすのと同じで、効き目のほどはたいして変わらない。」

　最初コレラはロンドンをゆっくりと広がった。ハーノルドとブレンキンソップが死んだ後二か月間は、ロンドンでは他にほとんど患者の記録がない。しかし、一八四八年一二月、チャドウィックがロンドン官報に載せる勧告で紙面を埋める準備をしていた頃、伝染性の強いコレラの爆発的流行が、ドルーエ救貧養護院のもう衰弱しきっていた子どもたちに追い打ちをかけた。この施設は、サリー・ホールという誤解されそうな優雅な屋号が付いていたが、実際は、澱(よど)んだ水に浸かった低地の上に建てられたもので、今にも倒れそうなボロボロの建物の寄せ集めだった。

一二月半ばに、この施設で三人の少女が嘔吐と下痢にかかった。こんなことは珍しくもなかったから、職員は誰もそれほど注意を払わなかった。教区当局が初めて事態を知らされたのは、翌年の一月一日だった。その日、二人の子どもの父親がホルボーン救貧委員会（貧しい者たちの面倒を見るこの地区の教区委員会）に、その施設に収容された子どもが大勢、絶望的なほど重篤でもはや死にかけていると話したからだ。数日後、その報告がホワイトホール〔イギリス政府〕に届いた。エドウィン・チャドウィックは、リチャード・グレンジャーを派遣して調査に当たらせた。グレンジャー医師はセント・トーマス病院講師にしてロンドン王立協会会員、王立内科医師会評議員でもあったが、彼自らコレラ患者と向き合う覚悟で、ロンドンの南西部のトゥーティングに向けて直ちに出立した。一月五日に現地に到着し、すぐその足で彼は病気の子どもたちの様子を見に施設へ向かった。以下はグレンジャーの報告である。

「まず女子の方〔の部屋〕から入っていった。私は病気の子どもたちでびっしり埋まった、その息苦しさ、うっとうしさ、その空気の澱みに愕然とした。これまで見たことのある病院の大部屋か、他のどんなところと比べても、ここははるかに超えていた。……部屋にはベッドが隙間なく詰め込まれていて、割り当てられた広さに比べると、ベッドの数はまったく不つり合いに多かった。例えば、幅四・八メートル、奥行き三・六メートル、高さ二・四メートル足らずの部屋に、五台のベッドがあり、そこに一一人の子どもが寝るのである。しかも全員コレラを患って。」別の部屋では、一つのベッドに少女四人だった。また男子の方のある部屋には、一八台のベッドがぎゅうぎゅうに詰め込まれていて、そこに重症のコレラにかかった二五人の少年が収容されていた。彼らの他に一〇人の少年が暖炉の周りに座り、一人死んだばかりだった。ここには数百人もの患者の看護をするのに、たった二人の看護婦しかいなかった。それに輪をかけてひどいことがあった。「子どもたちはベッドでも床の上にも絶えず吐き続けていた。その結果、シーツもベッドも床も吐物まみれだった。このように苦しみ続ける子どもたちがいるというのに、有効な救いの手は何一つ差し伸べられなかった。」

グレンジャーは続けてこう言う。「建物の構造、入所者の超過密状態、まともな看護の欠如、服薬その他必要と思われる医療行為の不足。どれをとっても、この施設ほどひどい状態のところなど私には思いもよらない。この事実を報告することは、医師として私に課せられた責務である。」

グレンジャーは構内の他の場所も巡回することに決めた。子どもたちの普段の生活状況を見て、またもや暗澹たる気持ちになった。他の寄宿舎も教室も、暗く風通しも悪く超満員で、もううんざりするばかりだった。遊び場は湿気がひどく、子どもの数にしては恐ろしく狭かった。敷地と周りの野原には、敷地全体に交差するように小川やドブ川が流れ、そこからは糞尿の臭いが湧き立ってきた。また、一五〇人の子どもたちを収容するある建物には、隣接して囲い地があり、多数の豚、牛、馬、それに家禽類がぞっとするほど不潔な状態で飼育されていた。グレンジャーが見たところ、子どもたちの食事、衣服、そして寝具までも、お話にならないくらいお粗末だった。

　その日の午後遅く、グレンジャーはホワイトホールに戻って、チャドウィックに報告をした。チャドウィックは、問題を先送りするような人間では決してなかった。報告を聞くとすぐにロンドン救貧局〔各地の救貧委員会の上位組織〕に命じて、ドルーエの養護施設の子どもたちをそこから避難させることにした。子どもたち全員がそれに応じたわけではなかったが、大多数は従った。数日間のうちに、何百人もの子どもたちが、病院か救貧院に収容された。それでも一八四九年の一月末までに、その子どもたちのうち一八〇人が死亡した。

　一旦子どもたちを移動させて当面の緊急事態が落ち着くと、当然のことながら、いったい何がトゥーティングで起こっていたのかという疑問が投げかけられた。死んだ子どもの何人かはサリー州の検視官の管轄だったが、自分には検視をする理由が見つからないと主張した。これに対して、ミドルセックス州の検視官が異を唱えた。その検視官とは、他ならぬ癇癪（かんしゃく）持ちのワクリーであった。ワクリーは医師にして下院議員、それに図らずもランセット誌の編集者を務めていた。彼はランセット誌上において、時間の大半を専らヘンリー・ハルフォード卿やエドウィン・チャドウィック、あるいは他の誰でも、人をけしかけることに費やしたが、このような連中の自尊心を腹立たしくも感じていた。倦むことを知らぬワクリーがひとたびこの事例を取り上げると、それをきっかけに浮上し始めたドルーエ氏にまつわる恐ろしい実話のために、グレンジャーの暴露したことなどすっかりかすんでしまった。

例えば、ホルボーン救貧委員会のウィンチ氏という委員などは、昨年の五月に別の二人と一緒に当の養護施設に調査に行っていたらしい。三人の委員がそこに着いたとき、少年たちは夕食中だった。「少年たちはみな立ったままだった。食事のときには誰も座るまいと思った。私は一〇〇回くらいジャガイモにナイフを入れてみたが、どれ一つとして食べられるものではなかった。……ジャガイモは真っ黒で病気にかかっていた。……ドルーエ氏にその話をすると、ジャガイモ一トンに七ポンドかけているということだった。私は、子どもたちの食事をもっとよくしなければダメだと言ったが、彼の答えは、委員会がもっとお金を出してくだされればそういたします、とのことだった。」

その後ウィンチは子どもたちに向かって、食事に何か不満がある者は手を挙げるように、と言った。「四〇人くらいが手を挙げた。私は質問に答えられるくらい賢そうな子を当てた。途端にドルーエはひどく乱暴な態度をとり、子どもを使うなんて汚い、紳士のやることではない、と激しく抗議してきた。こいつらは嘘つきでいい加減な奴ばかりだ！ それに、あの小僧は（と私が当てた子どもを指して、）ここで一番のワルだ！……どうだい、旦那方。これで満足かい。」最後の証言を聞いて、法廷には笑いがさざ波のように広がった。

一六歳のトーマス・ティタンの仕事は、便所代わりに使った桶の糞尿を捨てて、施設の床をブラシできれいに磨き上げることだった。そのティタンが、ウィンチらホルボーン救貧委員会の一行が無事に敷地から引き上げた後、自分たちに何が起きたか話してくれた。「男の人たちが、僕らが施設でどう扱われているか尋ねにきた後、ドルーエさんがあの例の少年にこう言っているのが聞こえました。『おい、この野郎。よくもいい加減なことを抜かしやがったな。ろくに食わせてもらってないだと？』」その少年は翌日、罰としてしこたま鞭で叩かれたのであった。

グレンジャーがトゥーティングでの痛ましい訪問から戻って間もなく、ホルボーン救貧院の副寮母キザイア・ダーモンドが、ロンドン王立施療病院に向かった。チャドウィックの指示の下、ホルボーン救貧委員会が、その夜のうちにコレラにかかった一五七人の子どもたちをドルーエの養護施設から同病院に移すことになったが、その受け入れ準備のためであった。幼い子どもたちの第一陣が荷馬車を連ねて到着し始めたとき、ダーモンド夫人はグレンジャーと同様に、目の当たりにした光景にショックを受けた。ダーモンド夫人は語った。「ほとんどの子どもが、からだ中ただれていました［つまり、びらんで覆われていた］。からだのあちこちに生傷がありました。特に足は見るに耐えない有様でした。彼らは痛がっているのに裸足でした。」王立施療病院の看護婦メアリー・ハリスが、六歳の子どもジェームズ・アンドリューズの面倒を見るため派遣された。その子は弱っていて座るのもままならない状態だったので、年長の少年の膝の上に抱えられて、はるばるトゥーティングからここまでやってきたのだ。「その子にいくらかパンと牛乳を与えました。すると、その子が言うんです。『わあ、看護婦さん、大きなパンだねえ！』って。牛乳は全部飲みましたが、パンはほんの少し食べただけでした。」そうメアリーは説明した。「その子はひどく疲れているようでした。そこでベッドに連れて行って服を脱がせたところ、ひどく痩せこけて衰弱していました。」

翌日、ジェームズは死亡した。

　それに比べれば、ジョン・ウッドハウスはまだ運がよかった。幼いジェームズより年が上だったし、もっと丈夫だった。おかげでトゥーティングの時期をどうにか生き長らえて、ついに自分のことを人に話すことができた。ウッドハウスは、セント・パンクラス（St Pancras）救貧委員会の手を経てドルーエの養護施設に収容されていた。こと子どもの福祉という事業に関しては、セント・パンクラス救貧委員会が監督責任を負う立場だったにもかかわらず、ホルボーン救貧委員会に負けず劣らず、明らかに無能であった。ウッドハウスが語った。「お偉方がやってきたとき、俺は食い物が足りないなんて恐くて言えなかったよ。だって、後で施設長が俺のことを聞きつけて、ぶたれるのが嫌だったもの。チェルシーの奴らはチェルシー救貧委員会のお偉方に食い物が足りないって言いつけて、殴られたよ。」ウッドハウスは、この件に関わった子どもの名前を出して、記録に残してもらわないと気が済まないかのように、最後にこう付け加えた。「その子どもたちの名前はロウとカトラーっていうんだ。でも、カトラーは死んじまったよ。」しかも、ロウとカトラーが思い余ってチェルシー救貧委員会に直訴したにもかかわらず、無駄に終わってしまっていた。ドルーエの養護施設の食べ物はひどいまま一向に改善されなかったからである。

　それからウッドハウスは、セント・パンクラスからの視察者に恐ろしくて言い出せなかったことを、ワクリーに語り出した。「朝食はいつも薄がゆだった。あれは多分、小麦粉と水でつくっているな。（『せいぜいビラ貼り用の糊くらい』とワクリーは解説する〔ふつうの薄がゆは、オートミールに牛乳を加えてつくる）あそこじゃ、俺はパンやミルクを口にしたことはなかった。……みんなあんまりお腹が空くものだから、柵を乗り越え豚小屋へ忍び込んで、エサ桶をあさる奴もいたっけ。」ウッドハウスは、田舎の農場へ働きに行かされていたのは自分たちなのに、一銭のカネももらったことがないとも話した。どうやらそれは全部ドルーエ氏の懐に入ったようだ。ウッドハウスの話は続く。「俺たちは一つのベッドに三人で寝ることがあった。でも、誰かが寝小便を垂れようものなら、罰として四人で寝る破目になるのさ。しかも、冷たいオイルクロスの上にね。」

女子の方も似たようなものだった。九歳になるある娘などは、看護婦に抱えられて法廷入りした。毛布にくるまれて、赤ん坊のようだった。ワクリーがその娘はどこか悪いのかと尋ねると、とてもひどい疥癬（かいせん）を患っているという答えが返ってきた。「少女をくるんだ毛布を開けると、膝下の辺りまでボロ布でくるんであった。しかし、足を出してよく見ると、皮膚は茶色の斑点だらけであった。かわいそうにその斑点は少女のからだ中に広がっていたそうだ」とモーニング・クロニクル紙の記者が書いていた。このとき、ロンドン中心部にあるハノーバー・スクエア救貧院の担当医グッドリッチ氏は法廷で、三〇年間の自分の経験でもこんなにひどい症例は記憶にないと証言した。

セント・パンクラスのジェーン・アルフォードという名の少女は、ワクリーにこう話した。「パンはいつも足りませんでした。他には何もなくって。……暖房もきいてなかったです。……恐くて文句は言えませんでした。そんなことをしたら寮母のデイさんからビンタを食らわせられるって、みんな言ってましたから。からだを洗おうにも石鹸もタオルもありませんでした。しかたなく自分のエプロンでからだをぬぐったのです。」少女たちの中には、言い争って、無視されたり殴られたりする以上の仕打ちを受けた者もいた。ケンジントン救貧委員会の名誉のために言っておくと、彼らが一一月に少女たちをドルーエの養護施設から引き取ったのは、「ドルーエ氏の弟が少女たちに対して〝不適切な〟行為に及んだ、という訴えがいくつか寄せられたため」だった。

こうしたやりとりが延々と続いた。毎日毎日、医師、看護婦、救貧院の職員、救貧委員会の委員、子どもを亡くした親、残された子どもなどが、いつ果てるとも知れぬ行列をつくってぞろぞろと法廷に入り、他聞をはばかる証言をおこなった。もし大衆の怒りを煽（あお）り立てるのにもっと助けが必要なら、ワクリーとグレンジャーは万の援軍を得た思いだったろう。グレンジャーが提出した報告書の署名は、チャドウィックが率いる公衆衛生局の秘書官、ヘンリー・オースティンという人物のものであった。彼は建築家であるが技術者としての教育も受けており、その昔ロバート・スティーブンソン〔イギリスの鉄道技術者、蒸気機関技術者〕の鉄道線路の敷設工事を手助けしたこともあった。オースティンは、その線路が通ることとなったスラム街の悲惨な状況を見て衝撃を受けた。これをきっかけにして、彼は貧困層の居住環境改善のための運動を積極的におこなうとともに、チャドウィックの友人の一人となったのだった。それに、まったくの偶然だが、オースティンには、トゥーティングの教訓を必ずや国民に歯に衣着せず説明できる家族の人脈があった。オースティンの妻リティシアは、あのチャールズ・ディケンズの妹だったのだ。

一八四九年一月二〇日、週刊新聞イグザミナーの第一面に「トゥーティングの楽園」という見出しの無署名記事が掲載された。その記事は冒頭で、コレラ流行のニュースでドルーエ氏の慈悲深い人物像がすっかり壊れてしまい、パニックに陥った救貧委員会のいくつかが非難の矛先をかわそうと画策したことを風刺していた。

「世間にはこれと似たような施設はいくらもあれど、ここトゥーティングこそ何と言っても一番上等」と記事は持ち上げた。

この世にはこれと似たような請負業者は浜の真砂ほどいるが、ドルーエ氏ほどに私欲のない熱血漢で申し分ない人物は他にはどこにもいない。この世に存するあらゆる驚嘆の中でも、こほど完璧に管理された場所で、これほど見事に起こった病気の勃発と恐ろしいまでに急速な増大に対する驚嘆に勝るものはないであろう。それが自分に近づいてきても何の徴候もない。これほどに予想外のことがあろうはずはない。そこで養育されている子どもたちは平穏と豊穣に恵まれてまどろんでいる。経営者のドルーエ氏も安らかな心でまどろんでいる。ただし、片目はいつも開けている。自ら分かち与えた恵みの幸を見張るために。そして自分が親代わりを務めている幸せな子どもたちを見張るために。そこへあっという間に破壊者が彼らを襲いにやってきた。すると、毎日子どもたちはばたばたと死んで、次々にこのエリュシオンの理想郷〔ギリシャ神話の楽土で、英雄、善人が死後に住むと言われた〕から運ばれてゆく。積み上がる子どもたちの棺が多すぎて、トゥーティングの墓苑では狭すぎる。

検視の必要なしと考えたサリー州の検視官に対して、この筆者は手厳しい一撃をくれた後、今度はワクリーのことを称賛する。筆者によれば、ワクリーは「耳を貸さずに検視をおこなった。のみならず、このような戦慄すべき出来事の原因について、きちんと真相解明をおこなうつもりであるとまで言明しているのだ。むしろ彼は、このような嘆かわしい結果となったからには、何か嘆かわしい原因があったはずだと考えて……。」

その後、結局のところ、金ぴかに光り輝く経営者だったはずのドルーエ氏が、（真実とはかくも思い通りにならぬものよ、）それとは縁もゆかりもない人物であることが判明した。……彼は、コレラにかかった子ども四人を同じ一つのベッドに寝かせる常習犯であった。また彼は、病気の子どもたちの世話をせず放置するのがいたくお気に入りであった。そうして子どもたちは、不快で汚らしく過酷な環境の中で、さらに容体が悪化したり、伝染病にかかりやすくなったりした。……彼の施設は入所者ですし詰めだった。……子どもたちの食事はからだに悪く、量もまったく足りなかったので、子どもたちはこっそり柵をよじ登って、豚のエサ桶から残飯を盗んでくる。昼間着る物も、寝るときにかける物も恥ずかしいほどお粗末である。部屋も冷え切ってジメジメし、汚れて不潔である。要するに、奇跡が起こる時代は過去のものになったということだ。そして、疫病が姿を現わし、恐るべき被害がもたらされるのは、ドルーエ氏の理想の館が、考えつくあらゆる場所の中でも最初かもしれない。いや、もう最初に決まっている。

この優雅にして力強い筆致の無署名記事、筆者はもちろんチャールズ・ディケンズである。

ドルーエの養護施設に調査に行った翌日、グレンジャー医師は、ロンドンのセント・トーマス病院の大会堂に集まった大勢の聴衆を前に講演をした。その中で彼は、かねてより持論であるコレラが血液の病気であり、伝染性の病気ではないと所信を表明した。であるならば、どうやってもそれを止めるのは不可能であると主張した後、古典的な瘴気説の立場からいくつかの事象を聴衆に思い出させた。ハンブルクの澱んだドブの近くに住んでいる貧しい人々は、市内の他の地区と比べて五倍もの死者を出した。また、グラスゴーの不潔さ、家の中の過密ぶりは想像を絶するひどさだが、ここでは日に一四〇人もの死者が出ていた……。二週間後、グレンジャーはまた別の大衆の前に姿を現わした。六歳の子どもジェームズ・アンドリューズの検視の証言をおこなうためである。そこで彼は、同僚と一緒に、ドルーエの子どもたちをどのように調べたか話した。子どもたちは全部で五六〇人、みんな青白く病弱で、手足は痩せこけ、お腹は膨れていた。彼の見解はこうである。「子どもたちはコレラにかかりやすくなっていた。とにかく食べ物も着ている物もひどかった。おまけに、近隣の澱んだドブや悪臭を放つ水から立ち上る空気が悪い影響を与えていた。」

チャドウィックは健康と環境との関連に関心があったので、すでに監察官にはドルーエの土地と建物について報告するよう要請していた。その結果、施設の周囲の土地がトゥーティングの下水路の汚物廃棄場として使われていたことが判明した。それから、今さら驚くことでもないが、ドブは「凄まじい悪臭を発する不潔な堆積物」で満杯になっていたという。風向きによっては「吐き気を催すような臭気が……ドルーエ氏の建物に向かって漂っていった。これが入所者の健康にきっと有害な影響をもたらしたに違いない」と報告書は締めくくった。

一八四九年一月二三日、ホルボーンの検視陪審員は、評決を言い渡した。バーソロミュー・ピーター・ドルーエは過失致死罪で有罪。同時に陪審員は、ホルボーン救貧委員会の責任にも触れ、同委員会には「ドルーエ被告に対して重大な監督不行き届きがあり、また施設への視察にも問題があった」と指摘した。しかし、その中で一人糾弾を免れた人物がいた。ウィンチ氏である。彼はジャガイモのことで施設とやり合ったが、「同氏に与えられた権限内では、責任は果たしていた」と陪審員は評価した。評決が出てからというもの、ドルーエはずっと家に閉じこもってしまった。やむなくワクリーは逮捕状を出した。

刑事裁判は、一八四九年四月一三日に、かの有名なロンドンの中央刑事裁判所でおこなわれた。ドルーエはオールド・ベイリーの被告席に立った。ドルーエの容疑は、ジェームズ・アンドリューズに対する過失致死罪である。「気候の厳しさから身を守るために、適切な食事と栄養、寝具、それに衣服を彼に用意すべきであったのに、それを怠った。」さらに、同様にホルボーンの他の四人の子どもに対しても過失致死罪容疑であった。ドルーエは容疑をすべて否認した。痛ましい証言が丸一日ちょっと続いた後、突然陳述は沙汰やみとなった。プラット裁判長が訴訟を打ち切り、検視陪審員に対し「無罪」と評決を下すよう命じたのである。もし幼いジェームズ・アンドリューズが運悪くドルーエ氏の手に落ちることがなかったとしても、聴聞した限りでは彼の死因であるコレラから生き延びられた保証はないとの理由からだった。

多くの評論家は、検察側陳述のやり方がまずかったとコメントした。しかし、もともと判決に至る前に根底にあった問題は、検視やその後の公判で露見したことが何であれ、誰もコレラという病気のことをあまりに知らなすぎたことである。だから、ドルーエの施設で子どもたちが受けた扱いが間違いなくひどいものだったとはいえ、この少年の死とどれくらい関係があるのか、誰にも判断できなかったのだ。証言に次ぐ証言は、ドルーエがジェームズ・アンドリューズに対して「適切な食事と栄養、寝具、それに衣服」を用意するのを怠ったという事実を立証していた。しかし、そのことがこの子の死んだ原因なのか？　栄養も十分与えられ、衣服もちゃんと着せてもらっていたら、病気を持ちこたえられたのか？　それに、そもそもドルーエの施設だけがコレラにやられたのは、ここが不潔で超過密だったからなのか？　ディケンズは、「そして、疫病が姿を現わし、恐るべき被害をもたらされるのは、ドルーエ氏の理想の館が、考えつくあらゆる場所の中で最初かもしれない。いや、もう最初に決まっている」と言い切ったが、果たして正しかったのか？　グレンジャーが、食事と温かな衣服がないのとトゥーティングの悪臭を放つドブとをひっくるめて非難したのは、果たして正しかったのか？　誰も本当のところはわからなかった。

ドルーエは涙を浮かべて被告席を後にした。「それは、釈放された感謝の念からかもしれない。あるいは、自分の仕事ももう一巻の終わりだという嘆きからかもしれない。」そう論評したイグザミナー紙だが、この感情のほとばしり〔涙〕の説明として、彼が自責の念に駆られたなどはありそうもないと考えたのは明らかだった。大半の人間が一八〇人の子どもたちの死について個人的責任があると考えたのに、その張本人が大手を振って闊歩していた。もっともその一方で、この事件から一つだけ満足すべき結果が得られた。トーマス・ワクリーは、プラット裁判長の決定を、「これでは、アジア型コレラによる死は天罰による死であって、飢餓とも超過密とも一切関わりがない、と裁判所が宣告するに等しいものだ」と批判したが、それでも大きな成果が一つあったと確信した。「軍隊の折檻と同じく、子どもの強制的施設送致は、事実上根絶された」と彼は宣言した。彼の言うことは正しかった。法制化は不要だった。ドルーエ氏のおかげで、国内のどこの教区でも、それ以後、社会的庇護の必要な子どもを敢えてこういう施設に送致しようとはしなくなったからである。

その冬、ジョン・スノウはこうした世の悲劇をただ傍観するばかりだった。その当時、スノウは麻酔診療の確立に懸命になっていた。前の年には、古典的な教科書『外科手術におけるエーテル蒸気の吸入について』を発刊していた。そして早くも一八四八年までに、麻酔薬については、ジェームズ・シンプソンが最近発見したばかりのクロロホルムへと関心の対象が移っていた。けれども、スノウがキリングワース炭鉱にいた頃からの長い年月の間にウェストミンスター病院での研修を終え、ロンドンで医師としての独り立ちを果たしていたが、その間も彼は、コレラの謎について片時も忘れず考えてきた。アイデアもいくつか彼の頭の中に根付きつつあった。今やトゥーティングでの不正行為の詳細が明るみに出るにつれ、固まりつつあった自分の理論を補強する、より多くの証拠をそこに見出し、自分はついにその答えに近づいたと確信した。

スノウは、もともと人一倍思いやりがあって優しい心根の持ち主だった。にもかかわらず、キリングワース炭鉱での悲惨な日々と同様、彼はコレラ発生のとき実際何が起こっているのかに注意を向けることによって、ドルーエ養護院に起きた目の前の恐怖の、その先を思い描くことができた。あらためて彼は、コレラの初期症状とその人体に及ぼす影響について考えてみた。それに、この「病毒」が見かけ上どのように広まって見えるかについても考えてみた。彼はまた、ドルーエ養護院の生活条件と炭鉱の労働条件との間にいくつか驚くべき類似点があることに強い関心を抱いた。スノウの弟のロバートは、リーズの近くにある炭鉱で採炭場の責任者をやっていたので、とても人には聞かせられないようなことまでくわしく知っていた。ロバートの話によると、「うちの炭鉱では、坑夫は朝五時に坑内に降りる。仕事の始まりは六時だ。仕事を終わって採炭場から戻るのが一時から三時半の間で、採炭場での労働時間は平均すると八時間から九時間になる。食事は坑夫が自分で持って坑内に降りる。……残念だが、うちの坑夫もよそと比べて汚いことに変わりはない。坑内の採炭場には大きな便所が一か所だけ。当然、坑夫は手を洗わないで飲み食いをする。」

この話を聞いてスノウは、グレンジャーがトゥーティングで見つけたことと比べてみた。こちらでは、子どもたちは一台のベッドに二、三人もしくは四人まで寝かされていた。コレラの犠牲となった子どもたちは、しばしば健康な子どもに混ざって看病されずに放っておかれ、ついには何もかも吐くようになる、それも全員が。スノウは、子どもたちが手で何にでも触り、その手をいつもそのまま口に入れている場面を思い浮かべた。それから、不幸なハーノルドとブレンキンソップ、そして二人が泊まったホースリーダウンのむさ苦しい部屋のことを重ね合わせた。そのとき、バターシーのアルビオン・テラスという、ロンドンのあまり目立たない通りの話を耳にして、スノウは俄然興味を引かれることになった。場所は、ちょうどテムズ川を挟んでチェルシーの真向かいに当たった。そこで起こったある出来事の話である。

# 第8章　一筋の光

コレラは［ヒト―ヒト感染で］伝播すると信じる。そう考えた方が、そうでないと考えるより、ずっと憂鬱な気持ちにならずに済む。というのも、目に見えない何物かが大気中を漂い、世界中に広がってゆくと考えるなんて、まったく気味が悪いではないか！

ジョン・スノウ、一八四九年

バターシーのアルビオン・テラスは、上品な郊外型住居が整然と立ち並ぶ街であった。そこに住んだのは専門職階級や富裕な商人であり、ホースリーダウンの木賃宿やドルーエ養護施設の共同部屋とはまるで隔絶した世界である。ここの清潔で栄養も行き届いた人々、それは株式仲介人、弁護士、医師といった、いわば社会のバックボーンを形成する人々でもあり、快適できちんとした生活を送っていた。まだ人の体温で温かい、垢まみれのベッドに転がり込むなど誰もしないし、豚の残飯箱をあさって腹の足しにするなどもまるで縁がなかった。

一八四九年の夏、ここで二週間の間に恐ろしいことが起こった。それは、ハーノルドとブレンキンソップとが死亡してから九か月後、バーソロミュー・ドルーエが、法律上その地位は無傷のままオールド・ベイリーの被告席から放免されて、三か月後の出来事であった。アルビオン・テラスの通りでは住宅一七軒中一〇軒で、そこに住む住民の半数以上がコレラにかかり、二四人の死者が出たのである。その犠牲者のうちには、一世帯で六人の死者を出した家があった。そしてこの中に、悲しみの光景からもコレラからも逃げ出そうとして、ロンドンを離れた男が一人いた。ところがこの間、アルビオン・テラスを取り囲む他の通りでは、コレラがまったく出現しなかったのである。

悲劇は七月二八日に始まった。一三番地の家の中年の召使に、数日間吐き気と下痢が続いた。彼女の吐き気と下痢は例によってつらい症状だったが、いつもの腹をこわしたくらいにしか思われなかった。そこで最初の警鐘が鳴った。召使の容体が急変し、一日と経たないうちに死んでしまったのだ。その二日後に、今度は彼女の妹が死亡した。姉の看病をしに田舎から出てきていたのだが、あっという間だった。その後も死者が相次ぎ、一〇日間というもの、アルビオン・テラスのひとかどの市民がアジア型コレラに罹患して、次々と命を落とした。

最も悲劇的なのは六番地の家の場合だった。この家には、六一歳になる引退伝道師トーマス・ハリソン師が、妻と年老いた料理人と一緒に住んでいた。そのときは、ちょうどハリソン師の伯母のヘンリエッタ・ロスコーとその友達のマルタ・エドワーズがバターシーにきていた。この家に泊まった後は、みんなでブライトンへ旅行に行く予定だった。だが、それどころではなくなった。八月四日の土曜日、ロスコー夫人がコレラで死亡したのだ。彼女はハリソン師にかなりの財産を遺したけれども、ハリソン師がありがたく受け取ることはもうなかった。次の週の火曜日、エドワーズ夫人とハリソン師の妻アンが死亡。病人の看護のために雇われてきていたマリー・ブラックウェルという看護婦も死亡した。その二日後の八月九日、エドワーズ夫人の若い甥ジェンキンズは、ケンサル・グリーン共同墓地の埋葬に参列した。三人の女性は、ロスコー夫人が葬られたばかりの墓地に埋葬されたが、彼女らの死を見送ったジェンキンズは、その日ただ一人の会葬者だった。ジェンキンズがアルビオン・テラスの家に戻ると、二人目の看護婦が死んでいた。彼が葬儀に参列していた間の、ほんのいっときの出来事だった。

ハリソン夫人とエドワーズ夫人は、火曜日の夜に亡くなったのだが、その夜、二人が瀕死の床にあった時刻に、ハリソン師は隣人の訪問を受けた。見舞いにきたのは、マクスウェルという弁護士だった。トーマス・ハリソン・マクスウェル氏は、取り乱したハリソンとともに一睡もしなかった。翌朝六時、妻と伯母はもはやベッドで死に絶えていたが、ハリソンはマクスウェルにこう訴えた。もうこの家には一刻もいたくない。二度とこの敷居をまたぐことはない、と。マクスウェルは貸し馬車を探しに外に飛び出した。夏の早朝、郊外の通りはしんとしていた。そこで二人は〝ジャック・ストローズ・キャッスル〟を目指して一目散に走り出した。それは古くからある有名な旅籠（はたご）で、ロンドン北西部に一八世紀以降できた鄙びた村、ハムステッドにあった〔同名のパブとして現存する〕。しかし、そこに着くとすぐに、ハリソンの体調がどうにも思わしくなくなってきた。そこで彼は、自分にやり残したことが何か否応なく悟ることになった。ハリソンは、弁護士のマクスウェルに一つだけ最後の頼みがあると切り出した。遺書をつくってほしい。内容は、わずか三日前にロスコー夫人が自分に遺した財産の処分についてだった。八時間後、トーマス・ハリソン師は死亡した。すでに親族に先立たれ、二人の看護婦も先に死んでいた。「彼が心に抱えた苦悩は想像を絶する」とタイムズ紙は報じた。アルビオン・テラス六番地の家で唯一の生存者は、年老いた料理人だった。

一八四九年以前、この手の話なら、借家、掘っ立て小屋、大規模な救貧院、刑務所ではもうごろごろしていた。しかし、これほど豊かな中流クラスの住宅地では稀有のことだった。だが、これこそジョン・スノウが待ち望んでいた手がかりだった。スノウは長年にわたって、コレラの発症機序と感染方法について思案し続けてきた。ところが昨年の秋、イギリスで二回目のコレラが流行し始めた頃、スノウがそうして温めてきたアイデアが彼の頭の中で一つにまとまり、首尾一貫した理論となったのだ。

スノウは、このテーマに関心を持っている何人かの医師に概要を説明してみた。その中に、ユニバーシティ・カレッジ病院の医師、エドモンド・パークス〔Edmund A. Parkes：一八一九年～一八七六年。彼の著作『実際衛生学』は、日本海軍の脚気撲滅に成功した高木兼寛にも影響を与えた〕とアルフレッド・ベアリング・ギャロッドがいた。この二人は、膨大な数のコレラ患者の血液と排出物の分析に忙殺されていた。彼らはこの謎に解決の光を当てる何か、どんな些細なことでもいいから発見できないかと一縷の望みを託していた。

一八三一年当時に重要な役割を演じたドーンとラッセル〔ロバート・ドーンは三四、七九頁、ウィリアム・ラッセルは一九、四五頁参照〕のように、エドモンド・パークスはインドでの軍医としての勤務経験があり、そこで、赤痢、肝炎、コレラのような病気を間近で経験していた。その後に彼は、新興してきた衛生学の分野で名をなすことになった。パークスは、スノウの話にさほど興味を持たなかった。パークスの見るところ、スノウは既知の事実から正当化できる範囲を超えて、あまりに特殊な考え方に重きを置きすぎていた。数年後に振り返ってみれば、パークスは、スノウの説に対する偏見を、スノウの考え方に見られる排他性のせいにしたであろう。彼は、スノウの考え方が受け入れられないのも無理はないと思った。なぜなら、はっきり間違いだと証明される前に、スノウは当時の強大な論敵〔瘴気説〕を早々と退けたのだから。

その年一八四九年の秋、スノウが自分の学説を学術誌に発表するには、これまで集めてきた情報ではまだ根拠があまりに薄弱だと自分では考えたが、その限りにおいてパークスと同意見であった。しかし今、アルビオン・テラスの惨状が明らかになるにつれて、いくつかの事実がスノウの手に入った。それで疑問を残さず彼の言う真相を証明することはできないが、それでも彼は信用するに足る議論を提起できるようになったのである。「今や明らかとなったこの見解は、昨年後半以降筆者がずっと温めてきて、数人の医師に開陳したものである」とスノウは書いた。「しかし、公刊するのは躊躇した。まだ有利となる証拠があまりに散発的で大まかだったため、その準備が簡単にできるとはとても思えなかったのである。しかし、ここ何日間かのうちに、ある出来事を聞き知るに及んで、それがもっと直接的な証拠をもたらしたように見えた。」

バターシーの一件がエドウィン・チャドウィックの耳に届くと、すぐ彼はまた一つ調査を指示した。リチャード・グレンジャー医師の同僚の一人、ミルロイ医師という人物がこの件で正式に報告書を提出し、絡んでいた三つの要因を指摘した。第一に、バターシー・フィールズの名で知られる場所にある、開放式下水から出る悪臭。ここは、アルビオン・テラスの家々からおよそ一二〇メートル離れたところにあった。第二に、アルビオン・テラスの台所の流しから出る悪臭。最初の犠牲者が死んだ日よりも、そのすぐ二日前の方がひどかった。嵐のために排水があふれ出し、住宅二軒が浸水していたのである。最後に、膨大なゴミの山から出た悪臭。ウジ虫だらけのこのゴミは、量にして荷馬車八台分あった。このゴミは何か月も前から、最初の犠牲者が死んだ一三番地の家の地下室で、黙々と腐敗し続けていた。

実際、ミルロイの考えでは、アルビオン・テラスは、「不潔で腐りきった臭気（effluvia）が大気中に浮遊するマラリア毒を呼び寄せ、局所にとどめさせる力を持つという特筆すべき例である。マラリア毒は不運な住民にとりつき、たとえ不健康の原因が他になくとも、致命的な害悪をもたらすのだ。」もっと簡単に言えば、コレラが大気中に充満しているときに、アルビオン・テラスの臭気があまりにひどいので、それだけで十分コレラの大流行を引き起こすことができたという。たとえトゥーティングで一役買った栄養不良や過密状態のような他の要因がなくとも。

ミルロイの考え方は、当時、大多数の医師の考え方とも合致した、オーソドックスなものであった。確かに、最初の犠牲者が住んでいた家はボロを山のようにため込んでいたし、地下室が浸水したすぐ後に彼らが死んで、後は辺り一面ゴミと悪臭だったことからすれば、なるほどと思わせる。しかし、ジョン・スノウは合点がいかなかった。「開放式下水についてだが、この下水のせいでひどい悪臭にさらされている場所は、コレラが流行っている通りや家並みと同じくらい、他にもあるではないか。逆に、悪臭にさらされているのにコレラとは無縁の家が、下水とアルビオン・テラスの間には一九軒あった。」

それに、悪臭を発する台所の流しだが、とスノウは続けて言う。この国では実際のところ毎日どこの家の台所からも臭気を発しているわけだから、その臭気がコレラ大流行の原因にはなり得ないはずだ。事実、あの暴風雨の影響で、ロンドン中の家屋が何千軒も悪臭に悩まされた。そのとき、浸水したアルビオン・テラスの二軒が悪臭も一番ひどかったが、そこの住人の病気は比較的軽くて済んでいた。ミルロイの報告書で犯人とされた三番目、一三番地の地下室の汚らわしい秘密を却下するのは、スノウにとってはもうほとんど噴飯ものだった。家の地下からの臭いが、遠く離れた家まで影響するわけがないだろう。スノウは、たったこれだけで片付けた。

ジョン・スノウは、麻酔学に関する広範な研究を続けてきていた。また、ずいぶん昔のことになるが、ハンター医学校でのヒ素中毒事件にも遭遇した。そのおかげで、ある化学性蒸気や気体を吸入する危険性については十分すぎるほどわかっていた。しかし、どんな悪臭でも、それだけで特定の流行病の原因になるとはどうしても思えなかった。天然痘、猩紅熱（しょうこうねつ）、コレラといった病気はどれも特有の症状があるが、それぞれ別個の「病毒」が原因でなければならないはずだ。その病毒はヒトの体内で生成され、その生態は一定の自然界の法則に支配される。また、それはヒトからヒトへ伝播する。これがスノウの主張であった。ちなみに、ベンジャミン・ウォード・リチャードソンによれば、スノウは、野山のカシの木や庭のクロッカスが悪臭によって大きく育つことがないのと同じく、特定の病気が悪臭によって発生することはないと信じていた。「カシの木が肥やしの山からひょっこり芽を出すように、天然痘も汚物溜から起こるのかもしれない。しかし、その特定の病毒が存在しない汚物溜から、天然痘は絶対に発生しない。また、実となるドングリが存在しない肥やしの山から、カシの木も発芽しない。」リチャードソンは、これは極端な見方だと述べた。だが、時はまさに、微生物と病気との関係に、ほんのかすかな光がやっと差してきたところであった。すなわち、ルイ・パスツール〔フランスの化学者、細菌学者。二二五頁参照〕が、病原菌の働きを疑問の余地なく世に立証する、およそ一〇年前のことである。

　スノウは、下水調査委員会の調査官助手であるグラント氏の仕事の方が、ミルロイ医師の理論よりはるかに説得力があると思った。グラントは、アルビオン・テラスの一番地と七番地の家の裏側の地面を掘り起こし、そこの排水を調べさせた。調査官がそこで発見したもののために、用心深いジョン・スノウも自分の考え方をやっと活字にする決心がついたのである。大観衆を前にして自分の考え方を発表するのは今だ、と納得するに十分な情報が手に入ったと彼は感じた。それだけではない。人命を救うために自分にはこれを出版する積極的義務が課されている、との意を強くしたのである。

アルビオン・テラスでは、軒先の道端に湧き出る泉から水の供給を受けていた。「ビヤ樽」排水とあだ名されたこの上水道は、七番地と八番地の家の間を通って、泉からの水を家々の裏側に運んでいる。そこで左右に分岐し、各家庭の裏手で地下に埋められたタンクに連なるのだ。これらのタンクは、何本かのパイプで互いに接続していた。そしてさらに多くのパイプがそれぞれのタンクから水を運び、台所のポンプにつながっていた。各家庭の裏手には便所の真下に汚物溜が控えており、先の上水タンクとは一・二メートル離れたところにあった。

グラント指揮下の人夫たちが、一番地と七番地の家の裏手を掘り起こしたときにわかったのは、両方の家で汚物溜がいっぱいになっていたのと、一番地の家のあふれ防止用の排水溝が詰まっていたことだった。この排水溝は上水タンクのわずか四〇センチメートル上方にあり、排水溝とタンクの間の地面は濡れてビショビショになっていた。しかも、排水溝は底がボロボロになって穴だらけだったので、誰かが棒で突いたところ突き抜ける状態だった。この排水溝は、上水タンクに流れるパイプの上をも通っていたが、そのパイプの接続部分もきちんと塞がっていなかった。

七番地の家の裏でグラントは、タンクからあふれた水を逃がすパイプの中身と、汚物溜からの排水の中身が、地下で混じり合って流れていたのを発見した。グラントは、泉からの水が入ってくる

「ビヤ樽」排水のてっぺんに被さった、底の浅いレンガの排水溝の蓋も開けて中を確かめた。この底の浅い排水溝に流れ込んでいたのは、道路からあふれ出た水、汚物溜と台所の流しから出た汚物、タンクからあふれ出た上水である。嵐のときに壊れたのは、この浅い排水溝だった。ここからあふれ出た排液が二軒の家に押し寄せたのだ。このとき以来、ここの住民たちの多くは、口々に飲み水がどうも変だと言っていた。八月の初めの大雨ではもっと雨が多く降り、そのときも八番地の家の排水があふれ出して、またも二軒の台所が浸水した。

つまり、汚物溜や下水の中身は別々のルートを経て、アルビオン・テラスの飲料水を供給するパイプやタンクに流れ込む可能性があったのである。また、これらのタンクは、同じ深さのところにあって互いにパイプで接続していたから、どこか一か所の台所で水を汲むと、自分のところだけでなく別のタンクからも水が出てきた。このため、タンクが一か所でも汚染されると、他の全部が汚染されることになった。

グラントは、タンクからも上水の標本を採取した。グラントによれば、これら上水が「汚染されていると誰もが納得するためには、標本をよく目で見て鼻で臭いを嗅いでみればよかった。汚染は明らかに水が泉から出た後で起きているようだった。」スノウは、それらの標本を入手でき、もっとくわしく調べてみた。彼が記述したその調査結果を読むだけで、何とも気分が悪くなる。「標本七の大瓶に入っていたのは、どす黒い半液体状の物体で、まさしく便所の土らしき悪臭がつんと鼻を突いた。瓶を開けようとしたときに、コルクの栓が飛んでゆき、中身も一緒に飛び出した。腐敗が進んでできたガスのせいだった。」

しかし、それよりもっとぞっとするものがあった。「瓶の中には、ヒトの体内で消化できなかったものまで入っていた。干しブドウ、ブドウの種、果物や野菜の皮（外側の薄い部分）。それ以外にも、便所に落ちたあるモノが見つかった。すなわち、紙の切れっ端である。」いったいどうすれば、こういう上水を住民が汚いと気づかずに飲めるというのか。それについて、スノウはこう指摘した。明らかに一回り大きくて、一段と汚らしい含有物が上水の中に入っていても、こういう大モノは、タンクの底に沈んでいる。だから、そこから上水を汲み出しても、比較的安全なように見えるわけだ。

アルビオン・ストリートの角を曲がったすぐのところに、あと四軒の家がアルビオン・テラスと同じ上水を使っていた。ただし、このうちの三軒は何か月間も空き家のままで、残り一軒には男が一人住んでいたが、ここの水はどうも変だとあやしんで一滴も飲んでいなかった。その年の夏、トーマス・ハリソンは、この水がまずいまずいと散々文句を言っていた。そしてとうとう、ハリソン夫人とエドワーズ夫人が亡くなった日に、彼は料理人に向かって、家のお茶は捨てて代わりに大通りの向こう側に行き、いくらかもっと水をもらってくるように言った。その料理人は六番地でただ一人生き残ったのだが、彼女自身もその水のことを「まずいとうるさく文句を言いました」と言って、口にするのは一切拒んだ。

一八四九年八月、スノウはようやく一冊の小冊子を出版した。慎重に議論を詰めた自分の仮説を説明するものだった。スノウの考えは次の通りだった。第一点：コレラは直接感染する病気であるとはっきり位置付けたこと。すなわち、コレラは患者から健康な人間にうつされる。コレラはいつも、人が移動する主なルートをなぞるように流行する。このため、コレラの感染地域から人が入ってくると、それまでコレラと無縁だった場所がたちまちコレラの餌食になることがよくある。第二点：この病気を引き起こすものが何であれ、コレラの「病毒」は必ず消化管経由でヒトの体内に侵入すること。言うなれば、コレラは口から飲み込んで初めて病気を起こす。これはコレラの発症のしかたから明白である。なぜなら、もう嫌と言うほど知っている凄まじい嘔吐と下痢というコレラ特有の最初の症状は、消化器系だけに現われる。血流由来の病気と違って、コレラには悪寒、頭痛、頻脈といった全身症状から始まることはなかった。コレラの初期症状は、極めて局所的であった。

当時、コレラは血液疾患であるという見方もあった。その理由は、一つにはコレラの犠牲者の動脈や静脈の中を、黒くどろっとしたタール様の物質が血液の代わりに通過していたからである。ということは、コレラの「病毒」は血流中で活性化され、幾分その結果として、血液中の正常な水分と塩類を胃と腸の壁を通して体外に排出させるのだ、と考えられた。しかし、スノウはそれに反対した。この見方は、スノウの臨床上の経験とは何から何まで合わなかった。血液中の毒素のせいでからだの単一の表面、この場合消化管を通して水分が奪われるという例を、他ではただの一例も思いつかなかった。それよりずっと可能性が高いのは、体内の水分喪失が消化器系自体の局所的炎症に起因する方だとスノウは信じていた。

彼の理論、つまりコレラは消化器系の病気であって血液由来の病気ではないことからすると、健康な人間が患者から病気をもらう唯一疑う余地のないルートは、病気の間に患者から放出された何かを健康な人が飲み込むことだ。それが、吐物や腸からの白濁した大量の排泄物（いわゆる、米のとぎ汁様排泄物）である。こうした吐物や下痢便は無色無臭であることが多い。このため、気づかずに手に付き、そしてその手から患者を看護している人の口に入ってしまうことがあり得る。それが、家族の食事を用意している人や、売り物の食品を扱っている人だったりすると、「病毒」はもっと早く驚くほど遠いところまで広がる。このような病気が、著しく不衛生な環境下で暮らす貧しい人々の間ではるかに発生しやすいのは、もはや明らかである。

しかし、これだけでは説明できないことがある。コレラは、いつも何の前触れもなしに、突然爆発的に大流行となる恐るべき習性がある。その結果、一度に数十人、いや何百人という犠牲者が出るのである。しかし、コレラが一度に膨大な数の人間に広がるもう一つ別の方法がある。それが水道汚染である。すなわち、一旦患者が出ると、コレラに汚染された下水が地下に浸み込んで、上水道の中に入り込むのである。一九世紀前半には、こういうことが起こり得たし、むしろ不可避とも言えた。グラント氏がアルビオン・テラスでおこなった調査が、そのことをこれ以上ないほど明快に示していた。

アルビオン・テラスの事例について、スノウはこう言った。「これらの家々の住民に降りかかった災厄の唯一独特の原因は、そのままズバリ明白である。それは、コレラが発生したほとんどすべての家で上水がどんな状態にあったのか考えるだけでわかる。ところが一方、その周りの地域では病気はまったく起こらずに済んだ。」ただ、これだと例外に見えてしまう事例があった。コレラにかかった二人の看護婦の場合である。彼女らがアルビオン・テラスにやってきたのは、時期的にはコレラの大流行がすでに始まった後であり、またその地区で使っている水は飲用には適していないと住民が評定を下した後だったからである。しかしスノウは、この二人が病気にかかったのは、彼が小冊子に概略を書いた通り、患者の吐物か糞便が付いた何かをそれと知らずに飲み込んだか、あるいはすでに汚染された水と何らかの形で接触した食べ物を口にしたか、そのどちらかだと確信していた。

アルビオン・テラス一三番地で中年の召使がこの病気にかかったのが、この地区の悲劇の幕開けとなった。したがって、彼女が指針症例（index case）となったのだが、その召使がどのようにしてコレラに罹患したのか、スノウを含め誰にもわからなかった。それは、ドルーエ養護施設にどうやってコレラがもたらされたのか誰もわからなかったのと同じだった。当の本人が亡くなってしまい、彼女がどのようにコレラに曝露されたかという点は、情報がまったく得られなかった。しかしスノウは、その召使以外の死亡患者については、その原因が突き止められたと確信した。彼はこう書いた。「七月二八日に最初の患者がどのようにしてコレラにかかったのか、それを示すデータは何もない。しかし、この患者の排泄物が、この地区のすべての家庭で使っている上水と混じる排水に入ったのは、彼女が死んだ後二、三日の間に違いない。こうして、コレラは他の住民に襲いかかった。さらに二日後、病気はあっと驚くほどに広まったのだ。」

水から発散された悪臭を吸い込むこととは反対に、その汚い水を飲むことがコレラの蔓延に一役買っているかもしれないという説が提唱されたのは、これが最初ではなかった。一八三一年から三二年のコレラ大流行のときも今回も、監察官たちは、人々がコレラに倒れる直前から飲み水がひどい味がするとときどき訴えていたことに気づいていた。それは、トーマス・ハリソン師やその近所の住民たちと同じであった。チャドウィック率いる瘴気説の温床たるあの公衆衛生局でさえ、地域に供給される上水道が下水や便所、近くの墓場から浸み出した雨水で汚染されていると、そこへ後から襲ってくるコレラは、特にひどい被害をもたらすことは受け入れていた。しかも、リチャード・グレンジャーは、「腐敗した有機物で汚染された上水を飲むことが、コレラの誘発因子として強く作用した」、ときにはそうとしか結論せざるを得ない場合があると認めていた。

しかしここでも、グレンジャーの見方では、汚染された上水を飲用するのはコレラにかかりやすくなる一要素に過ぎず、それが第一の原因ではなかった。グレンジャーは、悪臭こそあらゆる流行病の根幹をなすものであるという絶対的な確信からこの問題に当たっていた。チャドウィックもミルロイも同じだった。他の迷える旅人たる医師たちもそうだった。彼らにとって瘴気説は科学的に証明された事実であり、純然たる状況証拠を積み上げただけの空論ではなかった。そのくせ、山のようにおびただしいそれらの証拠は、数百年も昔のものを使っていた。

ジョン・スノウは、現状の行き詰まりを打開すべく、独自の解決の道筋を提案した。つまり、主流となっている議論がこれまでコレラの蔓延ばかりに焦点を当ててきたのに対し、スノウのそれはコレラそのものを直ちに食い止める方法でもあった。つまり、簡単で安上がりだがはるかに効果的な対策だった。殺人鬼コレラは今やイギリス全土を恐怖に陥れていたが、もしスノウの言うことが正しければ、それを実に簡単に手なずけられるのである。では、何をすればいいのか。スノウによれば、コレラにかかった患者の世話をする者はみな、念入りかつ頻繁に手を洗うこと、特に食べ物に触るときはその前に。それから、排水や下水の汚れた水が上水に混入してしまった場合、その水は飲んだり料理に使ったりしないこと。それが確認できない場合には、その上水を使う前に濾過して煮沸すること。以上である。

とうとうここまできたのだ。見事な論理的推理だった。何年もの間、医学界の最高の頭脳をとことん悩ませ続けてしかも惨憺(さんたん)たる結果だった、コレラの腹立たしいほどの矛盾をすべて説明し得るものだった。ただ、極めて有望であるとはいえ、この段階ではもちろん、まだ単なる仮説でしかなかった。スノウの理論にはいくつか前提があった。だから、確固たる科学的証拠が必要であり、理想を言えばある種の実験をおこなってでもそれを得るべきなのはわかっていた。けれども、現実にそうした実験をおこなうことはまず不可能だった。麻酔学やヒ素の研究と違って、彼のこの理論は実験室でテストできるようなものではなかった。せめて彼の理論を出版する前に、スノウはもっと多くのデータを集める時間が欲しかったことであろう。しかし、今や国中がコレラの猛威に悶え苦しんでいるときに、それで人命が救われるかもしれない情報を伏せておくなど、弁明の余地がないとスノウは考えた。そこで、自分から真っ先に指摘しなければならない研究上の不備があることを読者に謝った上で、スノウは小冊子で自分の理論を説明し、医師たちの意見を遠慮なく聞かせてくれるよう求めた。

だが、スノウはがっかりさせられることになる。このイギリスでは、かれこれ二〇年間、絶望的とも言える累々たる屍を乗り越えつつ、解決の道を探し続けてきた。また、三〇年前にコレラの世界的流行が始まって以来、何百万人もの命がコレラによって奪われていた。それにもかかわらず、このスノウの呼びかけに対して医学界の反応は完全な黙殺であった。ウェストミンスター医学協会の会員たちが、スノウを議論に初めて迎えたときとまるで同じだった。社交下手な一匹狼、金も力もないスノウの説には、誰もさして関心がないようだった。そのスノウは、暇さえあれば部屋に閉じこもって、書物と実験に没頭していた。とりわけ、彼の考え方が医学界のオーソドックスな意見と衝突するようになった今となっては。

スノウが小冊子を世に出してから一か月後、ランセット誌が短い書評を掲載した。その中で編者は、コレラが呼吸により肺を通して広がる血液の病気ではなく、消化器系を通して広がる腸管局所の病気だというスノウの主張を、「どう見ても決め手にならない説」だと片付けた。さらに同誌は、汚染された水の果たす役割についてスノウの理論を受け入れるに当たっては、「重大な限界があることに留意しなければならない」とクギを刺していた。ただ、スノウの説の要約をかいつまむだけでは公平な態度とは言えないから、先生方ご自身でもこの小冊子を読まれるようお勧めすると付け加えた。しかし、コレラ予防に関するスノウのアドバイスには、この国の事実上誰でも理解し実行できる事柄が列挙されていた。にもかかわらず、それについて、イギリスだけで毎週一〇〇〇人以上の命が失われているこの時期にこそ、少なくともやってみる価値があるという意見は、ついぞ出てこなかった。それにいつになく、読者がペンを執ってスノウを支持するとか、非難するとかいう反応が一切返ってこなかった。ジョン・スノウは嘲りの哄笑にすら値しなかった。ただ無視されただけだった。

# 第9章　センセーション

雨が雨樋から用水桶へと流れ込むと、どの雨粒にも〝微小動物〟(animalcules)が見つかる。どんな水であれ外気にさらされると、そこに微小動物が姿を現わすのだ。

オランダの顕微鏡研究家、アントニ・ファン・レーウェンフック、一七〇二年

ロンドン医師界のエリートから見れば、ブリストル内科・外科学会の顕微鏡小委員会というのはこれまで一大発見の派手な舞台から遠かったかもしれないが、コレラに対する無知と混乱ぶりを考えれば、よそも同じであった。

ジョン・スノウが自らの見解を公表する六週間前の一八四九年七月九日、二人の医師がウィリアム・バッド邸に参集した同僚たちを前にして、驚くべき知見を披露した。このバッドは、デボン州

にある医師を多く輩出した家の出身で、ブリストル診療所の内科医であり、腸チフスに関する業績で後々医学史に名をとどめた人物である。ここから腸チフスは、発疹チフスとはっきり区別されたのである。

ブリストル医学校の講師であった外科医ジョゼフ・グリフィス・スウェインと、フレデリック・ブリタンは、その地域のコレラ病院の患者から採取した、いわゆる「米のとぎ汁様排泄物」の標本を顕微鏡でくわしく観察した。二人は、そうして発見したものをスケッチにした。「これまでどこにも記載されたことがない、非常に変わった特徴をもった細胞である」とスウェインは述べた。この組織体は「おびただしい数で、ひどく珍しい外観だったため、われわれはコレラの原因物質そのものと言わないまでも、コレラ患者の排泄物に特徴的であるという見解であった。」

念のために、彼らはさらに五〇人の汚染された患者の分泌物も同じ検査にかけた。結果はまったく同じであった。レンズから覗(のぞ)くと一目瞭然であったが、それら液体中には見たこともないような粒子が存在していた。

新しい発見が次々と現われた。五人のコレラ患者が手当てを受けたある家の空気を調べて、ブリタンはまったく同じ奇妙な組織体の発見を報告し、スウェインはコレラ発生地区の水道からやはりおびただしい数の奇妙な組織体を検出した。ブリタンとスウェインは次に、コレラ患者の排泄物を、ただの下痢だと医師が太鼓判を押した患者の標本と比べてみた。バッドの方は、伝染病にかかっていない地区から採取した水の検体を観察した。いずれからもあの奇妙な物体はついぞ見つからなかった。これこそ決定的だ、と彼らは確信した。彼らは画期的な発見をした。おそらくは、コレラの原因となる本当の病毒を観察していたのだ。

一八四九年九月二日付のランセット誌は、「奇妙な新物体」発見の報に明らかに沸き立ち、この発見に関するスウェインの論文を載せた。この雑誌は大スクープ論文を一刻も早く出版したくてたまらず、「奇妙な新物体」のスケッチが届くまで待ちきれなかった。それで、スケッチは次号に掲載することにしたのだ。「これらの細胞は大きさも表面の構造も、発達の各段階ごとに大きく異なっている」とスウェインは記した。

最小のものでは血球と同じ大きさか、あるいはもっとずっと小さいので、よく見るためには高倍率の対物レンズが必要である。とても透き通っており、赤血球のように平べったい形をしているが、壁が厚くてリング（環）のような外観にも見える。内部に顆粒はまったくと言っていいほど含まれていない。壁は光を強く屈折させるので、それはときに凝集塊か細胞質様にも見えるが、通常周りのところどころが軸か亀裂をもった形状をしている。私が観察した中には、輪郭にところどころ微細な細胞か出芽（bud）状の突起を持つものもあった。……中くらいから大きな細胞になると、小さな細胞と見かけがよく似てはいても、もっと粗く顆粒に富む構造になっている。

同じ週にウィリアム・バッドは両方の水質調査結果と、それから得られた結論を発表した。彼によると、コレラは外見上ある種の真菌（カビ）らしき生命体、いわば小さな寄生生物から引き起こされたという。バッドはさらに続けてこう述べた。コレラの「病毒」は口から入ったはずだというスノウの言葉を信じると、それがヒトの胃腸に達したとき、大量に自己増殖することになる。そして自己増殖こそ、あらゆる生命体の特徴に他ならない。そしてこの生命活動は、この病気の悪名高き特徴である腸管からの大量の排出物の原因なのだと。この新たな微生物はヒトの腸内でしか生育できない、とバッドは確信した。小さな粒子は空気中や食物を介して広がるが、やはり一番の感染経路は病気が流行している地域の飲料水である、と彼は考えた。

バッドはさらに驚くべき知見を述べた。「この病毒が体内に侵入する主要な経路は水である。それはスノウ博士の研究ですでに明らかになっている事実であり、その発見はすべて彼の業績であるが、きれいな飲料水を入手することが、まず最も効果的なコレラの予防策となるのである。」バッドは流行病の蔓延（まんえん）にとりわけ強い関心があったが、スノウの著作を当時読んでいただけでなく、実際のところ医師仲間でそれに感銘を受けたただ一人の人物であった。今や自らおこなった調査の結果を得て、それを確信したのであった。

コレラあるところ、水中・空中を問わずこれまで知られていなかった種（しゅ）がおびただしい数満ちあふれているというセンセーショナルな新事実には、医師も一般市民も等しく夢中になった。しかしその後は、コレラにまつわる水系感染説は脇へ追いやられた。その代わり、全国紙でも医学雑誌でも、誰彼による話や推測、そしてもちろん医師同士の気の短い口論に一気に火がついたが、その大半は、バッドが信じるような真菌であるかないかにしぼられた。さらに医学界の中には、この、いかにも〝大発見〟と見えるものに何とか自分も関わりを持ちたいとあからさまに考える御仁もいた。例えば、グローブ氏はコレラ患者の尿からまったく同じ物体を見つけたと主張し、ドーセット郡の病院の内科医カウデル博士は患者の汗から同一の粒子を発見したと発表した。

科学者たちが、あまりに小さすぎて肉眼では識別できない生き物の存在を知ったのは、一六七四年のことであった。オランダの織物商アントニ・ファン・レーウェンフックが、ガラスを丹精込めて磨いてつくった拡大レンズを通して、水たまりの一滴を覗き込んだのが最初であった。彼にはそのとき見ているものがにわかに信じられなかった。それを彼は「雨水の中の小さな動物」と呼んだが、人類が初めて目にした微生物（micro-organism）を見ていたのだ。それを彼は、興奮しながら一連の膨大なシリーズの最初の投稿を、ロンドン王立協会に書き送った。この魔法の装置、顕微鏡による尋常ならざる観察についてである。

この驚くべき結果を得て、俄然この織物商は、水たまりから今度は思いつくあらゆる液体や表面、はては自分の歯まで観察に取りかかった。「私の歯はいつもとてもきれいにしていたのに、拡大レンズで見てみると、しっとりした小麦粉ほどに薄い、小さな白い物質が生じているのがわかった」と彼は書いた。「この物体は何の動きも見せなかったが、おそらく生物であろうと判断した。それでこの小麦粉を採取して、片や何も動物が混じっていない純粋な雨水と、片や自分の唾液と混ぜてみたところ、驚いたことに前述の物体にはたくさんの小さな動物が含まれて見え、せわしなく動き回っていたのだ。」彼はこう結んだ。「ヒトの歯垢の中には、それこそ無数の動物がいるので、王国中の人間をかき集めてもきっと数では敵うまい。」

レーウェンフックは、現在われわれが細菌（bacteria）と呼ぶものについて、次のように記述している。

それは……何と言ったらいいのか。あまりに小さくて、到底図に描けなかった。大きなシラミの目の一〇〇〇倍も小さいのだから……観察していると、しばしば一か所でじっとしていたり、その後急にくるりと向きを変えたりする。目いっぱい舵を切るときは、その外周は砂粒一つにも満たず、まっすぐに伸びるかと思えば、やがてからだをねじ曲げる。

彼は、様々な他のタイプの藻類や真菌など多くの単細胞生物について、さらに書き綴った。レーウェンフックの言う微小動物と病気や腐敗とがはっきり関連付けられるまで、その後約二〇〇年待たねばならなかった。バッドらが自分たちの発見を公表したとき、いくらかは前進があったのであるが。

病気の細菌論には驚くほど長い歴史がある。すなわち、感染は衣類のような、また空気を通して長い距離運ばれるような、直接間接にばら撒かれ得る汚染物が原因となる、小さな自己増殖する生命体に由来するというものである。キリストの生誕より一〇〇年前、ローマの碩学マルクス・テレンティウス・バロは、湿った場所は危険であると警告した。その理由は、「目ではわからないが極めて小さな生き物がそこで育っており、鼻の穴から吸い込むと厄介な体調不良（distemper：ジステンパー）を引き起こすから」だった。またもう一人、病気が小さな粒子によって起こるという考えを（それはまた接触感染説と言ってもよいが）提唱したのは、一五世紀の医師ジロラモ・フラカストロであった。彼はパドヴァ大学で天文学者ニコラス・コペルニクスの学友であったが、彼の名声はむしろ、梅毒というおよそ詩とは縁のない主題について一三〇〇篇にも上る叙事詩をものしたことにあった。

そして、一八世紀イギリスの内科医ベンジャミン・マーティンは、結核に関する書物『肺病における新理論』を書いた。その中で、「(脳卒中や痛風、伝染病、うつ病など様々な病気の）発端となる最も重要な原因はおそらく、ある種の微小動物、見事なまでに微細な生き物かもしれない。それらはその独特の姿形から、また愉快ならざるからだの一器官のために、われわれの健康には害を及ぼすが、それでもわれわれの分泌物や血液中で生き延び、そうして記述されてきたすべての障害を引き起こすのであろう」と述べた。マーティン医師の推測によれば、異なる種類の微小動物がいて、しかもそれぞれが、魚の群れや飛び交う昆虫の大群のように途方もない数となって移動してゆくだろう。それで、ある国でその年のこの時期に疫病が猛威を振るったというのである。

一九世紀前半、いわゆる「キリストの聖血」と呼ばれる奇蹟を題材にした作品の発見が、〔確かにローマ・カトリック教会に関する限り〕予期せぬ大変な物議を醸すことになった。一二六三年、イタリアにあるボルセーナの聖クリスティーナ教会でミサが執りおこなわれた。ところが、神父が自ら聖別〔カトリック教会等で、礼拝で使用する器具などを聖なるものとして、他の被造物と区別すること〕したばかりのパンから、血が彼の手に、そして祭壇の上に滴り落ちたのである。その光景を目にして、神父は畏敬の念に打たれていた。教会は、このことを本当にあった奇蹟として、聖餐式のパンがまさしくイエスの御からだであると神がお示し給うたのだ、と称えた。そこで当時の教皇〔ウルバヌス四世〕はこの出来事を記念して、聖体祭を制定するまでに至った。ただし聖クリスティーナ教会のみが唯一ではなく、赤い血のような斑点が湿ったパンやウエハースに現われた事例が、聖別されたかどうかにかかわらず、ときとして記録に残っていた。〔前述のベンジャミン・マーティンより〕半世紀以上後になって、バルトロメオ・ビーツィオというイタリア人がこれらの斑点を顕微鏡で眺め、彼に言わせれば真菌を見つけた。当時、真菌（fungus）という用語はウイルス（virus）と同じ意味によく使われたが、この他に、ときには現在細菌（bacteria）と呼ばれているものを指す言葉でもあった。ビーツィオはパンやポレンタ〔トウモロコシを挽いた粉を練ったイタリア料理〕を湿らせ、温かくジメジメした場所に放置した。二四時間後、どちらの方も鮮やかな赤に一面染まっていた。ビーツィオが見た生物は実はセラチア菌（Serratia marcescens）という細菌で、かつては無害だと考えられていたが、今日ヒトで髄膜炎などの感染症を起こすことが知られている。

バッドとその同僚が自分たちの大発見を公表するまでには、少なくともすでに一つの微生物がある病気の原因としてはっきり同定されていた。一八三五年に、同じくイタリア人で政府役人、農業にも従事したアゴスティーノ・バッシという人物が、製糸業界全体を脅かしたカイコの恐るべき硬化病は、今日白きょう病菌（*Beauveria bassiana*）と呼ばれる糸状菌が起こしたことを示した。この市井の科学者バッシは、ときには失意の涙に暮れることもあったが、衰えつつある視力と闘いながら何年もの間骨の折れる苛立たしい仕事を根気強く続けて、感染源との直接的接触のみがカイコに硬化病を引き起こせることをとうとう証明したのだった。「私はカイコに硬化病を自然発生的に起こす物質を使って、可能な限りあらゆる実験をおこなった」と書いた。

私はカイコに最も苛酷な処理を加えた。用いたのは、鉱物や植物、動物の様々な毒であったり、刺激物質や腐食剤、苛性（かせい）物質など酸・アルカリ、土壌や金属であったりした。つまり、これらは動物にとって致死的となる最も毒性の強い物質であった。……しかし、どれも私の目的に役立つものではなかった。……私がここで唯一挙げるのはうまくいった「すなわち、硬化病を引き起こした」生き物である。この殺人鬼とは生物であるが、動物のようでもありかつ植物のようでもある、寄生性のカビなのであった。

バッシが哀れなカイコに与えた恐ろしい物質ではまったく病気を再現できなかったのに、彼が最終的に同定した病原体では何回やっても成功した。「人工的にイモ虫に感染させるには、ただ「カビを付けた」針の一点を触れるだけでいいのだ。つまり、餌食となるカイコにその物質を触れさせてもよい。病気にかかった虫由来の感染の素を抽出する、あるいは病気に汚染されたものを抽出した後、それを塗った針先で刺してもよかった」と彼は述べた。今度の場合の正体は、最終的にパンから存在が確認されたビーツィオのセラチア菌のような細菌ではなく、現在で言う真菌であった。

真菌という言葉は、今日ではあるタイプの微生物を指して使われているが、植物や動物、ヒトなど、非常に広範な宿主に寄生してしばしば病気や死を招く。あるものは死んだ有機物を食べて生き、分解の過程に一役買っている。かつて植物に分類されていた理由は、助けなしには自分で動けないからであるが、真菌は、植物を定義づける特徴である根・茎・葉の構造も、葉緑素も持たない。酵母、サビ菌、糸状菌、キノコ、白カビ（ウドンコ菌）はすべて真菌であり、鵞口瘡（がこうそう）や白癬（はくせん）などヒトの病気の原因となるものでもある。

ある特殊な真菌が、ヒトの病気とある種の植物の病気の両方の原因ではなかろうかということは、科学者たちには一八四九年までには正しく推測できていた。もっともこの疑いは、入念な実験というよりは、むしろ当て推量の賜物であった。人間の病気の方は麦角中毒といい、風変わりな真菌の麦角菌（*Claviceps purpurea*）が原因である。麦角菌はライ麦や他の穀類に感染し、毒素を放出する。

感染した穀物を人間が食べると、それで麦角中毒になるのだ。麦角菌が人体に及ぼすたくさんの効果の一つが子宮収縮作用である。ジョン・スノウがクロロホルムとともに待機している間、ロコック医師がベアトリス王女の誕生を早めるために、ビクトリア女王に少量の医薬として処方したのが、これであった。麦角菌から抽出された化学物質は、現在では時折陣痛誘発に投与されるが、別の誘導体は片頭痛に用いられる。

ところが、麦角の分量を間違えたり誤った用法に用いれば、命を落としかねない二つの大変な病気を引き起こす。その一つ、けいれん性麦角中毒は、〝聖アントニウスの業火〟の名でも知られ、激しい震え、灼熱感、身悶え、妄想や幻覚を起こすのだ。確かに麦角はリゼルグ酸ジエチルアミド、すなわちＬＳＤの原料である。だとすれば、病気が知られる以前は、患者は何かにとりつかれたと考えられていたとしても、それほど驚くには当たるまい。ある牧師が、一七四一年にアメリカで起こった流行病の最中、人々に何が起こったかを記していた。「トランス（恍惚状態）から我に返ったとき、彼らは異口同音に、天国と地獄の、またそこでの有様について馬鹿げた話をした。……小さな町で幾人かは、男も女も元は分別のあるまったく信心深い者たちであったのに、取り乱したようにわめいているので、今は閉じ込められ鎖につながれている。通りを歩くと、彼らはたちまちてんかんを起こしてしまう。」

また、一七世紀後半、〔アメリカの〕ニューイングランドで起こった有名なセーレム魔女事件では、悪魔と取引をした科（かど）により、一九人が縛り首か圧殺に処せられたという。この事件については新たな学説がある。この悲劇は、実は麦角中毒の集団発生で起こったというものである。魔法にかけられたと考えられた人々には、麦角中毒の古典的徴候が現われていた。すなわち、恍惚状態になって体外離脱を体験し、一時的に目が見えず口がきけなくなり、幻覚を見たのである。

七一歳のレベッカ・ナースは、一六九二年七月一九日に処刑されたが、その告訴人の一人によると、ナースが殺したとされた被害者の一人の、死ぬ前の週は次のような有様であった。「非常に激しいけいれん発作とともに、恐ろしく奇妙なしぐさをしていた。……そして、忌むべきけいれん発作の最中に壮絶な死を迎えた。その場にいた医師は、この病気が何だか見当もつかないと言った。」

もう一方の壊疽性麦角中毒では、血管の収縮を起こす。とりわけ末梢への循環が遮断されるため、四肢、指、耳たぶ、はては腕、太ももまで壊死に陥り、文字通り脱落してしまう。これが、乾性壊疽（かんせいえそ）の名で知られる病気となる。けいれん性麦角中毒は、短期的・大量の摂取が原因で起こる麦角中毒の急性期に当たるが、それとは違い壊疽性麦角中毒は、長期にわたって少量摂取したことに由来する。ちなみに、しもやけはもっと知られた乾性壊疽であるが、もちろん中毒ではなく寒さのためである。一九世紀に記述された乾性壊疽はこうである。「ジンジンする痺れが四肢にくるが、四肢はすぐにしおれて朽木のように乾いてしまい、エジプトのミイラのように痩せ細り、あたかも炭になったように黒く硬くなる。この状態では四肢がからだから脱落してしまうことになるが、つま先だけならまだいい方で、悪くすると踵から足、膝から下腿が、もっとひどいのになると股関節から太ももまでも抜け落ちてしまう。」一七世紀には、この悲劇的な流行病のある記録が残されている。

ベリー・セント・エドマンズ近くで、それは極貧の労働者とその妻、五人の子どもを襲った。彼らは安いからと、病気に冒された小麦一ブッシェル〔約三六リットル〕を毎週買ってはパンとケーキにして焼いた。食べ始めて数か月の後、一家全員が乾性壊疽にかかってしまった。診察した医師のウォラストン博士は、悲惨な結末を王立協会に報告した。

メアリー　母親、四〇歳：足首より右足脱落、左大腿壊死、左大腿骨だけは壊死したが脱落はせず
エリザベス　一三歳：両膝の下より両足とも脱落
サラ　一〇歳：足首より片足脱落
ロバート　一〇歳：両膝の下より両足とも脱落
エドワード　四　歳：両足首より両足とも脱落
乳児　四か月：死亡

父親の方はもっと軽くて済んだ。痛んだのは黒ずんで萎えた右手の指二本だけだった。

科学者たちは一八四九年までには、ヒトには危険がない植物でのもっとありふれた病気、例えばバラのサビ病や柔らかい果物の癌腫病のような病気にも、別の真菌が関係しているのはかなり確からしいと考えていた。ただ、真菌の役割については、正確なことははっきりわかっていなかった。

硬化病の真菌が、もともと健康なカイコを殺すことをバッシが示したように、真菌がいつもその病気を起こすのだろうか。それとも、すでに病気の植物にたまたま機会をとらえて入り込み、死に至らしめただけなのか。

バッドが自説を述べた時点でも、すでに真菌とコレラに関していくつかの推測はあった。例えば一八四八年に書かれた、『マラリアおよび流行性熱病の陰花植物的起源について』という興味深いタイトルの小冊子の中で、ミッチェル博士なる人物が述べたことは、白、黄、灰、黒のカビに自分は魅せられたとのことである。カビは、衣類や台所用具、敷石に付着し、霧から異臭が放たれるごとく、押入の隅とか、トランクや机の内部までも不快な臭いと斑点を付ける。「秋のマラリア［単に熱病、疫病ともいう］は、同じ季節に一番多く生育する真菌によって最もよく説明できる」とミッチェル博士は結論づけた。

また一八三二年、オックスフォードで折しもコレラが猛威を振るっていた頃、バーネットという博士が報告したのは、「まるで地面に大量に赤ワインか血が注がれたように紫に染まった様」であった。事実、この〝血の雨〟とか〝血みどろの露〟とか〝赤い雪〟と呼ばれる現象は、水生で植物に類似した生き物の一種である各種の藻類によって起き、それが鮮やかな赤の色素をつくるのだが、池や洞穴の壁や山の斜面全体すら、淡いピンクから明るい深紅までの色合いに染めることができるのである。

一八四九年当時、そのような現象はもはや超自然的なものとはみなされなかったが、菌様

（fungoid）の起源をもつものであり、またおそらく伝染病と関連していると誤って考えられた。コレラが流行していると、たまに、「まるで地中から血の汗が噴き出したように地面は真っ赤に染まって見え、雨が同じ不吉な色の滴を垂らし、池と水槽は血潮のプールに見えた」と観察した者は言明したが、明らかに二つの出来事に関連があると疑ってかかっている。本当のところ、このタイミングは偶然の一致だった。微生物学という現代科学の発端になったこのテーマは、その多くが曖昧のベールに覆い隠されているが、一八〇〇年代中頃の科学者や哲学者は二つのことを知るに至った。第一に「微小動物」と有機物の腐敗に何らかの関連があること、そして第二に「微小動物」と動物や植物の特定の病気に何らかの関連があることである。

この知見の大部分がもたらされたのは、自然科学が提示したある根源的な問いの一つに対して、人間が何とかして答えを出そうとしてきたからに他ならない。つまりその問いは、生命の起源とはいったい何か、である。

生命の起源について数百年にわたって幅広く支持されてきた説の一つが、自然発生説である。ギリシャの哲学者アリストテレスは紀元前四世紀にその信奉者の一人であったし、それから悠久の時を経たとはいえ、一九世紀半ばにおいても少なからぬ信奉者がいた。

自然発生説では、生命体が非生命体から、とりわけその物質が朽ちてゆく際に、自然発生的に生じたと考える。例えば、真菌が腐りゆく木から生えるとか、ウジ虫が腐敗した肉の中でうごめくとか、狩りバチはときには死んだ動物の残骸中に生息するとかいうことは、もう人々には知られており、これらの種は宿主か住処から直接生じたと考えられた。一七世紀にネズミをつくる方法として勧められたのは、汚れた下着と小麦の殻を一緒に甕の中に入れることであった。そうすると下着の汗が殻に染み込んで、ネズミに変化させるというのだ。なお、この過程には約三週間かかると言われていた。

自然発生説の最も珍妙な物語のいくつかは、不死鳥が灰から生まれるとの着想のように、古代の神話や宗教的信条と共通点が多い。一五世紀の学者ユリウス・カエサル・スカリゲルが友人に書き送った手紙にはこうある。「君は不思議に思うかもしれないが、ブリタニア海には君のいる地方では知られていない鳥がいて、朽ちた船の材木にくちばしからぶら下がっている。アヒルのような形をして、ゴミを食べて生きているが、しまいには成長して泳いでいってしまう。私もこの鳥類の一種を見たことがある。」彼はある貝のことも、「それほど大きくは見えないが、その体内にはほぼ成熟した若鳥がいて、翼のてっぺんとくちばしと足が貝殻の先端にくっついている」と書いた。カオジロガン〔貝とはフジツボ、エボシガイの類い〕の名前の由来はこの神話からきている。

しかしながら、スカリゲルと同時代のユダヤ人医師アマトゥス・ルシタヌスは、自然発生説の目覚ましい一例にはさらに懐疑的であった。「ここイギリスであやしげな話をよく聞いた。狼が自分の肉体に宿っているという人間どものことだが、生の牛肉を毎日食べさせないといけないらしい。だがその話を聞くたびに、これは作り話だろうと思った」と彼は語った。「乳房に狼を飼っていると称するアムステルダムの女のことを聞いて訪ねていくと、果たして憐れみを誘うための詐欺だとわかった。狼を養うための肉と称して、実は自分で食べていたのだ。」

それから一六六八年に、レーウェンフックと同じ時代のイタリア人医師で詩人でもあるフランチェスコ・レディは、一般に信じられていたようにウジが腐った肉から自然発生するのではなく、ハエの卵から生まれるという証明に成功した。「無数の虫が死体や腐った植物から湧いてくるのは日常の観察でわかるが、こういう虫はすべて受精から生まれていて、卵が見つかった腐敗物こそが産卵期に卵を預けておくべき場所、ふさわしい巣でありかつ栄養も十分与えられるような最良の貯蔵庫であったのだ、と私には思えてならない。」自分の主張を証明するため、彼は肉片を別々のフラスコの中に置いた。あるものはそのまま放置し、あるものは完全に密閉し、またあるものはガーゼで覆った。彼の予想した通りに、ハエが肉のところへやってきて卵を産めるよう開放したフラスコにだけ、ウジは現われた。この種のいわゆる対照群による比較を用いた実験は、結果を評価するものさしとして、今なお科学的研究のゴールドスタンダードである。

そうしてレーウェンフックの微生物研究も、自然発生説を覆す強力な証拠をもたらした。例えば、小麦に見つかるゾウムシは小麦そのものから生まれるのでなく、飛んでいる虫の卵から孵化したこと、また貝類は泥や砂からつくられたのではなく、産卵からかえったことを示した。レーウェンフックがデルフトの街を歩き回る間、彼のポケットは試験管からかえった幼虫や蛹でいっぱいだった。またシラミの仲間の生活史を研究しようと自分の足をシラミにたからせるにまかせ、靴下の中でそれらを飼っていた。生殖についての主張を証明するため、彼は顕微鏡での観察に基づいてグラナリアコクゾウムシのペニスやノミの睾丸に至るまでスケッチした。

それでもまだ、みながみな納得したわけではなかった。一七四五年、ジョン・ターバビル・ニーダムというイギリス人聖職者（司祭）は、彼に言わせればこの問題をきれいさっぱり解決するという実験を考案した。当時、すべての微生物は煮沸により死滅すると信じられていた（なお、確かに大多数はその通りだが、これには例外もある）。「それゆえ、私の目的にかなうように、私は火で煮立たせた肉汁を用いた」とニーダムは説明を加えた。煮汁にはもう生きた微生物はいないであろうと彼は推論し、そのままフラスコ内に密閉してどうなるか待った。瓶を再び開けてみると、「薬瓶は生物でいっぱいとなり、しかもそれは、私が見たことのない大きいものから一番小さいものまで、ありとあらゆる大きさの顕微鏡的微生物があった。開けて取り出した最初の一滴から、私の見た多くの生き物が完成した姿を持ち、活発に自らの意志で動き回っていた。」

無菌的肉汁から生きた微生物が現われたことから、ニーダムは自然発生説の勝利を主張したが、もう一人聖職者でイタリア人牧師のラザロ・スパランツァーニは、おそらくこの微生物は液体が煮られた後で空気中から煮汁の中に入り込んだのではなかろうか、との疑問を呈した。それを確かめるために、スパランツァーニは煮汁を密閉したフラスコに入れて煮沸する前に、まず空気を逃がして真空をつくった。スパランツァーニのフラスコが再び開けられたとき、微生物は影も形もなかった。ところが彼の批判者たちは、彼の証明ではせいぜい自然発生に空気が必要だということがわかっただけだと言った。この議論は最終的に歴史に委ねられることになったが、一八五九年フランス人科学者ルイ・パスツールがニーダムとスパランツァーニの実験をより洗練した形で示したことにより、自然発生説をきっぱりと葬り去った。

しかしながら、パスツール以前の世界の一八四九年においては、微生物の構造と性質、そして病気や腐敗にそれが果たす役割について、主張はまちまちで混乱があった。いろいろな考え方のある中でずば抜けて人気が高かったのは、ドイツ人化学者ユストゥス・フォン・リービッヒの説であった。彼は、腐敗とは化学的作用であって生物的作用ではないと主張した。つまり、「細菌」という腐敗を起こす粒子はそれ自体生きておらず、腐った物質において認められる生物は、ハゲワシのようにただ死体を食べあさるだけで自らは死の原因とはならないというのだ。ジョン・スノウもリービッヒの説にはっきりと興味を示した一人であった。

さて、このような背景の中、ブリストルの医師たちは敢えて自らの発見を公表したが、新しい「コレラ細胞」は真菌の一種であるとのバッドの主張は、その後のなりゆきから混乱に拍車をかける結果となり、結局は自らの権威失墜を招いた。ロンドン顕微鏡学会会長のジョージ・バスクが報告した、コレラ患者の排泄物から同じ物体を観察しようと試みた結果から、最初の本質的な疑念が投げかけられた。バッドやスウェインが記述したようなものは、自分の標本ではこれっぽっちも見つからなかったとバスクは言い、彼らの言うコレラ細胞とは本当は、デンプンの粒かトウモロコシの皮の一部か、もしくは小麦サビ病を起こし、パンの中によく見つかるサビ菌の「夏胞子」かその胞子であろうと推測した。新たな真菌の一種など決してなかった、とバスクは確信した。

その頃、王立内科医師会はブリストル学派の説についてずっと調査を続けてきたが、バスクが先の知見を提示したちょうど同じ日に、ウィリアム・バリーとウィリアム・ガルが医師会としての評決を下した。第一に、空気中と水中を問わず、彼らの主張した物体はどこにも見つからなかった。また、おそらくわが説を真摯（しんし）に受け止めてもらうようにと期待してジョン・スノウが提供した、アルビオン・テラスの貯水槽の水の標本からも見つからなかった。第二に、ブリストル学派はコレラ患者の排泄物に存在する多くの様々な物体を一緒くたにしているようだが、もとをたどれば大部分は患者が摂取した食物か薬のはずである。残りについては由来が不明であるが、真菌でないことは確かだと述べた。それに何より、多くの特徴的な細胞はすべて、コレラとは全然違う病気の患者の標本から見つかったのだ。

王立医師会側からのいわゆる〝新発見〟に関する見解では、最終的な結論は誰にも疑いの余地はなかった。「ブリタンとスウェイン両氏が発見し公表された物体は、われわれの根拠に照らし合わせてもコレラの原因と言えず、またこの病気との明らかな関連を見出せなかった。言い換えれば、該当する物体の存在に基づく限り、最近提唱されたこの病因論全体が間違っているということだ。」

これにて一件落着、そう思われた。ランセット誌は、医師会報告をほとんど断定に近い酷評で「妄言」と決め付け、また、寄稿者の一人が捕らえにくいコレラ細胞を見つけようとする試みを、「セント・ジャイルズ（ロンドンの悪名高きスラム街）でクモの巣をかき集め、割れたガラスをこするようなものだ」とからかった。それにもかかわらず、王立内科医師会の見解は納得できるもの、とおおむね受け入れた。

一〇月の終わりに、ジェームズ・ページェットが親戚に宛てて手紙を書いた。スノゥが麻酔を担当した際の外科医であるページェットの親戚は、この発見について自分でも何とかして確かめたいと思っていたのだ。

私は今日のところコレラの真菌を見つけられませんでしたが、明日もう一度やってみます。でも、この仮説全体が間もなく論破されるでしょう。観察した多くが摂取した食物の残りであって真菌でないことは確かで、また、発疹チフスや赤痢などの病気で観察されるけれども、最悪のコレラ発生地区の空気中や水中では観察されなかったことは確かだからです。ブリストルを除き、最近の研究ではどこも真菌説が否定されていると聞いています。

バッドらは反論したりはせず、疑問が表明されるや早々とこの説を引っ込めたようである。ブリストル事件を冷静に振り返ってみると、すぐに忘れ去られてしまう一夜限りのセンセーションに過ぎなかったのだ。だから真菌説が批判されると、コレラが他の非菌類（non-fungoid）で、消化器系に生息するような種類の「病原菌」から起こったかもしれないと考える者は誰もいなくなった。またこの病気は主に水系感染であって、感染から逃れるには人々は徹底して手洗いをおこない、きれいな水を飲めばよいとのスノウの意見にバッドが賛成したことにも心に留める者はいなくなった。数万人の命を救うチャンスがまたも失われた。

ジョン・スノウは真菌大論争に何ら関わりを持たなかった。彼は顕微鏡学者ではなかったし、関心は別のところにあった。知りたかったのは、コレラが体内でどのように振る舞い、ヒトからヒトへどうやって広まったかである。つまり、関係する生命体が何であれ、その特徴は彼にはどうでもよかったようである。その一〇月に、彼は西部地区文芸協会で講演したのだが、ブリストル学派の説のことに触れた際、これは言及する価値が確かにあるとわかっていたものの、その説に賛意を表するまでには至らなかった。そのため、真菌説と一緒にバッドやスウェイン、ブリタンの業績は却下されたけれども、スノウの方はまだ一般には無視されていても少なくとも無傷のままではあった。

バッドらが見つけたものが正確には何であったか、それは今もって謎である。この医師たちは確かに間違えはしたであろうが、では彼らが観察したのは半ば消化された食物なのか、ヒトの細胞なのか、それとも他の取るに足りないある粒子なのか、それは誰にもわからない。ことによるとブリストルの三人は、排泄物や少なくとも水道の中で、世界中に三〇年以上にわたって破壊をもたらしたこの捕らえにくい病原体と遭遇していた可能性もある。もしそうなら、彼らの大発見が不面目に終わった理由の一端は、彼らが呼び名を間違えたことにある。

# 第10章　大実験

はっきり言えることは……大都市の住民の何割かが、何らかの形で自分の排泄物をいくらかは摂取させられている。その上、この特典に対して代価まで払わされていることだ。

アーサー・ヒル・ハッサル、顕微鏡学者、一八五〇年

一九世紀前半、イギリスの市街地で水一杯飲むのは勇気が要っただろう。自分の健康を賭けてこのようなロシアン・ルーレットを敢えてする輩（やから）は誰でも、様々な水源から有毒物質を頂戴していたのである。ある者は小川や川から、そして井戸や通りの配水塔から、またある者はアルビオン・テラスの不幸な住人のように、直接自分たちの家にパイプで引き込んで有毒物質をもらった。水源が何であれ、たいていの水は胸くそ悪く危険なもので、ヘドロや産業排液、それに人々のはらわたか

らリサイクルした廃棄物が混じった醸造物であった。

一八四〇年までにロンドンの水道は私企業による貪欲な支配の手に落ち、その多くは市中央部のテムズ川を直接水源としていた。水源地は、住民三〇〇万人の流す下水道から吐き出されたものが、潮とともにゆっくり行きつ戻りつしながら打ち寄せる地点の近くであり、このため下水が処理されないままポンプで汲み出され、それが直に消費者のもとへ届けられた。顕微鏡学者のアーサー・ヒル・ハッサルは、二つの水道会社が濾過されたものだと断言した標本を調べたが、彼の見つけたものは、「動物の毛や人の消化管を通ってきた数多くの物体」であった。

一八四八年になると事態はずっと悪化した。エドウィン・チャドウィックが、汚物溜を使用禁止にして下水をテムズ川に勢いよく流そうという運動を促進した。これは、首都の貧民層が自分たちの排泄物の中でもがくのをやめさせようとした彼の善意から発した試みであった。その年の一月に彼は、「ゴミをテムズ川に流す罪など、有害物質を住民の密集地帯に野ざらしで蓄積しておく罪に比べたらまったくたいしたことではない」と宣言した。そうして三月から五月にかけて二万二〇〇〇立方メートルのゴミが川に堆積し、九月から翌年二月にかけてはさらに六万一〇〇〇立方メートル増えた。六年後にはすべての家庭廃棄物と道路廃棄物はテムズ川に捨てられるようになったが、その一方で、技師ジョゼフ・バザルジェットによれば、三万か所の汚物溜が撤廃されたという。それに水道会社のおこないを改めさせようといくらやってみても、それに反対する強大な勢力がいくつもあった。結果として彼らの懐には莫大な利益が入り、一八五〇年代初頭には、政府がささやかな改革を導入しようとするのさえままならないという苦境に陥った。八六人の下院議員が実は水道会社の株主であったのだ。

科学者マイケル・ファラデーは、一八五〇年代のある暑い七月の日にテムズ川を下る視察行では吐き気がするほどひどい目に遭ったと、タイムズ紙に苦情を載せた。

その日私は蒸気船に乗ってロンドンとハンガーフォード・ブリッジ（橋）の間を横断した。水位は低く、潮は変わり目に近かったと思う。押し寄せてくる水の外観と臭気はすぐに否応なく私の注意を引いた。川全体が濁った薄茶色の液体で満たされていた。透明度を測るため、私は水の表面から沈みやすいようにと白いカードをちぎって濡らした。そうしてその紙片を桟橋という桟橋の水面に落とした。すると日が明るく照っている時分なのに、紙片が表面から二センチ半も沈まないうちに、見分けがつかなくなった。紙片が横向きに落ちると、上側が水面に達しないうちに下側は見えなくなってしまった。その場所はセント・ポールの埠頭、ブラックフライアーズ橋、テンプル埠頭、サザーク橋、ハンガーフォードであった。もっと川の上流や下流でもきっと同じだったと思う。橋のそばでは汚物がどっかりとたまっていたので、こんなに濁った川の中でも水面から見えるほどだった。

臭いはたまらなくひどく、どこの水もそうであった。通りの水路口から漂うあの臭いであった。差し当たり川全体がまぎれもない下水となっていた。田舎の空気を吸って戻ったばかりだったから、おそらく他の人よりひどく悩まされたのであろうが、私にはとてもランベスやチェルシーまで続けられまい……。

この国の二回目で最もひどかったコレラの流行は、一八四九年後半に五万二〇〇〇人の死者を出してようやく下火になった。そのときジョン・スノウは三六歳で、まだソーホーのフリス・ストリート五四番地に住んでいた。当時彼は自分の麻酔科開業の準備で忙しく、その空いた時間の多くは催眠ガスの研究に費やした。たとえ自分のコレラに関する小冊子への反響に多少なりとも不愉快を感じたとしても、彼の性格からして自分の感情を内に抑え、失望を少しも表に出さずにいつもと変わらぬ態度でコレラ調査に打ち込んだ。その後五年以上かけて、彼は国家統計や所管報告書、イギリス国内および海外の大流行に関わった医師たちからの個別の情報提供をもとに証拠を集め、いかにして地方で流行が始まったか、病気の広がるパターンはどうか、犠牲となった患者はどんな暮らしぶりだったか、それに彼にとって最大の関心事であるその地域の水道の水源と水質はどうかを調べた。

一八五三年、ジョン・スノウは王立内科医師会のウィリアム・ベイリーとウィリアム・ガルから報告の中で言及されたことにより、ついにほぼ公式に〔仮説の一つとして〕認められた。一八四九年ウィリアム・バッドらブリストル一派の主張を退けたベイリーとガルは、コレラの原因と伝播についてその他の諸説に注意を向けるようになった。しかも、彼らはスノウのことは聞いて知ってい

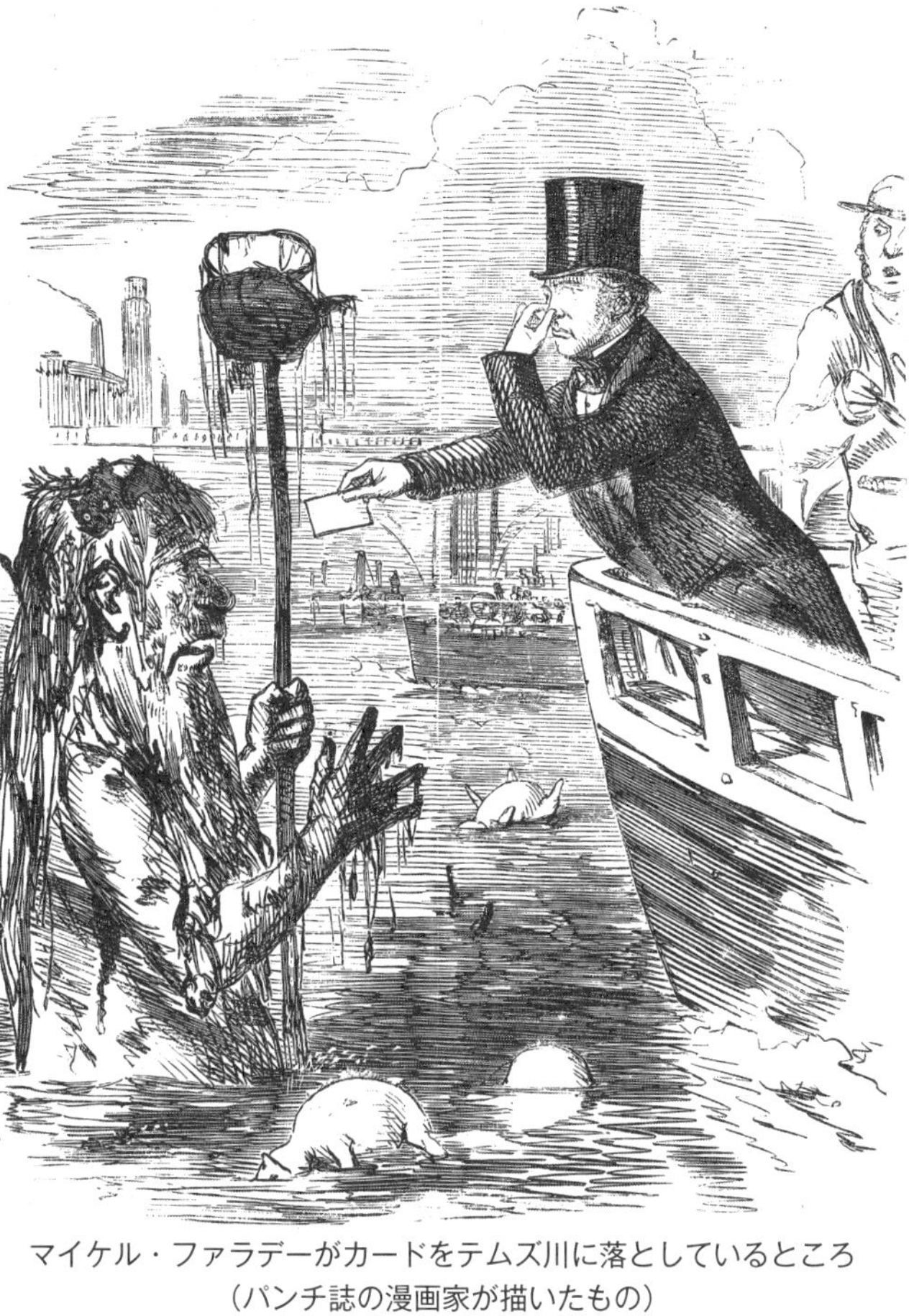

マイケル・ファラデーがカードをテムズ川に落としているところ
（パンチ誌の漫画家が描いたもの）

たのだから、今度こそはと期待した。しかし、その冒頭のあいさつからして幸先が悪かった。ベイリーとガルは、一見したところ彼の説には「荒唐無稽な印象」があると考えたが、一応その説を議論の対象とした上で、「断じて受け入れられない」と批判した。彼らが反対した主な理由は、コレラにかかった全員が汚染された飲料水の水源近くに住んでいたようには見えないことであり、結論としては、この病気と闘う最良の対策は換気をよくすることだとした。

スノウは、ベイリーとガルのことは冷静に受け流した。ただ後になって、自分は公平に意見を聞いていただく栄誉を賜ったとだけコメントした。栄誉はともかくとして、ジョン・スノウは王立内科医師会の見解に左右されることはなかった（相手に左右されないという点では医師会とて負けていなかったけれども）。それまでに判明したすべての証拠から、スノウは自分が正しいという確信をますます深めただけだった。一八五一年から一八五三年にかけて、彼には自分の説を支持する極めて有力な証拠だと思えるコレラ流行に関する記事に出くわしたとき、彼は学術論文を書き上げ、主としてロンドン医学官報（*London Medical Gazette*）に発表した。しかし相変わらず、医学界からは何のはかばかしい反応も返ってこなかった。スノウが心底必要としていたのは、科学的実験を用いて自らの説を正しく検証する方法であった。コレラに関して初めて公式の場に不確かな冒険的企てを挑んでから五年後、その病気の再来は彼に進むべき道を示した。

イギリスで最初のコレラの流行は一八三一年、二度目の流行までは一七年経過した。コレラがその次に戻ってきたのはもっと早かった。この病気はうんざりするほどおなじみのパターンで、一八五三年の夏、バルト海沿岸の諸港に再び現われた。イギリス全土はもう次に何が起こるかわかっていた。問題は、それがいつどこで始まるかだけだった。大蔵省は、チャドウィックによる「コレラの進展を監視するため」医務官をハンブルクに派遣せよという要求を拒否した。おそらくその理由とは、高々二、三日の派遣では医務官は北海のイギリス側での進展しか監視できない、納税者にそのための旅費を負担させるなということだろう。九月三日、ロビンソン医師なる人物からホワイトホール〔イギリス政府〕に宛てて、ニューカッスルでのアジア型コレラの一死亡例を報告する手紙が届いた。九月一二日までに、二〇年前のドーン医師同様、リチャード・グレンジャーが急遽同市に派遣され、一週間で七二人の新たな症例と二七人の死亡を報告していた。四日後、彼はチャドウィックに宛てて電報を打ち、医師団の応援を要請した。

その冬の大流行は大部分がイングランド北西部に限られた。一八五四年春に一息入れた後、その夏再び攻撃が始まり、今やロンドンが標的となる番であった。なんでも、バルト海から帰港した船の一等航海士が、病気の船員の汚れたシーツを陸で洗ってもらおうと持ち込んだことから、首都の苦難が始まったそうだ。その直後、ロンドンで最初のコレラ患者が発生したが、その多くは川に停泊中の船と関わりがある人たちだった。

一八四八年から一八四九年にかけての大発生では、ロンドン北部はとりわけ手ひどくやられたが、スノウにはその理由がわかっていた。この一帯の水は主に二つの水道会社、「ランベス水道会社」と「サザーク・アンド・ボクソール社」から供給されており、一八五〇年代初頭までにこの二社は川の汚染が最もひどいところから水を汲み上げていた。ロンドン南部のあるところはこの二社のうちの一社から、またあるところはもう一つの会社から水を供給されたが、この二つの会社が競合する第三の場所があり、その配管は一緒になって街の下を流れ、袋小路や裏通りに入り込んでいた。その結果、ある世帯には隣の家とは別の水道がきていることもしばしばあった。

一八四九年の水道はどちらも吐き気を催すほどで、世帯主がどちらの水道会社を選ぶかはたいした問題ではなかった。しかし、一八五二年にランベス水道会社が事業所をロンドン中央部のハンガーフォード市場（現在のチャーリング・クロス駅のところ）から、テムズ・バレーの上方、郊外のテムズ・ディットンへ移転した。ここはテムズ川がもはや潮の干満に左右されないため、首都が次々と吐き出す汚物からずっと離れたところであった。サザーク・アンド・ボクソール社は、これまで通りのんき気に事業を続けた。

それで、一八五四年にテムズ川南岸で罹患者の中にまたも死亡例が出始めたとき、スノウは、自分の目の前に用意されたこれこそが、完璧かつおあつらえ向きに天から与えられた〝実験〟だと気づいた。彼は、一八四八年から一八四九年にかけての流行の最中、つまりランベス社の水が「清浄化」される前、両社から水の供給を受けた罹患者数と、今回の流行で同じく両社から水の供給を受けた罹患者数とをそれぞれ比べた〔後述〕。彼の説によれば、もたらされる統計は下水の混入なしの飲料水の方がコレラによる死者が少ないことを示すはずだ。

それに両方の供給を受けていた地域では、瘴気（しょうき）論者はあれこれ細かく比べて、こちらの集団の方が臭いも少なくきれいな家に住んでいる、などとは主張できまい。「二つの水道会社から水の供給を受けた家にも人々にも、また彼らを取り囲む物理的条件にも何の違いもない。だから、コレラの進展に水道が及ぼす影響をこれ以上完全に検証する実験は明らかに考えられない」と彼は書いた。「三〇万人もの人々が、二つのグループに分けられている。男も女も、年齢も職業も様々、あらゆる地位や身分の、家柄のよい人々から貧乏人まで、自分では選べずに、たいていは分けられているとも知らずに、二つのグループに分けられている。一方はロンドンの下水道、中にはコレラ患者からの汚物すら混じった水を供給されたグループで、もう一方はそのような混じり気のまったくない水を供給されたグループである。」

現在スノウの「大実験」として知られるこの実験は、今日でも解析や議論の対象となる、疫学研究における古典の一つに数えられる。これによってジョン・スノウはしばしば〝疫学の父〟と称される。疫学者は、公衆衛生のフィールドで研究する。言い換えれば、彼らは個々の患者よりも集団の健康に関心がある。熱狂的なエドウィン・チャドウィックは直接感染の流行病の原因を誤った。なるほど彼は医師ではなかったが、しかしそれにもかかわらず公衆衛生における中心人物であった。たとえ誤った理由からであっても、彼には衛生学が非常に重要だとわかっていたからだ。

一九世紀の終わりまでに、チャールズ・ディケンズが指導的立場を担い、衛生活動として知られるようになった運動は、政府当局を動かして清潔な街路や十分な下水、安全な飲料水を供給させることに成功した。

疫学の辞書的定義は「流行病（epidemics）を取り扱う医学の一部門」である。この「流行病」という用語はある病気が多くの人々に突然、同時に襲いかかるとき何が起こるかを記述するのに用いられ、通常、いきなり起こる不幸な死が大規模に広まる様を連想させる。この言葉はギリシャ語の「上に」を意味する'epi'と、人々または集団を意味する'demos'から成り立っている。文字通り、病気は一般大衆（mass）に襲いかかるものだ。であれば、流行病は一時的なものであり、特定の時と場所で起こるはずだが、今日では非常に異なった期間と規模の大発生（アウトブレイク）を対象とする。インフルエンザや肺がんまでもがその例となる。

しばしば引用される疫学の定義とは、「健康に関わる状態もしくは事象がある特定の集団に起こる分布と決定要因を調査し、それを応用して健康上の問題をコントロールしようとする研究」である。この文脈からすれば、分布（distribution）とは罹患した人々を、時間や場所、階層により分析することを意味する。決定要因（determinants）とは健康に影響を与えるすべての物理的要因、生物学的要因、社会的要因、文化的要因、そして行動要因である。健康に関わる状態もしくは事象（health-related states and events）とは病気、死因、喫煙などの習慣、医療サービスの利用状況を含む。

平たく言うと、疫学は二つの問いに関心を向ける。病気になったのは誰か、そしてそれはなぜか、この二つである。それに疫学者の仕事は、新しい病気の謎や、既知の病気だが尋常ではない大発生という謎を「解く」ために証拠をつなぎ合わせる作業を含んでいることから、〝医学探偵〟と呼ばれるのだ。彼らは膨大なデータを集めて調査し、特定の病気または特定の条件にさらされるリスクが最も大きいのはいったい誰なのか、そしてどこで、どうやって、いつ患者がそういうリスクにさらされたのか見つけ出そうとする。したがって、統計学と「疾病地図（マッピング）」がなくてはならないツールというわけである。疫学の原理の一つは、疾病はランダムに分布するのではなく、クモの巣のように複雑で、しばしば相互に絡み合った要因に従って分布している、というものだ。個々の人間にとってあるリスク・ファクターは先天的なもの、つまり特定の病気に対するかかりやすさは遺伝し得るものである。一方で、また別のリスク・ファクターはライフスタイル、例えば間違った食事習慣とか喫煙によるものかもしれないし、がんや心臓病のように年齢や性に基づくものかもしれない。しかし、疫学者は個々人に関連するリスク・ファクターではなく、どこでいつその病気が流行しているのか、当該年のその場所・その時期に結びつく、周囲環境に関連した多くのリスク・ファクターをも考察する。

紀元前四〇〇年、おそらく西洋医学の伝統では最も有名な人物であると思われるギリシャ人医師ヒポクラテスは、「空気、水、場所について」という題の論文を書いた。その中で彼は、地形と気候と季節が健康や病気に関していかに重要であるかを強調した。

医学の道を正しく修めたいと望む者は誰でも、こうしてみるがよい。まず初めに一年の諸々の季節について思いを巡らし、それらがどう人間に作用しているのか考えてみよ。……次に風だが、熱いのか冷たいのか、とりわけ万国に共通なのか、それともその土地で独特なものか考えてみよ。……同じように、ある町にやってきて不案内の者は、その町が、風や日の出に対してどういう向きに位置しているかを考えなければならない。……そこの住民が使う水については、湿地の軟水なのか、高いところや岩の多い土地が源泉の硬水なのか、はたまた塩辛く料理には向かない水なのか、考えなければならない。そこの土地は、地面がむき出しで水分が不足しているのか、それとも樹木が茂って水の豊富なところか、また窪みの中に閉じ込められた環境か、それとも高地で冷涼なところかを考えるべきだ。

以上のことを出発点にして、他のことまでくまなく調べるべきだ。これらがことごとくわかってしまえば……知らない町に着いても、医者はその町特有の病気でも、ありふれた病気の特徴的な症状でも、知らないことはないから、その病気の治療に関して自信を持つことができ、ミスを犯さないで済むであろう。特に、年季を入れてゆくにつれ、医者は夏か冬かでどんな疫病が町を襲うか、養生法を変えると個々の患者がどんな危険な目に遭うか予測できるようになる。……これらのことをよく調べ、前もって季節のことを知っていれば、その医者は……うまく患者の健康を保持でき、診療の業において必ずや成功を収めるであろう。

ヒポクラテスが暗示したように、病気の原因やリスク・ファクターを考察することから、疫学は予防医学に重要な役割を演じる。個人と政府の両方に、病気の呪縛から逃れる情報と戦略を提供してくれるものなのだ。

疫学が他の医学と顕著に異なるもう一つの点は、疫学研究が生の人間集団全体を対象におこなうことである。実験室での動物実験なら、研究者はその環境も、被験者に曝露する特定の化学物質や薬物、病原体をもまったく思いのままコントロールできる。ところがその結果得られた知見は、ヒトに必ずしも当てはまるとは限らない。ある種に当てはまる知見が他の種にもどの程度当てはまるのか、科学者には予測する術がない。ヒトと様々な動物とでその生態に相違点、また類似点も見つかるのは、そのたびに意外に思われる。「まさかと思うであろうが、人類はアスコルビン酸［ビタミンC］の合成ができないという好ましからぬ特徴を持つが、その点で卑しいモルモットと共通しており、またハンセン病の原因となる細菌〔らい菌：*Mycobacterium leprae*〕が感染し得るという点ではアルマジロと共通している。また腸がんといえばふつう人間なら大腸にできるものだが、羊ではなんと小腸にできるのだ」と、二〇世紀のこの問題に取り組んでいるある研究者は不思議がった。

それに実験室での試験は、現実の世界で起きていることとはほとんど関係がない。例えば、パーマネント毛髪染料はあるタイプのがんとの関連性を指摘された。しかし、研究で用いられた動物は大量の染料を死ぬまで胃袋に押し込まれたわけだから、その事実をもって、たまに頭皮に少量の化学物質をつける人間にどれだけのリスクがあるかを評価することはできない。動物研究によりなぜ特定の物質が病気を起こすか、または病気を防ぐか、時折解明されることもある。けれども、疫学がおこなう、実際何が人間の集団で起こっているか直接観察する方法によってのみ、ヒトに対するリスクを正しく定量化し、そのリスクを軽減する手段を講じることができる。

事実、疫学はしばしば健康への脅威が理解されるに至るずっと前から、それらの脅威を浮き彫りにしてきた。スノウの同僚たちが彼のコレラ〔水系感染〕説について議論し始めたとき、批判の一つは、彼はコレラ「病毒」の特徴を明らかにできていないということであった。一八四九年にそうした試みからウィリアム・バッドは業績をひどく損ねることになったのだ。しかし、コレラの「伝播様式」に注意を集中することで、スノウは研究室に座ってこの病気の原因を特定するよりずっと大きな公衆衛生上の貢献をしたのである。しかも、伝播様式の研究は現地調査でのみ初めて可能となったのだ。一〇〇年後まで人々はタバコで肺がんになると警告され続けているが、当時そして現在もそのプロセスは誰にもわかっていない。それでも大衆は、タバコには間違いなくリスクがあると疫学が強調したので、その脅威についてよく知っている。同じように、新種のタンポンが若い女性の間で急増した中毒性ショックの原因だとみなされ、市場から撤去されたのは、正確なメカニズムが究明されるずっと前だった。

疫学は、その黎明期にはただ感染症のみを対象としていたが、現在ではがん・心臓病・糖尿病を含む広範な病態に関心を寄せている。政府や世界保健機関（ＷＨＯ）のような団体は、疫学が病気の予防や制御の方法を見出し、健康サービス立案と健康教育に役立つものと期待を寄せている。海外旅行のおかげで世界が〝狭く〟なり、一九世紀のコレラのように、いつも決まった地方だけに限定して起きていた病気が広まり始めてからは、疫学はまさになくてはならないものである。

ジョン・スノウがロンドン南部での水道とコレラの死者に基づいて、自説を証明する統計を得るためにはどのように実験を組み立てようかと思案していた頃のことである。別の医師もある病気がどのようにして広まったのか、その原因を見出すため、同じような条件下に置かれた類似の集団の人々を比較した。スノウにもそういう比較が必要であったが、彼の仕事はスノウが計画した研究よりずっと小規模で扱いやすかった。その医師とはハンガリー人イグナーツ・ゼンメルワイスであり、疫学の先駆者としてジョン・スノウの名ともしばしば結びつけられる。

一八四〇年代前半、ゼンメルワイスはウィーン総合病院の産科病棟に勤務していた。ゼンメルワイスの病棟での産褥熱(さんじょくねつ)による死亡率が、他の産科病棟より三倍も高かったことはよく知られていた。女性患者たちは、二つの病棟のどちらか一方に、入院した曜日によって無作為に振り分けられたから、例えば健康状態や社会経済的階層など明らかな違いはなかった。ゼンメルワイス以前には、特にイギリス人医師マンチェスターのチャールズ・ホワイトとヨークシャーのロバート・ストーズがいて、彼らは産褥熱の性質と伝播について正しい仮説を立てていたのだが、彼らのメッセージはスノウのコレラ同様、大方は無視された。ゼンメルワイスはそれ以来疫学者の間で有名となったが、それは彼の発見が独創的であったというよりも、彼が統計的・科学的手法を用いて問題の解析に当たったからである。

産褥熱は、またの名を分娩熱、産床熱、もしくは産後熱ともいうが、たいていは出産した後一〇日以内に、妊婦の子宮か膣が化膿連鎖球菌（*Streptococcus pyogenes*）という細菌に感染して起きる。化膿連鎖球菌は、猩紅熱（しょうこうねつ）やとびひを含め他のいろいろな病気の原因ともなる。もし局所の陰部感染がその患者の血流を介して敗血症を起こせば容体は致命的となることから、産褥熱は一七世紀、一八世紀、そして一九世紀まで妊婦の主な死亡原因となっていた。

　ゼンメルワイスは二つの病棟でなぜ死亡率が大きく違うのか、その理由を知ろうとして頭の中はいっぱいだった。今回もスノウがコレラを相手におこなったように、ゼンメルワイスは初め病原体が体内に入る経路と発病様式を知る手がかりにしようと、病気の病理学を考察した。産褥熱は一種の敗血症であるに違いないと彼は確信した。というのは、感染した妊婦たちと、検視を執りおこなっている最中に受けたメスの傷がもとで感染し、敗血症で亡くなった彼の同僚とで病理学的所見が似ていたのに気づいたからである。そこでゼンメルワイスは、医師や医学生自身が産褥熱を広めた犯人ではないのかとの疑いを持った。彼らは死体を切りさばいた後、そのまままっすぐ戻って今度は別の分娩する妊婦の内診をよくおこなっていた。だがこのとき、この二つの処置の合間に大急ぎで手を洗うか、あるいはまったく手を洗わなかったからである。死亡率が低かった方の産科病棟には助産婦が配属されていて、助産婦は解剖をしてなかったのである。

　ゼンメルワイスが、ホワイトやストーズらの仕事のことを知っていたかはわからない。仮に知っていたとしても、どれほど知っていたのか、それはわからない。しかし彼のなした貢献とは、産褥熱がどのように広まったか仮説を立て、いろいろな要因を比較しながらそれを検証しようと取りかかったことだ。二つの病棟の患者は同じ社会経済的背景を持ち、片方がより病気が重いということもなかった。看護を受けた病棟では、換気も衛生状態も混み具合も、食事や処方された薬も一緒だった。実際、ゼンメルワイスにはまったく違いがわからなかったのだ。自分自身がその病棟で医療行為をおこなうときには、そのやり方には特に注意を払うようになり、診察や手術を非常に慎重におこなったが、やはり患者はたくさん亡くなっていた。

彼は自ら納得ゆくまで他のあらゆる可能な解釈を除外してしまうと、医師たちに石鹸と水で手をごしごし洗い、さらに内診をおこなう前に手を塩素に浸すよう要求した。七か月以内にゼンメルワイスの病棟では、産褥熱の死亡数は出産一〇〇〇人当たり一二〇人から一二人へと激減し、実際、助産婦の病棟を一時下回るほどだった。真実を知ったとき、ゼンメルワイスは過去の自分が病気を広めてしまったと考えて良心の呵責に苦しんだ。彼はこう書いた。「産褥熱は、診察する指を介して、生物由来の腐敗した粒子が妊娠した女性へと運ばれて起こる。したがって、白状するが、私が何人の女性を早すぎる死に至らしめたかは、神のみぞ知り給う。」

一八五四年の夏、ジョン・スノウは、コレラを完全に「根絶する」ためにはいかなる努力も惜しむまいと決意した。そして何らかの方法で、完全に納得できる真実を明らかにしたいとの思いから、自ら聞き込み調査をすることにした。彼個人としては、人を説得するにはこれで十分と考えたが、自分の考えはまったく独創的なもので、公衆衛生にとってその意味合いは大変大きいとわかっていたので、一点の疑いもあってはならなかった。「コレラ病毒が下水を通って川に流れ、何マイルものパイプを通って配給され、それでも特有な作用を及ぼし得る状況はまったく驚きだ。地域社会にとって極めて重大な問題であるから、いくら厳密に調べ上げ、いくら厳しい基準を設けても、しすぎることはない」と彼は説明した。

政府の主任統計官ウィリアム・ファーが、小区域まで細分化したコレラの死亡週報をすでに集めていたから、犠牲者の住所を見つけるのはスノウには容易にできた。時間がかかったのは「混合供給」地域で、どの家がどちらの水道会社から供給されているか調べることだった。そのためにスノウは、今では「ドブ板疫学」〔一軒一軒戸別訪問により情報を集める研究法〕と称される類いの探索を開始した。死者の出た家の住所録を携え、彼はロンドン南部へ赴き、探偵が犯罪を捜査するように何週間も街中を歩き回ってはドアを叩き、同じ質問をした。「おたくの水はどちらの水道会社の水ですか?」

イライラする役回りだった。「知りたい情報がすぐさま得られるなどめったになかった」と彼は説明した。「住民が水道料金を支払っている場合でさえ、領収書を見るまで水道会社の名前をめったに思い出しはしなかった。週払いの家賃を払っている労働者の場合、水道の支払いは少し離れて住んでいる大家かその代理人がすることが多く、住人はそんなことなどまるで知らなかった。」このような困難のため、スノウの計画は全部ダメになるところだったが、持ち前の粘り強さから、機転をきかせて難題をうまくすり抜けた。一つわかったことは、水道会社二社の水の塩分含有量が大きく違っていたことで、このことから水道会社がたどれると彼は気がついた。「もし私が化学検査により二つの会社の水が完璧に区別できなかったとしたら、確かにこの調査を遂行するのはほぼ不可能だったろう」と彼は書いた。

この化学検査では、硝酸銀溶液を水のサンプルに加えて水中にできる銀塩を測定し、それで塩分量が計算できる。スノウは、ランベス社の水一リットル当たり一三・五ミリグラムの塩が含まれているのに対し、サザーク・アンド・ボクソール社の水には、驚いたことに一リットル当たり五四〇ミリグラムの塩分が含まれていることを発見した。実際これだけ違うと、硝酸銀を加えるだけでどちらの水だか言い当てられる。サザーク・アンド・ボクソール社の水に入っている白い硝酸銀塩はずっと高濃度なので、はっきり見えたに違いない。スノウの説明はこうである。

住民から水道会社について明快で決定的な証拠が得られなくとも、私は小さな小瓶にその水を入れて蓋に住所を書き、家に帰って調べることができた。たいていの場合、とりわけため池や貯水槽に流れ込む前のものを観察すれば、水の外見だけで楽にその出所が知れた。それに両方の水道会社の水道給水栓係が街にやってきた時間帯を私が確かめた後は、水が流れ込んでくる時刻もまた水を見分ける証拠となった。もっともこの点については、化学検査や水道会社の領収書などもっと強力な証拠で補強しないと、当てにはならなかった。

実はこれにはただ一つ欠陥があった。塩分測定の前提が間違っていたのだ。高濃度のサザーク・アンド・ボクソール社の水は下水道汚染によるものとスノウは考えたが、後にこの会社の技術者から、塩分は実は北海からテムズ側への潮の逆流が原因であり、それはやはり天候次第だと聞かされた。ロンドン中心部は、ランベス社が当時取水していた地点であるテムズ側上流よりもずっと海に近かった。スノウにとって幸運だったのは、彼が調査をおこなっていた時期、ずっと異常なほど暑く乾燥した天気が続いていた。つまり、サザーク・アンド・ボクソール社の塩分は常に高いままであったから、実験の間中彼の手法に信頼が置けたのだ。自分は運がよかったと後に彼は認めた。「私が聞き込みをやっている間中続いていた乾燥した天気のおかげで、テムズ川への海水の混入は例年以上だった。」

スノウが自らに課した仕事の量は膨大だったので、休みなしでその処理に当たったが、結局はジョン・ジョセフ・ホワイティングという地区薬剤師を助手に雇い入れざるを得なくなった。ホワイティングはバーモンジー、ロザーハイズ、ウォンズワースでいくらか戸別訪問調査をおこない、労を惜しまぬ仕事ぶりでスノウから気に入られた。

いよいよもって自説に有利な数字が着実に増えてゆくのに心励まされ、また膨大な数値計算の末、一八五四年の晩夏、スノウはいつでも結論を公表できる手はずを整えた。その次第はこうであった。一八四八年から四九年、コレラによる死亡率は両方の水道会社とも高かったが、一八五四年には、サザーク・アンド・ボクソール社から水を供給される家の住人は、きれいなランベス社からの水を使っている家より八倍から九倍死亡率が高かった。

例えば一八五四年の大流行の最初の七週に、サザーク・アンド・ボクソール社の家四万〇〇四六軒中一二六三人のコレラ死者が発生し、死亡率は一万軒当たり三一五人であった。しかし、ランベス社は二万六一〇七軒中、死者数九八人、率にして一万軒当たり三七人であった。最初の四週に限ると、その数字はもっと衝撃的である。サザーク・アンド・ボクソール社の死者数二八六人に対し、ランベス社は一四人、サザーク・アンド・ボクソール社の顧客は一三倍もの高いリスクを負っていたことになる。事実、八月五日に終わるその四週間でロンドン全体では五六三人しかコレラによる死者はいなかったが、その半数以上がサザーク・アンド・ボクソール水道会社から水を供給された人々であり、それ以外の死者は船員やテムズ川沿いで働く人々が多く、川から直接水を汲んでいた。

この「大実験」は、病気がどうやって繁殖し、どのように集団の中で広がり、またはばら撒かれるのか理解するために、順序立てた科学的研究方法を編み出した最初の大がかりな試みであった。今やスノウが手にしたのは、彼一人その存在を確信していた証拠であった。コレラが未知の原因のまま世界を席巻した一八一七年以来、数あるコレラ学説の一つが、初めて厳密な科学的分析にかけられ、大成功を収めたのである。医学界のお偉方ももはや無視できない発見をスノウは公表することになった。あとは研究の最後の仕上げをし、報告を書き上げ、印刷屋に渡すお金をポケットの中から探るだけとなった。

ところが、ジョン・スノウが一生涯かけた発見の公表を準備していた頃、ある出来事が起こった。

その出来事のために、彼はロンドン南部の路地や庭を苦労して歩き回った追跡調査を中止し、急遽ソーホーの街に戻らなければならなかった。彼の名前がそこに永遠に結びつくことになる驚くべきドラマが、文字通り彼の目前で展開されようとしていた。

# 第11章　疫病がこの家にも

私たちが会った人たちは、周りの状況に翻弄されて気も動転していたようだった。これから埋葬しなければならない人々のことは、友人や親戚から聞かなければならなかった。

デービッド・フレーザーとトーマス・ヒューズ、政府監察官、一八五四年九月、ソーホー

ロジャーズ医師は死亡診断書について何ら躊躇はしなかった。書類に手を伸ばすと、彼は冒頭の「死因」欄に「下痢および消耗」と書いた。彼はこういう症例を嫌というほど見てきたが、子どもは生まれつき弱々しかった。気の毒に母親も重体で、病気の赤ん坊を何度も診察に訪ねてゆくと、あるとき目の前で卒倒した。

彼はルイス家の家族とは顔見知りだった。ソーホー地区で人並みの生活を送ろうと苦労している、礼儀正しく勤勉な一家だった。両親と赤ん坊、それに八歳と一三歳の子ども二人が、ブロード・ストリート四〇番地の地下の一室にすし詰めになって住んでいた。そこは、バーナーズ・ストリートにあるロジャーズの診療所とはオックスフォード・ストリートを挟んで反対側にあった。風向きが悪いと、隣の便所の悪臭がまるで霧のようにルイスの家に立ち込めた。

ウィリアム・ロジャーズは、四〇歳のサラ・ルイスのところには何度か往診に呼ばれ、それが厄介な四番目の妊娠だとわかったが、お産自体はまったくすんなりいったので驚くとともに安心していた。ところがサラの乳の出が悪く、赤ん坊にそれは決まって悪い徴候であった。牛乳と米は、母乳の代わりにするにはよくなかったし、ルイス家の赤ん坊にその後数週間ずっと嘔吐や下痢が続いたのは、ごく典型的な症状と言えた。あれは四年前、この夫婦の前の子どものときとまるで同じだ、とロジャーズは思い出した。この男児は、胃とそれから肺にも問題があって一〇か月で亡くなった。今度の女児は、生まれてまだ五か月しか経っていない。ロジャーズはこの子のために手を尽くしたが、実際できることはたいして多くはなかった。最初から、この子はおそらく望みはないだろうと悟っていた。九月二日土曜日の朝一一時に、赤ん坊の小さなからだは勝ち目のない闘いに静かに降参をした。

しかし実際、ルイス一家や他の誰かのことを振り返っている場合ではなかった。ロジャーズにとって一生のうち一度も遭遇したことがない、また予期すらしなかったような緊急事態に巻き込ま

A　大ロンドン

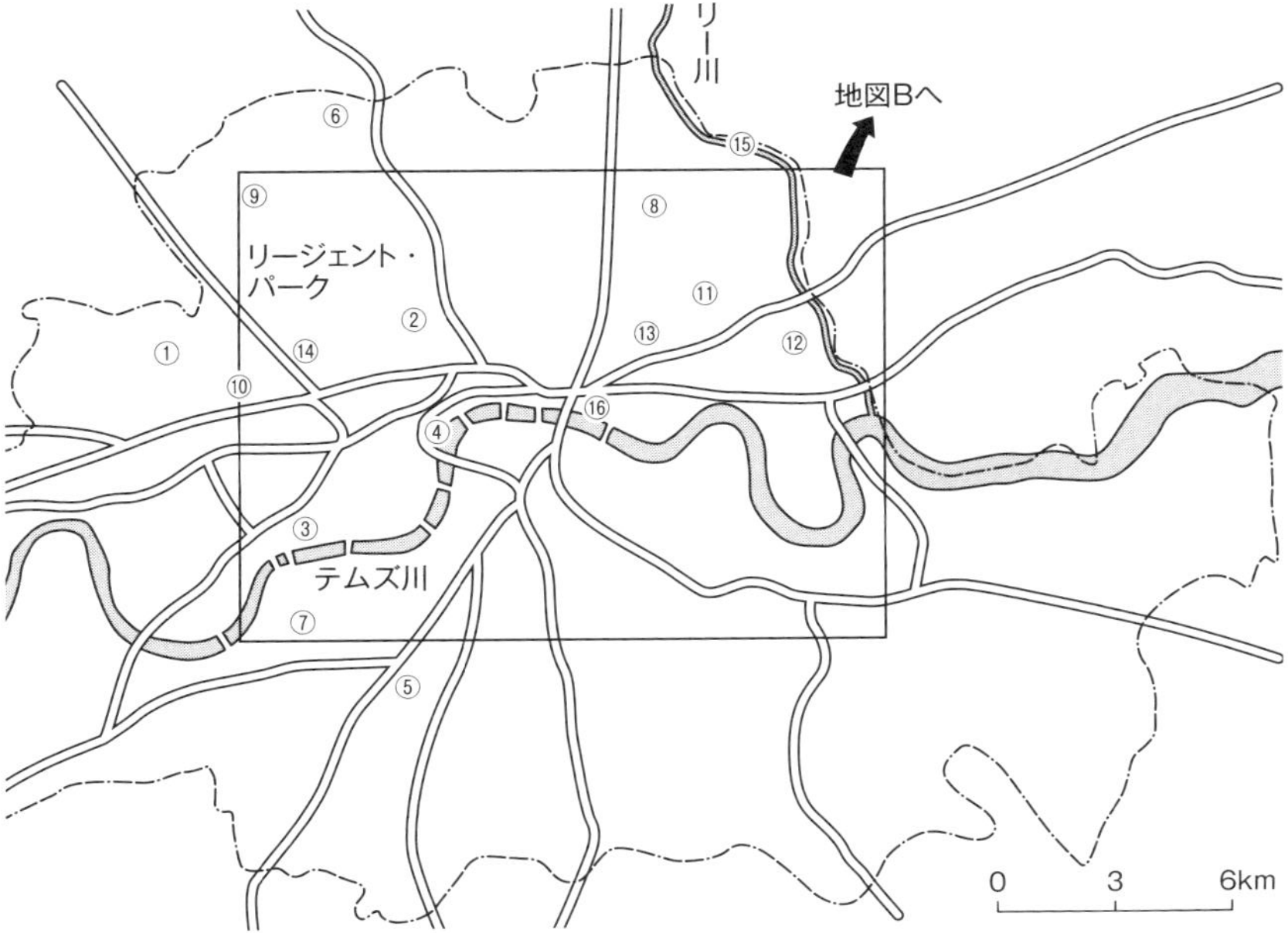


①ケンサル・グリーン共同墓地
②セント・パンクラス
③チェルシー
④チャリング・クロス駅
⑤トゥーティング
⑥ハイゲート
⑦バターシー
⑧ハックニー
⑨ハムステッド
⑩ベイズウォーター
⑪ベスナル・グリーン
⑫ボウ
⑬ホワイト・チャペル
⑭メリルボーン
⑮リー橋
⑯ロンドン塔

（地名は五十音順）

れていたからだ。

ことの始まりは一八五四年八月三一日木曜日、サラ・ルイスの赤ん坊の病状が最後に悪くなって三日後だった。ずっとひどい一日だった。土色をした空は機嫌を損ねているように見えた。我慢できない暑さで、息をするのも嫌になる熱気だった。気温は容赦なく三六・九℃に上り、時間がだらだら過ぎてゆくにつれて誰もが日暮れを待ち焦がれた。ライオン醸造所とイリー雷管（起爆装置）工場で、クローディアス・アッシュのミネラル歯科材料製作所とニコルの防水加工と衣類プレス工場で、マーシャル・ストリートの角にあったホームズ氏の広大な食肉処理場で、労働者たちは一日の仕事が終わって家路に着けるのを今か今かと待ちわびていた。学校や店で、食堂やパブで、ポーランド・ストリートの大教区救貧院で、彼らは汗をかき不平を言っていた。しかし、やがて夜の帳が下りると、大気は和らぐどころかますます耐えがたい状態となった。

部屋の中はムッとしており、仕事から帰ると人々は急いで窓を開け放ったが、通りから立ち込める砂ぼこりに乗って運ばれてくる空気は、風通しの悪い小さな部屋の空気よりもさらに暑く嫌な臭いがしたから、住民はまた追い出されることになった。わずかな人数が玄関辺りに立ち、何とかいい空気を吸おうとしたがうまくいかなかった。ロジャーズの同僚の一人、クラーク医師はその日ブロード・ストリートにおり、その場所をよく知っていた。彼はウェストミンスター医師会の会合で、その木曜の晩ほどひどい大気を知らないと語った。ソーホーの空気はとても吸えたものではないと

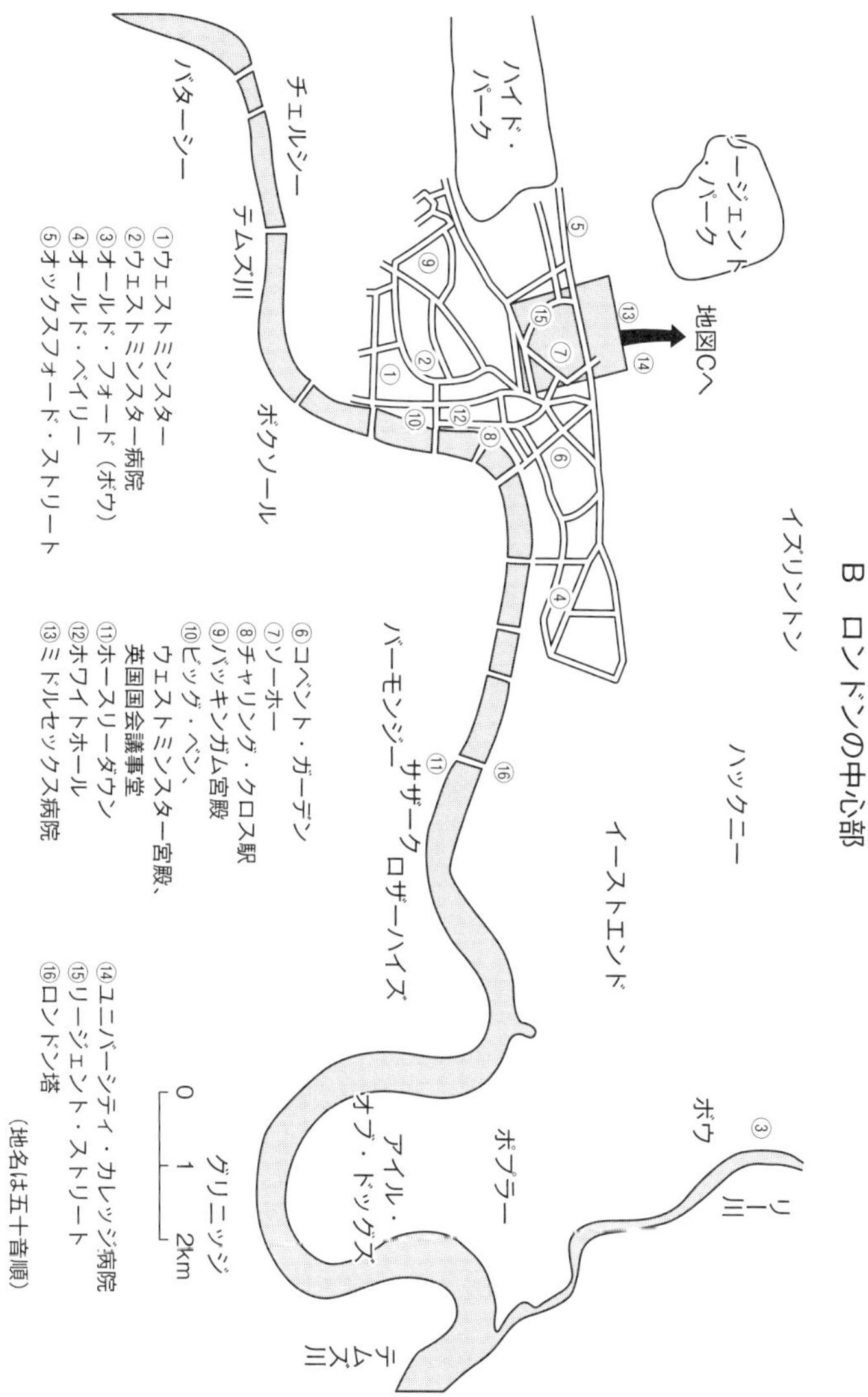
B　ロンドンの中心部
リージェント・パーク
地図Cへ
ハイド・パーク
イズリントン
ハックニー
イーストエンド
ボウ
リー川
ポプラー
アイル・オブ・ドッグズ
グリニッジ
テムズ川
ロザーハイズ
サザーク
バーモンジー
ボクソール
テムズ川
チェルシー
バターシー
0　1　2km
①ウェストミンスター
②ウェストミンスター病院
③オールド・フォード（ボウ）
④オールド・ベイリー
⑤オックスフォード・ストリート
⑥コベント・ガーデン
⑦ソーホー
⑧チャリング・クロス駅
⑨バッキンガム宮殿
⑩ビッグ・ベン、ウェストミンスター宮殿、英国国会議事堂
⑪ホースリーダウン
⑫ホワイトホール
⑬ミドルセックス病院
⑭ユニバーシティ・カレッジ病院
⑮リージェント・ストリート
⑯ロンドン塔
（地名は五十音順）

言った。

事実彼の言う通りだったとしても、いったい何が起こるのか誰も予測できなかった。その晩遅くから翌朝の早い時間にかけて、西ソーホーの小さな区画で、何の前触れもなく一度に二〇〇人もの人々にコレラの大発生が襲った。この区画は路地や裏通りの集まりで、せいぜい縦三七〇メートル横一八〇メートル四方しかないところだが、イギリスでこれほどの短時間にこれだけの死人が出たことは、後にも先にも絶えてなかった。通常の症状はまったく出ておらず、数時間の下痢さえなかった。つい今しがたまで元気そのものだった人々が苦しみ悶えて倒れ、数時間以内に亡くなった。病気は聖書にある神の怒りが現われたように、人々の体力や社会的地位にお構いなく街を一掃してゆき、その高い病原性と発病のスピードでは、悪名高いアルビオン・テラスやドルーエの養護施設をはるかにしのいだ。

一家全員が命を奪われる。もっと悪いことに一人だけ生き延びてしまう。そういう子どもは、両親と一緒に床についたのに、目が覚めると孤児になっていた。犠牲者には虚弱な老婦人や他の病気ですでに死にかけの者もいれば、元気盛りの若い男もいた。ピーター・ストリートのアパートに住むアイルランド移民も、グレート・パルトニー・ストリートの私邸に住むもっと裕福な階層も、やはり死んでいった。コレラで死んだのは、牛乳屋、婦人帽子店、居酒屋の主人、警官、指物師、喫茶店従業員、それにとりわけ、リージェント・ストリートとボンド・ストリート界隈で流行りの紳士用品店を営んでいた仕立屋とその妻子たち、つまりブロード・ストリート地区の住人の大半を占

## C　ブロードストリートとその周辺

①イリー雷管工場
②ウォーダー・ストリート
③カーナビー・ストリート
④グレート・パルトニー・ストリート
⑤ケンブリッジ・ストリート
⑥サウス・ロー
⑦サックスビル・ストリート18番地
（スノウのロンドンにおける三番目の住居）
⑧シルバー・ストリート
⑨セント・ルークス教会
⑩ニュー・ストリート
⑪ノエル・ストリート
⑫バーナーズ・ストリート
⑬ピーター・ストリート
⑭ピカデリー
⑮フリス・ストリート54番地
（スノウのロンドンにおける二番目の住居）
⑯ブロード・ストリート
⑰ベイトマンズ・ビルディングズ11番地
（スノウのロンドンにおける最初の住居）
⑱ベリック・ストリート
⑲ベンティング・ストリート
⑳ポートランド・ストリート
㉑ポーランド・ストリート
㉒マーシャル・ストリート
㉓ライオン醸造所
㉔リージェント・ストリート
㉕ルパート・ストリート
◉井戸

0　100　200m

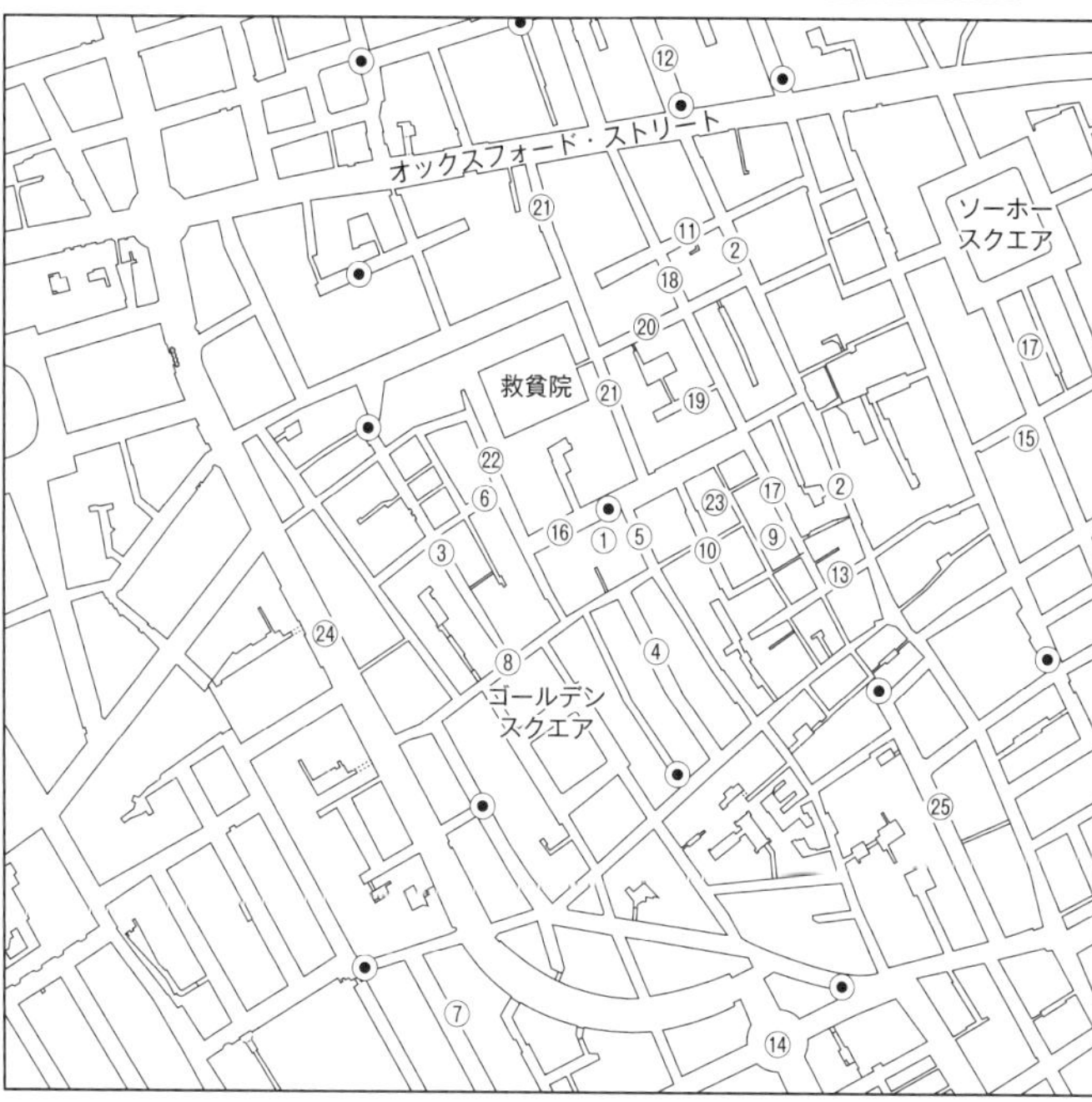

める人たちだった。

翌朝夜が明ける前、まだ立ち上がれる者は狼狽しながら通りに出て、死に物狂いで助けを求め、当てもなく散り散りに走り去った。ロジャーズとクラークなど地元の医師は街中を駆けずり回っていたため、多くの犠牲者は医師が到着するずっと前に亡くなっていた。聖職者は急いで家々を駆け回り、死が目前にある者や家族に死なれた者には、とにかく何か慰めの言葉をかけたのだが、そういう自分たちもショックを受けていた。正午には、ヒステリーからすでに茫然とした沈黙と悲しみに変わっていた。小道に集まった人々は青ざめ、怯えた様子で身を寄せ合った。女たちは泣きわめきながら道路に立ち尽くし、子どもたちは世話をしてくれる相手を失って、放心状態で歩き回った。

この状態が週末と次の週ずっと続いた。日曜日に一二七人が死に、月曜日は七六人だった。一〇日後、死亡者数はなんと五〇〇人となり、まだ増える気配だった。時が経つにつれて、被害のほどは、数世紀前の疫病〔ペストのこと〕がもたらしたのと同じくらい壊滅的となった。記録を読み上げるのはつらいことだ。ベリック・ストリート一番地では六人がかかり、うち五人が亡くなった。数軒先のティムソン食料品店の上の部屋では七人死んだ。最も貧しい家族がたくさん住んでいたセント・アンズ・コートやセント・アンズ・プレースでは、四六人が命を落とした。中には、五人の親戚が、亡くなった婦人の亡骸の置かれた部屋で一緒に横にならなければならなかったほど、ソーホーの過密状態はひどく、多くの死体が至るところで積み上げられた。

三人の婦人がカーナビー・ストリート一番地に住んでいた。家の女主人は二七歳、その妹二〇歳、そして下宿人の家政婦が四〇歳であった。セント・アンズ・プレースの他の哀れな住民たちに比べればゆとりある暮らしをしていたが、それでも四日間のうちに三人とも亡くなった。シルバー・ストリート近くの清掃婦も亡くなったが、粗末な部屋に種々雑多な犬、猫、うさぎを一七匹飼っていた。また、クローディアス・アッシュのミネラル歯科材料製作所の職人二人と、ノエル・ストリートの製本屋で店主と二三歳の甥を含む三人が亡くなった。製本屋の工員のうち二人がこの病気にかかったが、幸いにも回復した。もっとも、この病気のせいで心に痛手を負ったのだが。

ホプキンズ・ストリートでの死者の数は一五人に上った。ケンブリッジ・ストリートで一六人、ケンプス・コートで九人、パルトニー・コートで二四人、ニュー・ストリートで一〇人。同じような話が、クロス・ストリート、ベリック・ストリート、マールボロ・ロー（Row）と、周りのどの路地や裏通りに行っても、至るところにあった。それでも、ブロード・ストリートに比べたらたいしたことはなかった。ブロード・ストリートの犠牲者を読み上げるのは、恐ろしいくらい一本調子だ。三番地に死者六人、四番地に四人、五番地に三人、六番地に一人、七番地に六人、九番地に七人、などなど、死者の家は道路の両側を端から端まで続いた。七番地の二人の死者は母親と娘で、ともに室内装飾を営んでいた。母親は仕事中に急に悪くなり、娘は母親の葬式から帰る途中で悪くなった。

ルイス一家が住んでいたブロード・ストリート四〇番地の話は、どこにもまして悲惨だった。大流行が始まってまだ三六時間しか経っていない頃、ルイスの赤ん坊が消耗と下痢で死んだのは、ここだった。赤ん坊の死から二時間後、ルイスと同じ借家人で二五歳の仕立職人が、コレラのために二階の奥の部屋で死んだ。火曜の朝には、彼の妻が後を追うように死んだ。四階の奥の部屋で別の仕立職人は、病院に連れてゆかれずに持ちこたえていたが、二週間後ついに亡くなった。四階の二人目の婦人も死んだが、どのように臨終を迎えたかは見方が分かれる。近所のある者は、コレラではなく恐怖のために死んだのだと主張したが、医師の手当てが間に合わなかったので、真相は不明のままである。ところが、ルイスの赤ん坊の父親については、そのような曖昧な点はなかった。四六歳のトーマス・ルイス巡査は、下の娘が亡くなって一週間後の九月八日にコレラにかかり、一九日に死んだ。サラには、残された二人の子どもを育てるのに身寄りがまるでなかった。

近くのミドルセックス病院は、病院まで何とか間に合った患者を多く受け入れ、医師たちは勇敢に闘った。ミドルセックス病院における最終の死亡率は、街中の死亡率よりずっと低いものだったのだ。持ちこたえて入院できた者は、おそらく平均以上の回復の見込みがあったにもかかわらず、五三%の死亡率であった。たとえそうであっても、病棟に新しい患者が運び込まれるやいなや、病棟勤務員は遺体を死体安置所にゴロゴロ押して運んでいた。大流行の最初の三日間で、内科医長セプティマス・シブリーは一二〇人を入院させ、さらに多くをユニバーシティ・カレッジ病院に送った。同時に、シブリー氏はもっと多くのスタッフが必要であると緊急要請を出した。その要請に応えた一人に、ロンドンの慈善施設の看護監督であり、献身的で意志の固いフロレンス・ナイチンゲールがいた。

その夏、三三歳のナイチンゲールは、フラワーアレンジメントや舞踏会よりもっと何か役に立つ仕事をしたいと思い、その許しを得ようと家族や友人たちと長年にわたって口論した挙げ句、病院での初めての職を得た。看護は上流社会からは激しい嫌悪の目で見られたが、それは仕事の性質上過酷でふさわしくないというだけでなく、看護婦は大酒飲みでふしだらだという噂がつきまとったからである。それでもなお、一八五四年、ナイチンゲール女史は慈善施設「病める淑女のための介護協会」をハーレー・ストリート一番地で運営することになった。この病院はフロレンスの貴族の友人たちにより開設されたものであったが、そこで彼女は雇ってもらうことになった。それは、同じ貴族の女性を病院などに雇うのはどうかという懸念が友人たちにあったのを、彼女が説得した結果である。そうはいってもフロレンスは、自分で選んだ職業のスタートを切る嬉しさとは別に、自分の新しい仕事場を多少謙遜した言い方で、「貴婦人方の委員会の運営になる、病弱な女性家庭教師のための療養所」と呼んだ。

ミドルセックスがSOSを発したとき、フロレンス・ナイチンゲールはこれこそ切望していたやりがいのある課題だと確信して、すぐに支援を買って出た。彼女の期待が裏切られることはなかった。彼女の友人で作家のエリザベス・ギャスケルは、こう語った。危機の只中でいかにして病院が半時間ごとにブロード・ストリート地区からの患者を受け入れ、またフロレンスがいかに夜も昼もなく起きており、到着した患者を着替えさせてテレビン油の湿布をしたか。「一晩中、哀れな悲鳴を上げる人間たちが運び込まれ……彼女は散々に酷使された」とギャスケル夫人は書いた。

フロレンスによれば、ある特定の底辺層が特にひどくやられた。「売春婦たちがもうひっきりなしに、自分たちの縄張りからふらつきながらやってきていた。病気はどこの誰より彼女らが一番ひどかった。なんてかわいそうに」とギャスケルは報告した。けれども、当時このことに言及した者は他にいなかったから、「堕落した女性」だというナイチンゲールの独りよがりな見方にいくらか影響されたのかもしれない。少なくともナイチンゲールに関する逸話の一つには、ビクトリア朝におけるある種の敬虔さが話しぶりに表われているようだ。「まあかわいそうな娘。こんなにひどく汚れて、入院したかと思う間もなく四時間後には死んでしまうなんて」とナイチンゲールは言った。「私が彼女の腕をつかむと、何か言ったようだった。よく聞こうとかがむと、それはこうだった。『今この身に起こっている災難が、神様、どうかこの方には起きませんように。』」

　ギャスケル夫人によれば、その夜勤務していた病院スタッフはナイチンゲールと守衛だけだった。他の看護婦は疲労困憊してみな倒れていたし、タバコをくわえた医学生が数人やってきたけれど、また売春婦が運び込まれると逃げ出してしまったという。「FN〔ナイチンゲールのこと〕が着替えさせていた女は、ほろ酔いでしゃべり続けていた。『信じられないでしょうけどね、奥さん。あたいは一週前にゃシルクとサテンで着飾って、ウーリッジで踊ってたもんさ。』」ナイチンゲール女史の家族が言っていた、彼女の職業選択に関する見方を裏付けるかのように、件の女性はささやかなパートの看護をしながら、売春で収入を補っていたのだ。

二か月しないうちに、フロレンス・ナイチンゲールは自ら人選した看護団とともにイギリスを離れた。行き先はスクタリと、病人や負傷者の待つクリミアである。そこで彼女が闘った相手は、不潔な病院と不足する供給品、無能な職員と感染した傷、赤痢と、そしてもちろん、あの残忍なコレラであった。その過程で彼女は、現代の看護専門職の基礎を築いた。

ブロード・ストリートからはミドルセックスが一番近い一般の病院であったが、もう一か所医療機関が流行病のど真ん中にあった。その名をロンドン・ホメオパシー病院（London Homeopathic Hospital）といい、たった二五床ながらゴールデン・スクエアにあり、ブロード・ストリートからは歩いて一分だった。五年前、フレデリック・フォスター・ハーヴェイ・クウィン博士によって開設された。博士は、華やかな性格の持ち主で、チャールズ・ディケンズやビクトリア女王の叔父、レオポルド王子の侍医とも親しい友人であった。クウィンは〔ヨーロッパ〕大陸でホメオパシーの創始者、サムエル・ハーネマンに学び、この見慣れぬ新しい治療法を一般の人々に広めるのが自分の使命だと考えた。ホメオパシーは当時も今も変わらず、大方は疑いと軽蔑の目を向けられた。その治療の指針とは、からだに自然に備わる防御反応を高めるために、本来なら病気の症状を起こす薬を少量だけ投与することだった。ただそれが一般の医学にとって問題ではなかった。結局、これがワクチン接種の原理である。伝統的医学にとって現実に難しいのは、ホメオパシーが患者に投与する処方のしかたである。活性のある含有物がただの一粒も入らないほどに薬を希釈するからである。水には「記憶」があるのか、つまり他の物質を存在がわからなくなるほど水で希釈しても、元の性質は残っているのか、それは今日まで議論となっている。

一八四九年にロンドン・ホメオパシー病院が開業の準備をしていた頃、一般的なコレラ治療が失敗した場合でも彼らならいくらか成功を収められると期待して、パリの病院がベッドをいくつかホメオパシー開業医の団体に譲ってくれた。ホメオパシー医はブリオニア（の根っこ）や木炭、それと、不可欠のヒ素といった、彼らの標準的医薬品を手に仕事に取りかかった。コレラの症状は急性ヒ素中毒とよく似ている。大量の下痢、嘔吐、じっとり冷たい皮膚、体温の急な下降、けいれんと昏睡、そして数時間後の死、である。それで、例のホメオパシー指針に従うと、ごく微量の毒が指示されたようだ。ただし、ヒ素をコレラの治療に使うには大きな欠点があった。まったく効かないのだ。当時標準的とされたどんな治療法より効かず、フランス人患者は七人全員死んだ。「この事実は、ホメオパシー医の大言壮語を信用したいと思う者には警告となるであろう」とランセット誌はしたり顔で言明した。

その同じ年に、あるロンドンの検視陪審は、ランセット誌の編集者トーマス・ワクリーの息子で副検視官ヘンリー・ワクリー（検視官としてドルーエの公聴会を取り仕切った）の指揮の下、独習でホメオパシーを実践した人物チャールズ・ピアースに過失致死罪の判決を下した。ピアースは、自分の兄のコレラを治そうとして餓死させた容疑で告訴された。そしてワクリーから、インチキ治療に対して幾分当てこすりの言葉とともに有罪となる証拠が並べられた後、ニューゲート刑務所に引っ張ってゆかれた。ハーネマン自身はコレラ患者の治療には樟脳（カンフル）を勧めたが、その理由ははっきりわかっていない。中毒量になると、樟脳は確かにコレラ様症状である嘔気、嘔吐、疝痛、硬直や筋けいれんを起こすが、他の作用、例えば高熱と頻脈は、まるで似通っていない。

しかしながらソーホーの疫禍の最中は、ホメオパシーはかなりの成功を収めたようだ。ロンドン・ホメオパシー病院での死亡率は高々一六%、それに比べミドルセックス病院は五二%であった。後者の数字は、当時コレラによる一般的平均死亡率と一致している。ところが、王立内科医師会の会長が議会への報告にこの統計をわざと省いたことから、ちょっとした騒動があった。現在の知識に照らしてみると、少なくともコレラの治療にホメオパシーを用いてもはかばかしくなかったのは明らかだが、一九世紀のこの当時に、ホメオパシーが瀉血のような処置を軽視したということは、もっと伝統的な同僚医師に比べて、ホメオパシーの実践者たちが与える害が概して少なかったことを意味する。ロンドン・ホメオパシー病院での回復率の方が高かったのは多分、ホメオパシー医の患者を治す技量のおかげというより、ミドルセックス病院の医師が患者を死なせてしまうことが多かったためであろう。

最初の週の間中、手に負えない状態に陥っていたソーホーの例のように、何とか立ち向かおうとしていたのは病院や地元の医師だけではなかった。葬儀屋もまた仕事量の急増に対処するのが極めて困難となった。そうなるとパニックで〝礼儀正しさ〟も何もあったものではなく、遺体は次々捨てられているというお決まりの噂が広まり出した。確かに多くの犠牲者は最も恥ずべき最期、〝貧困者の墓〟に入った。教区は二〇〇人以上もそのような葬儀の支払いをしたが、病人に自分の葬儀をするお金がなかったからというより、ふつうならその手配をしてくれるような友人や親戚もやはり死んでいるか危篤状態だったからだ。人々が口々に語るのは、死体の山が家々の前に積まれ、荷馬車で一斉に運ばれていった光景であった。霊柩車でいちいち回るには数が足りなかったのだ。ブロード・ストリートの先、ドゥフールズ・プレース地区の代表者が、街に設置されていたその場しのぎの死体置場についての不平不満をホワイトホールに伝えた。

死亡者数はまだ増えていたが、この地区から逃げ出す人の数は桁違いに多かった。大流行が始まって六日後、最も病気にやられた通りでは、四分の三以上もの人が荷物をあるだけまとめて街を離れた。気にかける荷物があまりない一番貧しい者たちが最初に街を出た。すぐ後からもっと豊かなお隣さんが出た。そして今度は、財産の安全よりもっと大きな不安を抱えた人たちの番となった。

もちろん、脱出したからといってコレラから逃げおおせる保証はなかった。それは五年前、アルビオン・テラスのトーマス・ハリソン師にはわかっていたことだった。ある家族がグレーブゼンドの親戚の家に避難しようと、九月四日月曜日の朝ベンティンク・ストリートの家を出たが、彼らには週末にかけて悲劇が待ち受けていた。何しろ彼らには面倒を見るべき子どもたちの他に、四週間後にはもう一人赤ん坊が生まれることになっており、グレーブゼンドではもっと楽に一息つけたはずだった。しかし、ケントに着いて数時間後の翌朝七時に、妊婦と二人の子どもの容体が急に悪くなった。子どもたちは回復したが、母親は運がなかった。彼女は何とか子どもを産もうと頑張って、九月一五日に死んだ。

流行病が始まって一〇日後、その出現したときと同じくらい謎めいているが、流行がパタリとやんだようだった。九月一四日までには、一日の死亡数と新たに診断された死亡例は一桁に落ち、九月三〇日、ちょうど始まった夜から一か月経つと、死亡数と発症数はともにゼロとなった。差し迫ったショックとパニックは過ぎ去った。ソーホーでは、病気を阻止するために推奨された方法を列挙した、政府の大真面目なポスターを降ろしてもよくなった。一家の大黒柱を亡くして極貧の状態の人々に、どうしたら援助を受けられるかアドバイスする教区のパンフレットも引っ込められた。最後に撒いた乳状の消毒用石灰を敷石から洗い落とし、元の日常生活と同じように何でもいいからまた始めてみようとさえ考えられた。しかし店が営業を再開し、避難していた人たちが三々五々家に戻ってくるにつれ、難しい疑問が浮かび上がってきた。よりによってなぜこの場所で、どうしてその時期に流行ったのか?

またこの話には先がある。最後の遺体が急に視界から消えてしまう前、伝染性は強かったにもかかわらず、大流行は非常に狭い範囲にとどまっていたのがはっきりした。幸運にも回復したわずかの人々を含め、すべての犠牲者が住んでいたり働いていたりしたのは、ケンブリッジ・ストリートとブロード・ストリート、ゴールデン・スクエア北部のある一角、たった二三〇メートル以内の地域だった。つまり、一握りの人々を除き全員が、不思議なことに自ら貧乏くじを引いたのだ。

スザンナ・イリーは五九歳の未亡人で、夫はウィリアム・イリーといい、家族で雷管や起爆装置を製造する会社を経営しており、ブロード・ストリートの敷地内に二〇〇人もの労働者を雇っていた。イリーの息子たちの采配の下で事業は繁盛しており、この会社は非常に有名になって、四〇年後にはアーサー・コナン・ドイル卿が『まだらの紐』の中で、シャーロック・ホームズにその名を言わしめたくらいであった。「それでは、ワトソン君。準備ができたら馬車を呼んで、ウォータールーへ馳せ参じることとしよう。ポケットに君の拳銃を忍ばせてきてくれると、大変ありがたいのだがね。イリーの二番は、鉄の引っかき棒をぐにゃりと曲げてしまう御仁には目にもの見せてやれるだろうよ。それと歯ブラシがあれば、よし、要るものは揃った。」ちなみに、コナン・ドイルは弾薬製造業者のイリーと鉄砲鍛冶のウェブリーを混同しているが、読者には即座にその名前がわかるだろうと思ったのだ。

一八五〇年代に話を戻すと、イリー一家はすでに十分な成功を収めていたから、スザンナは騒々しく空気も悪いブロード・ストリートの家族がいる仮住まいから、ウェスト・ハムステッドの緑豊かで広々とした場所へ引っ越した。それで一八五四年夏までは、スザンナは何か月もソーホーに足を踏み入れることはなかった。九月一日金曜日、この日はちょうど流行病がブロード・ストリートを襲ったのだが、それと同じ頃、スザンナ・イリーは重症のコレラにかかった。ハムステッド全体でただ一人の患者だった。彼女は翌日亡くなった。スザンナの姪はイズリントンの自宅に戻ってゆく前、ハムステッドでもう一泊、叔母と一緒に過ごした。ところがイズリントンに着くやいなや、彼女もまた倒れて亡くなった。スザンナと同様、近所全体で見てもこの姪が唯一のコレラ患者であった。ただ、スザンナの息子はブロード・ストリートの真ん中で働いていたが、結局、大流行の間中すこぶる健康でいられた。このことは、彼らの従業員が一八人死んだのを考えると、ますます奇妙である。

イリー夫人とは違ってウィックワー氏はすでに病弱であったが、弟のジョンがソーホーで重症だと聞き、すぐにブライトンからロンドンに向かった。それでも、もう遅すぎた。彼がポーランド・ストリートの家に着いたときには、ジョンはすでに死んでいた。病に倒れてたった一二時間後のことだった。ウィックワー氏は遺体を見ないことにした。恐ろしい病気の痕跡が至るところに残った亡骸より、彼の弟が生きて元気だった姿のまま記憶にとどめたかったのであろうか。それとも単に恐ろしかったのであろうか。理由が何であれ、彼が弟の家にいたのはたった二〇分だけだった。ステーキ数口にブランデー一杯と水をさっさと詰め込むと、再び今度はロンドン北部のペントンビルに向けて出発し、そこで一晩過ごした。彼は急いだけれども、ソーホーの病毒から逃れることはできなかった。その晩ウィックワー氏はコレラに襲われ、弟のジョンのように朝までには死んでいた。

もう一人とりわけ不運な犠牲者は、セント・ジョンズ・ウッドからきた陸軍将校で、彼は木曜日の晩ウォーダー・ストリートに食事にきていただけだった。ソーホーでの夕食が、彼の最後の晩餐となった。

しかし、この三人が特に運が悪かったのに比べると、他の人々が死を免れたのはまさしく奇跡的だと思われた。大流行はブロード・ストリート、シルバー・ストリート、ニュー・ストリート、そしてマーシャル・ストリートで囲まれた二ブロックに主に集中していた。セント・ルークス教区の若い副牧師で、ベリック・ストリートのヘンリー・ホワイトヘッドは次のことに気づいた。ブロード・ストリートの西の端から出発して南側を東の端まで歩き、そこでビール工場まで戻り、さらにホプキンズ・ストリート、ハズバンド・ストリート、ニュー・ストリートとパルトニー・コートを歩くと、その間に四五軒通り過ぎるが、そのうち六軒しか死を免れなかった。事実、状況はもっと悪かった。ホワイトヘッドにはそこの住民のことしか頭になかった。イリー雷管工場はそのうちの二軒で、そこの従業員一八人が死亡したが、ロンドンのあちこちにある自宅で亡くなった者に至っては、数えられていなかった。

その隣のブロックはベリック・ストリートに接していて、やはりひどくやられたけれども、そこには一つ奇妙な例外があった。ライオン醸造所の労働者も、またホワイトヘッドの教会の聖職者や平信徒も、大流行の真っ只中だというのに一人も病気にかからなかったのだ。それでも醸造所の隣では、ある日働いていた建築作業員が七人病気にかかり、またセント・ルークス教区からほんの一四メートルしかないたった四軒の小さなブロックで、三二人亡くなった。ポーランド・ストリートの救貧院の場合も、やはり説明に窮する事例である。多くの病人が手当てを受けるために、その附属病院に運び込まれ構内で死んでいたにもかかわらず、五三五人の入所者のうち亡くなったのはたった五人であった。

一八五四年のブロード・ストリート大流行では、最終的に死者は六〇〇人を超えていたのは確かだが、正確な人数がどれほどだか誰にもわからない。ベンティンク・ストリートの母親のようにこの地区を逃れていった人々もいたが、保菌して別の場所で死んだだけだった。一方、病院や救貧院で人知れず消えてゆくか、もっと多くはイリー雷管工場の労働者たちのように、ロンドンの様々な場所にある自宅で死んだ人々もいた。この悲劇の本当の大きさは誰にもわかるまい。

大流行が始まって一週間経った九月七日の夜、この地区の救貧委員会の定例会が、ピカデリーのセント・ジェームズ教会に隣接する教区会議堂で開かれた。死者の数は四五八人に上り、さらに増える気配だった。救貧委員会としてセント・ジェームズ教区ウェストミンスターの公衆衛生と安全に多く責任を負っていたから、彼らが目下務めを果たしているやり方が熱心すぎると非難することは誰にもできなかった。政府は、この悲劇を聞くとすぐにソーホーに医務官を派遣して救貧委員会に対し、通りや家々を消毒し、病気で死にそうな人々に適切な配慮をする任務に着手するよう提言したことになっている。ところが、パターソン氏が現場に駆けつけたとき知ったのは、提言を受けたのにほとんど何もなされていないということだった。彼がホワイトホールに折り返し報告したのは、教区が「まさしく大流行の真っ只中にある」ことと、委員会が何の策も講じていないのに愕然としたことである。

地方のお偉方の面々はやっと目を覚まして目の前の混沌を直視したが、何をしたらいいのか考えあぐねていた。そのとき、一人のよそ者がひょっこり教区会議堂に現われ、話をさせてくれるよう礼儀正しく許可を求めた。彼はコレラについて何か言いたいことがあったのだ。委員会は通りからたまたまふらっとやってきた人間の話を聞いてやる前例がなかったし、この風変わりで遠慮がちな、たいして見栄えもしない人物に何か役に立つことができるなど思いもよらなかった。だが、この事態は何と言っても初めての経験であるからと、委員会は彼の話を聞いてもよいと許可を与えることにした。

結局、他の誰かに妙案があるわけはなかった。

# 第12章　壮大な構想

科学的かつ迅速な策を講じることに人の命がかかっているかもしれない場合には、一握りの指導者の気まぐれや偏見に心配りするなどまったくもって無用であります。

内務大臣パーマストン卿から公衆衛生局局長ベンジャミン・ホール卿へ、
一八五四年八月

セント・ジェームズの救貧委員会がピカデリーで揃って手をこまねいている間、八〇〇メートルほど離れたホワイトホールでは初代ラノーバー準男爵、ベンジャミン・ホール卿は忙しくててんてこ舞いをしていた。八月一二日、その日は、ブロード・ストリートの大流行が始まるちょうど二週間前で、国内は三度目のコレラ疫禍に苛まれようとしていたときだった。今や内務大臣となった、あのやかまし屋のパーマストン卿は、公衆衛生局局長としてエドウィン・チャドウィックの代わりにベンジャミン卿を任命した。一八三一年当時外相であったパーマストンは、この病気が大陸を横断して進軍するのを追跡する仕事に携わった。しかし彼の目下の管轄は、国内問題と国民の健康も含んだ一九世紀のイギリスであった。

ホールが新しい地位に就く直前、公衆衛生局の前任者チャドウィックはすこぶる不人気で、下院で痛烈な批判を特にホール自身から受けていた。長い演説の中で、ベンジャミン卿は一つひとつチャドウィックの全人格と経歴を覆すように、彼をことあるごとに無知・無能でご都合主義だとこき下ろし、また、救貧法委員の一人が彼を「無節操な危険人物」と呼んだことを引き合いに出した。一八三〇年代のことだが、チャドウィックが救貧法委員会付き秘書官として救貧院に対する権限を持っていたとき、彼は夫を妻から、親を子どもから引き離すあまりに「残虐な厳格さ」を持つ法律を導入したために、法そのものが不評を招いた。その一方で、チャドウィックは過去二〇年にわたり重要でおおむね高報酬の地位に就いてきた。しかし、彼が地域社会に果たした実質的な貢献はまだわかっていないとホールは主張した。

議会でチャドウィックは針のむしろであった。ホールの広範にわたる個人攻撃演説の後数日して、シーモア卿が割って入った。議会で彼は、公衆衛生局の助言は無駄の極みであるのに、その出版費用は恐ろしく巨額だと証言した。チャドウィックは、偏見に満ちた一方的な文書を撒き散らすのに、年間二五万ポンド使っている、というのだ。例えば、「域外埋葬に関する報告書」［住宅密集地域から墓地を引き離すよう勧告したもの」を六〇〇〇部も出版したことに対し、「社会一般には何の実用性もない長ったらしい文書であって、公衆衛生局が気に入るように自分たちの業績を宣伝しただけのもの」とシーモアは述べた。

自説にあまりに固執する、大衆の好みに迎合する、医療専門職の見識を軽んじて自分から遠ざける、資産家や水道会社に厳しい改革要求を出して怒らせるなど、この厄介な官僚チャドウィックには政府もうんざりしていた。議会での信任がこのように総崩れとなったために、エドウィン・チャドウィックとその支持者は辞任する他なくなった。そこで、パーマストンは、誰か政治的機微を理解でき、同時に、チャドウィック流のゴリ押し的なやり方を少しでも倣(なら)おうとしてもすぐに抑え込めるような下院議員をこの職に就ける決心をした。

ベンジャミン・ホール卿は、ロンドン・メリルボーン選挙区選出の議員だった。背が高く堂々とした人物であった。チャドウィックを攻撃するときは別として、いつもは愛想がよく、同僚からは〝ビッグ・ベン〟の愛称で知られた。ホールは後にゴシック建築の奇抜な思いつきの賜物、あの英国国会議事堂の建設を監督する責任を負ったので、彼の同僚の下院議員が、ふざけて彼のあだ名をセント・ステファンの時計塔の新しい大鐘に付けたのだ。一族がウェールズ南部に広大な土地を所有していたこの貴族は、別のジェントリーの一員であるオーガスタ・ワディントンとの結婚により、〔ウェールズ〕〔公国におけるアバカーンとラノーバーの大きな領地が一体化することになった。

ウェールズ文化の熱心な庇護者として、夫妻は国の歴史と言語の普及に尽力したが、オーガスタの場合は執念とまで言えるものだった。ラノーバー女侯爵は、グウェニネン・グウェント、グウェントのミツバチと自称し、現在ウェールズの民族衣装とされているショールと山高帽の取り合わせを発明するという目覚ましい功績をあげた。熱烈な絶対禁酒主義者である彼女はまた、その地域のすべてのパブを買い取ってウェールズ風の名前にし、喫茶店に変えたという栄誉にも浴している。地元では、夫妻に対する評価はおそらく分かれていたであろう。

しかし一八五四年八月にロンドンでのベンジャミン卿は、時計塔やアイステッズファード〔ウェールズ恒例の吟詠詩大会〕よりも急を要する事態で頭がいっぱいであったから、いつもの悠然たる態度ながら、機敏に懸案に取りかかった。この最新のコレラ到来に対して彼が手始めにおこなったのは、医療監察官を任命して衛生法案を起草させ、教区当局にゴミの清掃と通りの消毒をするよう働きかけたことである。教区と渡り合うのは、前任者たち同様簡単なことではなかった。だが、地方政府がひどい混乱状態にあったために、またそれに対して自分に権限がなかったために、ホールはこっぴどい妨害を受けた。各レベルで地方保健に携わる、ありあまるほどの委員会、部局、団体がイギリス中の町や教区に対する地位と権力を競い合っていたし、特にロンドンはお役所主義の巣窟となっていた。

地方政府は大部分が教区の掌中にあり、主たるものは救貧委員会と教区委員会であった。この二つとは別に、幹線道路局、舗道委員会、下水委員会、都市整備委員会、水道会社、ガス会社、警察署、治安判事〔裁判所〕があって、入れ替わり立ち替わり干渉してきた。ホールは、救貧委員会対策に最も力を入れなければならなかった。彼らの中には五年前、トゥーティングにあるドルーエの養護施設で、幼い入所者を世話する義務をまったく怠っていた者がいたのだ。委員会は公衆衛生と安全の様々な側面同様、貧困層の窮状に関心を寄せていた。彼らは、極貧層の面倒を見るのに必要な地方税率をも提案したが、財政的影響力は教区（委員）が握っており、支出の承認を仰がなければならなかった。

ホールが任務に就いた数日後、すぐにもハリッジ〔ロンドン北東部の海岸都市〕の騒動に巻き込まれてしまった。救貧委員会がコレラで死んだ水夫の遺体の揚陸を拒んだのだ。ハリッジ当局は船がハルに停泊を続け、問題の荷をそちらで降ろす方がずっとよいと判断した。一方、議論が起きている間中、この不幸な男は船のチョークの積み荷の中に埋没していた。ホールはもううんざりだった。救貧委員会に対して、死体を即座に岸に揚げ、「きちんとしたキリスト教徒らしい埋葬」に付すよう電報を打った。公衆衛生局からそういう趣旨の命令が、彼の署名入りで次便にて送られることとなった。

皮肉なことに公衆衛生局の責任者になる前、ホールは教区運営に関わる権利をおおいに擁護していたし、チャドウィックの中央集権についての権威主義的な見方をひどく嫌悪していた。しかし、直面する難題を前にしてすぐに考えを改めて、パーマストンに早速こう伝えている。「大都市で最初にする必要があるとはっきりしているのは、地方行政管轄に巣食う混沌を一掃し、諸悪に対抗する権限をもつ地方衛生委員会を組織することです。」しかし、それが実現できる前に、彼はこの状況に立ち往生してしまった。おまけに、威勢のいい内務大臣にそそのかされて、すべての救貧委員会へ政府が救いの手を差し伸べる旨の書簡を送ってしまった。ホールは、もし彼らが政府の支援を受諾するなら医務官を派遣するが、もしそれを拒絶すれば、コレラの現況と彼らのとった対応策を詳細な報告書にして送るよう命じることにした。被害の特にひどかった地域では、監察官が戸別訪問することになった。

問題の性格を知り尽くしている実務家のパーマストンにとっては、これでも生ぬるかった。ロンドンでは現に病気が死命を制しているから、内輪揉めはやめて、即刻コレラの報告があるすべての地域に医務官を派遣すべきだと内務大臣は考えた。今は緊急事態だから些細な言い争いは二の次であるし、無知で尊大な教区委員が申し出を受けるかどうか決めるまで待つと、貴重な時間を無駄にする。何百人もの人命が一握りの地方高官の思惑に委ねられていいはずはない。それに初め拒否していても、人はその場に居合わせれば助言を受け入れるということはよくあるものだ。そうパーマストンは信じた。イギリスの貿易商は、彼に言わせれば、よいところも多々あるが、典型的な地方の納税者であり、また典型的地方教区委員でもある。私は自らの見識としてある大きな構想を思い描いている、自分なら死亡率上昇を食い止めるためにどんなことでもする、とパーマストンは部下の政務次官に話した。事実彼は、彼の周りで近所の人々が亡くなるのを看取る覚悟をしていた。また、避難して生き延びられるチャンスがほんの少し増えるくらいなら、むしろ自分や妻子の命をも賭けようと覚悟していた。ホールは彼の真意を理解した。早速九月四日までに、テムズ川の南北両側に監察官が派遣された。

しかし、ベンジャミン卿は、歴代政府が強く勧めてもたいしてうまくはいかなかった対コレラ措置を導入し、内務大臣とはかって教区での怠慢を一掃するよう強行したというのに、もっと過激な手段すら決然と要求するつもりでいた。彼らはみな、まだ五里霧中であった。王立内科医師会の会員にも、コレラと粗悪な生活環境に関係があるなど考えてみる者は一人もいない。そもそもコレラとは正確には何者なのか？　なぜこの恐ろしいアジア禍が、二五年前はまったく知られていなかったのに、今やイギリス全土で奇妙なくらい定期的に流行するのか？　どうやって広まっていったのか？　なぜある町や村では多くの人々が死んだのに、他のところでは無傷だったのか？　それにある地域でぱったりやんだと思ったら、結局は何の前触れもなく他のどこかに再び現われたのはなぜなのか？

自分より前の幾千もの人々と同じようにこの難題を熟考した挙げ句、ホールは先を見通したある計画を思いついた。彼は国の第一級の医師や科学者を呼び集めてチームをつくり、この病気に関するありとあらゆる特徴を調べさせた。その研究の規模はこれまで試みられたものをいずれもはるかに上回っており、これほど大がかりな研究であれば答えが見つかるはずだ。考えれば考えるほどますます彼はそう確信するに至った。一八三〇年に遡ってみると、ロシアはコレラに関する最優秀論文に五万ポンドの賞金を申し出ていた。しかしホールの事業は直接国家が計画し、資金を供給し、そして指揮したものだ。イギリス政府が科学的調査を実施し、国庫から事業費を支払うものとしてはこれが初めてであった。
ホールは新しい上司に自分の構想の概略を述べた。

目的は首都において、感染地域と非感染地域の両方で、大気と水に関して顕微鏡学的、気象学的そして化学的手法で調査・観察する機関を設けることにあります。さらに、ここに用意した様式に則って、治療を受けた全症例について医療従事者全員から詳細な報告を受けるように定めることにあります。そうすれば、懸案に関する医療面についての情報をはるかに豊富に入手することができます。

パーマストンの承認を得たのは、八月二四日だった。それはブロード・ストリートの大流行のちょうど一週間前のことで、ジョン・スノウがたった一人で「大実験」のための給水情報を集めようと、まだロンドン南部の通りを歩き回っていた頃のことだ。ホールは医療専門職の指導的立場にある二人、王立内科医師会会長のジョン・アイルトン・パリスとビクトリア女王付き外科医で王立外科医師会副会長のウィリアム・ローレンスをホワイトホールのオフィスに呼んで自分の計画を聞かせた。筋金入りの政治家ホールには、この調査で成功が見込めるためにこの有力者二人の協力が不可欠であるとわかっていた。そのやり方は、医学界全体をほぼ一人残らず怒らせた、癪に障るチャドウィックとはまったく違っていたから、ランセット誌でさえこの新たな協力の機運と、政治と医学における相互の尊重をすぐにも歓迎した。「最近の委員会の権威失墜に一番大きく寄与したのは、おそらく医療専門職への配慮を露骨に欠いた態度であったろう。さすがベンジャミン卿はその辣腕（らつわん）で知られ、実務を知り尽くしている。さらに彼は断固たる態度に欠けることはないばかりか、人を味方にする性格も持ち合わせている。」

アイルトン・パリスとローレンスは、ホールが自分の壮大な構想を説明するのに注意深く耳を傾け、これなら医学界の支援が得られると彼に即座に請け合った。もちろん用意すべき謝礼などという些細な問題はあるにはあった。一日一人当たり二ギニーなら悪くはあるまいと彼らは算段した。ホールはざっと計算して、予算を年間二〇〇ポンドが適当と見積もった。「これなら格安だ」と彼は自分に言い聞かせた。すぐに自分の編制チームに人員を抜擢した。主な調査は五人の手に委ね、科学研究委員会（Committee for Scientific Inquiry）の名称で知られる組織を編制したのだ。その一人は人口登録局のウィリアム・ファーで、医学を離れ〝情報集約編集者（Compiler of Abstracts）〟、すなわち主任統計官になった人物である。ジョン・スノウがロンドン南部でどの扉をノックすべきか特定するために専ら用いたのが、ファーによるコレラ死亡者の分析結果であった。

ファーとともにメンバーだったのが、セント・バーソロミュー病院とミルバンク刑務所の内科医助手ウィリアム・バリーであった。バリーは、前の年ウィリアム・ガルとともに書いた王立内科医師会への報告の中で、ジョン・スノウの着想を却下した。両名は五年前にも、ブリストルの医師たち、つまりバッド、スウェイン、ブリタンがコレラの原因を発見したと主張したとき、彼らに対する手厳しい判決を言い渡していた。ホールの委員会の他のメンバーには、セント・トーマス病院の外科医でロンドン市医務官のジョン・サイモン、王立外科医師会で動物学教授のリチャード・オーエンが選ばれた。それからビクトリア女王付き特命内科医で、エドウィン・チャドウィックとともに貧困層の生活状態に関する報告書をまとめたニール・アーノットがいた。治療についての相談役にも豪勢な名前が並んだ。例えば、アイルトン・パリス自身と、薬剤師協会会長ナサニエル・ウォード。ただ、この団体は、ジョン・スノウが試験を三か月早めてほしいと申請したとき、まるで融通がきかなかった。

研究のある面に限って言えば、例えば病気がからだに及ぼす影響とその治療がその一例であるが、すでに三五年以上にわたって活発に議論されてきた。しかしホールは、この任務は包括的であって、すべての手がかりをたぐり寄せ、真に科学的方法で証拠を吟味しようと心に決めていた。水と大気の研究はまったく新しいと確信していたので、ひとたび彼の専門家チームを立ち上げれば得られるはずの画期的な知見を期待して、彼は胸躍る思いであった。明らかにこの科学研究委員会の誰もが、新たな上司に向かってジョン・スノウの意見など耳に入れる価値なしと断じていた。スノウこそ、当時コレラと上水道の関係について、もちろんイギリス政府を含めて誰も考えつかないような最も方法論的に優れた研究をおこなっていたのだが。委員会がロンドン南部でのスノウの最新の研究を知らなかったのはほぼ確実である。だが、少なくともウィリアム・バリーは、コレラが大部分水系感染であり糞口経路で広まるという説を、信じてはいないにしろよく知ってはいた。ウィリアム・

ガルとともにバリーは、何と言っても前の年にスノウの見解を王立内科医師会の報告で議論したのだが、ただ「受け入れがたい」と断定しただけだった。

顕微鏡学、気象学、化学分野の専門家として、ベンジャミン卿はロンドン王立施療病院からアーサー・ヒル・ハッサル、グリニッジ王立天文台の磁気・気象学部門最高責任者ジェームズ・グレーシャー、セント・トーマス病院で化学講師のロバート・トムソンをメンバーに入れた。

アーサー・ヒル・ハッサルはジョン・スノウと同時期の人物であり、ダブリンで医学を学んだ。ハッサルは、ノッティング・ヒルのぞっとするスラム街での〈研修〉期間も入れて、ロンドンで多忙な医師として日々の診療をこなした。同時に、彼は自然科学領域全般にわたって幅広い関心を持った、熟練した顕微鏡学者であり化学者でもあった。彼が出版したものには、解剖学、生理学、化学、病理学、植物学と動物学、それから特に衛生学と公衆衛生学に関する著作があった。ホールが科学研究委員会にハッサルを採用したとき、彼はすでにロンドンの上水における汚染と生き物に関する小冊子を出版していたが、ランセット誌のトーマス・ワクリーとの共同研究の方がもっと有名だった。

首都の街並みを仕事で歩き回っていたとき、ハッサルが気づいたのは、多くのあやしげに見える数々の食料品が店のショーウィンドウに陳列され、店主から派手な宣伝文句を付けられていることだった。品質の疑わしいたくさんのコーヒーが売られているのにとりわけショックを受けた彼は、いくつかの店から焙煎コーヒーのサンプルを買って帰り、顕微鏡や化学分析にかけてくわしく調べ上げた。正真正銘のコーヒーなどほとんどないことがわかった。あるものは大部分チコリ〔ハーブの一種〕であったし、またあるものは焙煎した小麦、ライ麦、豆、エンドウ豆、または焦げた砂糖がたっぷり入っていた。「これら混ぜもの入りのまがい品は、大仰な名前の下、まったく虚偽の説明書きを付けて売られていた」とハッサルは言った。

コーヒー業界を非難したハッサルは、次にブラウンシュガーに目をつけた。この商品にはすでにかなり多く出回っている疑惑があった。よく聞くけれどもおそらく作り話であろうが、こういう小話がある。とある食料雑貨商のおやじが、地下室の助手に向かって呼びかける。「お前、蜂蜜に水を入れたか、砂糖には砂を混ぜたか?」「はい、仰せの通りに。」「それじゃ上がってきてお祈りでも唱えろ。」ハッサルの調べた砂糖のサンプルに砂の混じった形跡はほとんど見つからなかったが、同じくらい不愉快なものを見つけた。「大部分の砂糖には、生きたままあるいは死んでいる、発達のすべての段階、つまり卵から完全な寄生体までのシラミ様の生き物がおびただしい数見つかった。」シラミ様生き物というのは、実際には *Tyroglyphus sacchari*、またの名をサトウダニといい、ハッサルが気づいたように、当時〝乾物屋かゆみ症〟で知られたありふれた皮疹の原因であった。

これは、医師であり検視官、下院議員、そしてランセット誌の編集者でもある煽動的なトーマス・ワクリーの興味を引くよう綿密に計算された調査と言えるものであった。彼は、スキャンダルになりそうなことは放ってはおかない人物だったからである。ワクリーはハッサルに連絡をとって、よくやったと褒めた。だが、調査は称賛に値するけれども、サンプルを買った出所を明らかにしないままでは、この先長く人のために何かするなどできはしまいと言った。「何もかも水の泡になるかもしれない危険を冒さずに、公表が可能だろうか?」とワクリーはハッサルに尋ねた。「私の答えはイエスだった。できるはずだと私は確信していた」とハッサルはそのときを思い出して言った。

その結果は消費者の権利運動のビクトリア朝的実践だった。一八五〇年代前半の時期にランセット誌に定期的に掲載されたのは、薬品、タバコ、嗅ぎタバコ〔俗にコカインの意もある〕と並んで、様々な食品や飲料を題材とした一連の調査記事で、「分析に基づく公衆衛生委員会からの報告」という大見出しと、仕上げには顕微鏡所見の精密なスケッチ、それにその出所の名前と住所まで書いてあった。格好よく響く「分析に基づく公衆衛生委員会」だが、内実はハッサルとイラストレーターのミラー氏しかおらず、彼らはサンプル用の紙バッグとラベル、インクを備え、どんな天気でも夜な夜な商店探検の旅に飛び出したものである。「この〝夜の遠足〟で、われわれはロンドンの興味をそそる場所に足を運び、貧困地区の習慣と生活様式について素晴らしい洞察が得られた」とはハッサルの言葉だ。

彼らの暴露記事は一般市民の抗議を巻き起こした。ロンドンの至るところで販売されているのは、水で薄められたり、劣悪な添加物でかさを増したり、色彩や香りを強くするのに気味の悪い、危険とも言える化学薬品を混ぜたりした食料品や飲料ばかり、そう思えた。調査した牛乳はほとんど水しか入っていなかった。どのパンにも、大量のミョウバン（硫酸カリウムアルミニウム化合物）が含まれていた。粗悪な小麦粉で焼いたパンの見栄えと食感をよくするためである。粉末唐辛子には金属である鉛丹に加え、おがくずや大量の「レンガくずに似た鉄分含有の土」まで入っていた。食用酢のサンプルには酢と称する代物はほとんど入ってなかった。例えば、〝王室公認〟食用酢は「すべて麦芽からつくられ、その純度と酸の強さにおいて強く推奨されるもの」がよいとされるが、実際は少量の麦芽と大量の硫酸でつくられていた。マーマレードとジャムは大部分がカブであった他、ココアが多くは小麦粉やトウモロコシ粉、タピオカであり、またお茶が陶土やお米、紺青という化学染料でできていた。ポーター〔porter's aleで黒ビールのこと〕にはストリキニーネと硫酸が加えられていた。あのフォートナム・アンド・メイソン〔ロンドン・ピカデリーにある高級百貨店〕も例外ではなかった。塩水酢漬けアンチョビをたくさんの赤土で染め、西洋スモモジャムを果物そのものの色ではなく、銅を用いて「深く不自然なほどの」艶(あで)やかな色合いにして販売している現場を押さえられた。ソーホー・スクエアのクロス・アンド・ブラックウェル〔食品メーカー、カレー粉のC&Bで知られる〕は同じようなシーフード悪徳商法でしっぽを捕まえられた。つまり安くて粗悪な魚に色の着いた粘土を加え、アンチョビと騙(かた)って売ったのだ。

通算四年の間、ハッサルは二五〇〇件以上ものサンプルを報告した。彼の発見から巻き起こったスキャンダルのために、政府は食品偽装についての新法を制定せざるを得なくなった。ワクリーのもとへは店主たちやその弁護士らから怒りの手紙が殺到したが、ハッサルの勤勉さと的確さのおかげで、一つも裁判沙汰になることはなかった。

ジョン・スノウは後に食品偽装に興味を持った。彼の興味は健康に与える影響に関してだったが、一八五七年に、パン添加物のミョウバンが小児期に骨変形を起こすクル病に関連するという説を論文にした。クル病はその頃ロンドンの労働者階級に蔓延(まんえん)していたが、スノウのよく知るヨークシャーとノーサンブリアの同じような貧困層では稀だった。スノウの考えた理由付けは、村人たちが自家製のミョウバンなしのパンを食べたからだということである。ロンドンの子どもたちが田舎の子どもたちよりこの病気にかかるリスクがなぜ高かったか、その理由は太陽光の日射時間が少ないことに起因する、少なくとも部分的に起因すると、今ではわかっている。しかし一九世紀半ばの医師たちもすでに、クル病が骨の中のリン酸カルシウム欠乏による代謝疾患だと理解していた。スノウの説はいまだに証明されていないが、アルミニウム塩の場合は、リン酸吸収を妨げ、ときにはクル病を起こすほどだとわかっている。

ホール・チームの気象学者メンバー、王立天文台のジェームズ・グレーシャーは求められる答えを自分の専門分野で見出せると確信していた。気象がコレラのみならず、国内を悩ましていた多くの疫病のカギとなると信じて、こう書いた。

> 躊躇なくこう申し上げる。われわれの町の気象状況を入念に確かめ、大都市のそれと突き合わせれば、そして両者をさらに国全体のそれと突き合わせるとよい。そうすれば、突然われわれに降りかかった、神の怒りの現われらしき壊滅的威力を持つコレラやインフルエンザ、また他の病気の気象学的原因に対して、間もなくはっきりとした洞察を加えることができよう。

グレーシャーは後に大胆な冒険に参加して、ちょっとした大衆のヒーローとなった。彼とヘンリー・コックスウェルという気球乗りが、気象データを集めるために連続飛行に着手したときのことだ。一八六二年九月五日に彼らはウォルバーハンプトンを離陸し、酸素なしで九〇〇〇メートルという、記録を塗り替える高度に達したが、あやうく死に直面する試みとなった。グレーシャーは意識を失い、まさに衰弱の極にあったところを、コックスウェルが索具〔気球の球体とゴンドラを結ぶもの〕によじ登ってもつれたリップライン〔排気弁を開閉する紐〕を解放し、もっと高度が上がって二人とも低体温か酸素欠乏で死ぬのを免れた。彼の手は寒さのために麻痺していたが、何とか歯で紐を引っ張った。

八〇〇〇メートルまではすべて順調だったとグレーシャーは言った。その後高度を再設定して温度計を読んだときだった。

私には温度計の細かい水銀柱が見えなかった。それから計器の目盛りの細かな刻みが見えなくなった。……しばらくして腕をテーブルに置くと、それは精気をまったく失っていないのに、その後腕を使おうとしても力が入らない。……反対の腕を動かそうとしても、やはり動かない。……足の感覚がまるでないようだ。……頭が左肩に乗っかっているように感じる。私は必死になってからだを揺すってみた。それでも両腕が動かない。頭をもたげたが、それもほんの一瞬だけで、すぐに頭が右肩に乗っかって、そのまま後ろに倒れてしまう。……コックスウェル氏がおぼろげに見える。その彼に話しかけようとするのに、それもできない。すぐに深い暗闇となり、視神経が突然力を失っていた。私は頭の中で思った。……一刻も早く降りなければ死んでしまう。意識を失う前、頭の中は目まぐるしくいろいろなことが駆け巡っていた。

コックスウェルがグレーシャーの目を覚ますのにやっと成功したとき、グレーシャーには友人の手が寒さのために黒ずんで見えた。驚いたことに、二人ともその間ずっと、いや一時的にさえどこも悪いところはなく、最終的にシュロプシャー田園地方の真ん中にどうにか着地したとき、彼らは一番近い宿屋まで一三キロメートル歩いて行けた。「彼らは遠い空の向こうまで到達した。そこではどんな生き物だって長く生き延びられないことが、もう十分に示された。それに彼らは、あやうく自分たちの私心を捨てた挑戦の犠牲になるところだった」とある崇拝者は書いた。

ホールの科学研究委員会が最初に会合を開いたのは九月六日で、その次の日にはさほど学術的と言えないセント・ジェームズの教区委員が討議をおこなった。科学研究委員会の面々の前にはベンジャミン卿からの書簡が置いてあった。その書簡で卿は、「この悲惨なコレラ災禍をもとに、現在のところ到達できる事実と教訓の両方を推論すること」が狙いであると説明していた。各方面から多くの支持を得ていると彼は伝え、「しかし、疫病にまつわる情報とその経過については、医学的・科学的観察だけが発見できるはずだが、目下わかっている中ではその肝心のデータが不足している。

それこそ諸兄の力添えなしには到底得られないものだ。」彼の期待は確かに大きかった。

　このときまでに、ブロード・ストリートで起きていた悲劇の第一報がホワイトホールに到着しており、その翌日九月二日には二〇〇人もの死亡ないし危篤状態の患者が出ていたから、ホールはパターソン監察官を大急ぎでソーホーへ派遣した。就任してまだ三週間なのに、この下院議員はもう精神的に参っていた。「一日中ここに座って指揮をし、命令を出し、たくさんの来客の応対をする。訪問してくる客はたいてい、われわれの骨折り仕事が成果をあげ、この悲しむべきコレラの勢いが収まったとの知らせがすぐにも届くのを、本当に心待ちにしていた」とホールは書き、痛恨の思いで付け加えた。「任務の骨折りなど、人々の病気への懸念に比べたら何でもないのだ。」

　パターソン氏から、極めて異常な出来事がブロード・ストリートで進行中である、しかも、これまでイギリス本土でコレラが巻き起こしたことのない恐るべき規模で、という報告がきたとき、ホールのとった行動は〝刺客〟に指示を出すことだった。三人の監察官が、家を一軒一軒回ることになった。まだ無名で言及すらされなかったジョン・スノウがロンドン南部でおこなったのと同じような調査である。しかし、探しているものが自分なりにはっきりわかっていたスノウとは違い、派遣された者たちには膨大な項目からなる質問票が与えられただけだった。この獰猛（どうもう）ながら実に抑制のきいた大流行のおかげで、コレラの奇妙な振る舞いに関する一番詳細なところまで立ち入るチャンスができたのだからと、ホールはソーホーの敷石を残らずひっくり返すくらい徹底的に調べることにした。

かくして、監察官たちはブロード・ストリート周辺の八〇〇区画一つひとつにわたって、住民の人数を記録しなければならなくなった。何人が病気になり、何人亡くなったか。病人の職業や、生活習慣はどうだったか。人や家屋について、監察官が当面の問題に関して少しでも意味があると思った情報ならどんなものでも記録した。例えば、病気にかかった部屋はどれかという点までもである。また、彼らはその地域の物理的特性も記録しなければならなかった。大流行の前の大気と流行中の大気について。通りの配置、換気はどうか。家の状態。臭い。過密状態かどうか。便所や排水、下水。一般的な清潔さの程度、それから、水道供給。

要するに彼らは、一晩だけで二〇〇人もの人間が病気にかかったのはなぜか、その後その地区の住民が集団で命を落としたのはなぜか、理由の説明に役立ちそうなことは何から何まで調査したのだ。ブロード・ストリートを囲む狭い区画に、その答えがきっと隠されているはずなのだ。この区画のどこかに、何かあるものが。こうして九月五日、フレーザー、ヒューズ、ラドローの各氏は任務の支度をしてソーホーに向かい、ブロード・ストリートという名の災難に取りかかった。

# 第13章　結果はクロ

最近大流行中の恐ろしいコレラの噂が耳に入るようになると、四方八方から矢継ぎ早に飛んできた質問はこればかりだ。「原因はいったい何なのだ？」この質問は急を要するだけに、われわれもその答えにはいろいろ意見が分かれた。医師たちからも満足のゆく答えは得られなかった。

公衆衛生局監察官、ブロード・ストリート、一八五四年

地下二メートルにある、ソーホー、サウス・ロー三番地の手前の地下室は暗く、汚く、ジメジメしていてひどい臭いだった。そこは八人が住む家でもあった。ベンジャミン・ホール卿の監察官が招集されたとき、その部屋はソーホーによくあるように、大家族ですし詰めの地下室だと彼らは評した。三番地の奥の地下室は六人が住んでおり、そのうちの一人にはいわゆるコレラ性下痢の危険

な症状が表われていたことを、ホールの部下たちは突き止めた。

　サウス・ローという小さな裏通りは、通りの両側をレンガ造りの狭い平屋のテラスハウス〔坂道に沿って両隣と軒を接して続く家並みをいい、中産階級向けの安普請住宅の意味合いがある〕で囲まれており、このソーホー界隈を横切る数多い裏通りや小路に典型的なものだった。サウス・ローはまた、どの家もそのほとんどの部屋に一家全員で住んでいたところが近隣の通りと似通っていた。「その結果としてたいてい、」とフレーザー、ヒューズ、ラドローは報告した。「廊下や階段、壁の汚さは部屋の中に負けず劣らずで、そこに入ると空気が澱(よど)んでムッとして、不健康な臭いと混ざり合って汚れていた。臭いのもとは同じアパートの多くの人々が調理をし、食べかつ眠り、衣服を洗って干していたものであって、誰も清潔にしようという意識などなかった。」

　さらにまた、ベンジャミン卿の要請によって外科医の一団が三番地その他の地下室を訪れたとき、彼らはあからさまな嫌悪を口にした。「たくさんの貯蔵室もしくは地下アパートが、別個の長屋として賃貸しされているのをつぶさに見てきた」と彼らは報告した。「どこも概してジメジメした汚らしい状態でむかつくような臭いがし、風通しや換気などはなく日もまったく差し込まないところで、まさしく伝染病や病気の巣と化していた。われわれは教区当局に対し、教区住民が健康で、礼儀作法が守れ、安らぎのある生活ができるように少しでも配慮する気ならば、即座にここを閉鎖し、賃貸ししていた者を告訴するようにと強く要求した。」

　これは善意から出た忠告ではあった。しかし、問題なのは当の住民たちにはどこにも行き場がなかったことである。彼らの選択肢は過酷だった。サウス・ローに残るか、もしくは浮浪者となるかしかなかった。疫病が始まって一〇日目、ある報告者はブロード・ストリートの東端にあるセント・アンズ・プレースを訪れ、借家人たちが他ならぬ〝退去通告〟にほとほと途方に暮れているのを目撃した。「旦那、あっしらどこへ行けばいいいんで？　ここはたいした住処じゃありやせんが、それでも贅沢は言えませんて」と彼らは話した。「ここにあるお達しですがね、あっしら誰も字が読めませんや。あっしらが店賃を納めてる女将さんだって同じでさ。」実際には教区からの通達は、二四時間以内に大家は汚物溜を空にし、建物の壁に石灰塗料を塗るよう命じたものであった。

もう一人別のジャーナリストがベリック・ストリートの近くでメモを取っていると、いつの間にか敵意むき出しのアイルランド人の集団に取り囲まれていた。彼らは、ジャーナリストがしていることは、役所が自分たちの立ち退きを狙って、ここの過密状態の検査をおこなっていることと頭から決めてかかった。「リーダー格の男が、怒りの身振りたっぷりに、悪態を並べ立てながら言った。『ここには記録するようなのは何もないからな。お前ら、どいつだろうとここで何か書いたりはさせんぞ。』」そう彼は報告した。ジャーナリストは、彼らに事情を説明しても無駄だったと言ったが、この脅しの裏にある真実がよくよくわかった。「どこへ行こうとも、『彼らみたいな連中』が住処を見つけるのはえらく大変だ、と不平を聞かされる。これが、彼らのいきり立つ本当の理由の一つである。ロンドンの極貧状態にある人々にとって、雨露をしのぐ場所はそれほど貴重であったから、われわれが寄ってたかってそれを奪おうとしていると考えたのだ。」

一九世紀半ば、この辺りのソーホーの過密状態は、ロンドン中を見渡しても最悪と言ってよかった。ルイス一家が住んでいたブロード・ストリートに限っても、八六〇人かそこらの人々が四九軒の家に詰め込まれ、その中で食事し、眠り、洗い物をし、排便をした。一方、近くのナッグス・ヘッド・ミューズでは、馬車置場と厩舎の上にある、小部屋が並んだ木造の〝天井桟敷（さじき）〟に住んでいた三七人が、たった一つの共同便所を使用していた。ベンジャミン卿の監察官たちは、ここにある家が「どこもかしこも古びて具合が悪い」と知り、通りはほとんど例外なく、家の高さからするとあまりに狭く、ここ全体が閉所恐怖症患者の迷路らしき趣だと言った。ただ、ブロード・ストリートはその名前が示す通り、その例外の一つだった。監察官の言葉は続く。

通りは、端にくるとほぼ決まって他の通りと一つの線となってつながるのではなく、他の通りに割って入るか直角に曲がるかしていた。……ゴールデン・スクエアと、救貧院とその敷地があったポートランド・ストリートとマーシャル・ストリートの間の空地を除いて、この地区に空地らしい空地はなかった。通りの裏手はすべて中庭や作業場、倉庫でいっぱいとなっていて、あちこちに牛小屋と馬小屋があった。狭い通りは多くが袋小路になっていた。……この地区にあるどの通りにも、大気の流れが自在に通れるところは一つもなく……この地域の換気が非常に悪いのは言うまでもなかった。

この界隈は新興のベルグラビアに流行の最先端の地位を譲り渡して以降、急速に勢いを失った。ソーホーという名前はおそらく古代の狩りの掛け声に由来するのであろう。ソーホー・スクエアは、ソーホー・フィールドとして知られる土地に、一六八〇年代に区画されたものだ。一七〇〇年代半ばにここは上流階級の本拠となったが、一九世紀初頭になると貴族に代わって医師、弁護士やジャーナリストなどの専門職階級が移り住んだ。彼らもまたこの地域から流出し始めたとき急速にスラムと化し、かつての立派なお屋敷が不在地主の手に渡って部屋貸しされるようになったのだ。

地元の副牧師ヘンリー・ホワイトヘッドの友人が、管轄教区を訪れたときのことを書き記していた。よそ者である彼は最初に勇気を奮い起こして、リージェント・ストリートから出たいくつもの小さな裏通りの一つを抜けていかねばならなかった。

目指すはセント・ルークス教区のベリック・ストリートだ。あのすすけた英国風・ゴシック調半々の窓が薄暗く並んでいるのがすぐに見える。閂(かんぬき)のかかった門とちょうど反対側に、男が立ったままウナギの皮を剥いでいる。叫び声が聞こえ、見ると自分の運命に抗うかのように、哀れな生き物は男の手をすり抜けて人ごみの中に消えていくところだ。そこを通り過ぎ、度胸があるならブラック・ホール・コートかすぐ近くの他の中庭へ行ってみるといい。この辺りならまさに現実である家庭生活のむさ苦しさと悲哀を思うだけで意気消沈してしまうだろう。

セント・アンズ・コートに思い切って足を踏み入れた彼は、ベリック・ストリートのある裏庭の調査に取りかかった。そこで見つけたのは汚物溜とゴミ捨て場、それに汚い掃き溜めであった。家の奥からはしごを昇るのが、二階にたどり着く唯一の手段だった。その先にいた二人の老女が彼に話したのは、そこで二人死んだこと、その部屋がとりわけひどい臭いがするのは、そこが天井のない便所の真上だからだということであった。根気強い報告者は続いて地下室に降りてゆき、もう一人洗濯物のシワ伸ばしで生計を立てている老女と出くわした。「ご覧の通り、旦那、あたいも生きてかなきゃいけないから」と彼女は話した。「一週間の家賃は三シリングでさ。洗濯物のシワ伸ばしで楽におまんまがいただける［彼女の言う、生計を立てるの意］ほどじゃないが、ほれこの通り、床は腐っちまって臭いは四六時中もの凄いんだわ。暖炉の前に座ったらもう、便所の中とおんなじよ。」

地下居住者から経済的地位がもう一段上ると、次にくるのは熟練職人（たいていは仕立て職人であるが）、婦人帽子店やかつら製作業者である。彼らはボンド・ストリートとリージェント・ストリートの紳士服店や高級ドレス店に卸しており、この地区の居住者の大部分を構成していた。彼らの生活環境が洗濯女と比べて格段によいわけはなかった。エドウィン・チャドウィックが一八四二年、労働者階級の生活について調査したところによると、職人たちの仕事場も同じように劣悪だった。五二歳のトーマス・ブラウンローは、ロンドンでも一番大きい仕立屋に勤めていた。そのうち八年間は、オールド・ボンド・ストリートのアレン商会のところだった。そこは、八〇人の仕立て職人が幅一五メートル半、奥行き七メートルの広さの部屋に詰め込まれていた。ブラウンローが言うには、目を悪くして当たり前の裁縫仕事をしているのに、昼間の明かりはたった一つ、天井の明かり取りのガラス窓からくる明かりだけだった。「職人たちはごく近くまで寄り集まり、膝と膝を突き合わさんばかりだった。夏になると人いきれとアイロンの熱とで、部屋の中は外より一一℃から一七℃くらい温度が高くなった……」とブラウンローは述懐した。職人たちは午前六時に仕事を始め、午後七時に終わるまで、その日一日をどうにか切り抜けるのに嗅ぎタバコやビール、ジンの助けを借りた。

仕立て職人以外では、ソーホーの住民には地場商いが多かった。居酒屋店主、チーズ屋、卵商人、パン屋、八百屋、それから床屋、葬儀屋、警官、洗濯女、レンガ職人、家具職人、フレンチワニス職人など種々雑多であった。しかし、たとえ稼ぎの安定した賃金労働者であっても、一家全員で優雅ではあるが古びてしまった屋敷の一部屋に住むことも珍しくなかった。いや、その部屋の一部にしか住めないこともしばしばだった。ヘンリー・ホワイトヘッドは教区住民の一人に、どうしてまた他の間借り人たちとわざわざそんなに狭苦しい場所に住もうとするのか尋ねた。返事はこうだった。「そうだね、牧師様。あたいら〝真ん中の旦那〟が帰ってくるまではくつろいじゃいるんだがね。」そこでこの副牧師は、部屋の中央にチョークで描かれた円の意味を悟った。そこは「真ん中の旦那」が家と称する床スペースを表わしていた。

それは外の路地も同然だった。「近所中どこも、住民たちは通りの臭いに文句たらたらだった」

とホールの監察官たちは報告した。「ある場合など、耐えがたい臭いがマーシャル・ストリートの（牛の）胃袋煮沸処理場や屠殺場から立ち上ってきた。加えて屠殺場の隣の牧場でいつも大量に仕込まれていた穀物の発酵臭。……さらに魚屋とその作業場からの臭い。」彼らはまた、風通しの悪い地下の台所で羊と牛が殺される小規模な屠殺場や、この地区のボロ布、獣脂、その他リサイクル廃棄物の処理業者が放置している「あまりきれいに洗っていない骨の山」も気になった。

しかし、何と言っても最悪の臭いはすべて、排水と便所と汚物溜由来のものだった。それらは絶えず通りや中庭にあふれ出し、また汚物溜の場合には地下室から上へ浸み出してくることもあった。汚物溜の通水はほとんどされたためしがなかったし、誰もその行き先をはっきり知りもしなかった。サウス・ロー五番地の靴屋は、近くの排水からの悪臭があまりにひどいので、「頻繁に窓を閉めざるを得なかった」と言った。ホールの監察官によると、「彼がほんの少しの間でも窓を開けたいと思うときは、急場しのぎに格子窓の格子に油布をかぶせ、その上から石を置いて留めざるを得ない始末だった。」排水パイプもまた「嫌な臭いの宝庫であり、特に屋根裏部屋の住人が残飯を雨樋に捨てる場合はひどかった。」シルバー・ストリート三八番地の最上階の住人は、その上を行った。彼は一つの部屋の中に二七匹の犬を飼い、「その排泄物が屋根の雨樋に投げ込まれ、それが次々たまっていったところからもの凄い臭いが発散していたという。」

都市部における貧困層の社会的状況を見ると、この地区はロンドンの労働者階級に照らしてもまったく平均的で、このレベルを下回るとそれこそ本当の貧困というのが大方の見方だったようだ。

それは、例えばセント・ジャイルズの近く、ロンドン南部のバーモンジーにあるジェーコブ島で知られる悪名高き地区のようなところで、『オリバー・ツイスト』に出てくるビル・サイクスが最期を迎えたところであった。

ブロード・ストリートの生活状況はさほど悪くなかった。それにもかかわらず、よりによってなぜここだけかの疫病に襲われたのか、人々は不思議でならなかった。何か尋常ならざる事態が起こりつつあったのだろうか？　二〇〇年ほど前に、別の壊滅的伝染病であったペスト禍の犠牲者がここに安置されたため、その墓穴にまつわるぞっとする噂が広まり始めた。この場所は長いこと家並みに隠されていた。その年の初め頃、新しい下水がソーホーの一部に敷設されたとき、土掘り人夫が黒ずんだ骨の山を掘り出すのを、ケンブリッジ・ストリートとシルバー・ストリートの住民は魅入られたように眺めていた。近くの少年たちは、遺骸を廃品回収屋や骨密売人に売って一日二シリング稼いでいた。それ以来、シルバー・ストリートのある家族は体調がよくないと訴えていた。あの疫病の犠牲者たちの骨はどこへ行ったのか？　当局はそれと知らずに彼らの眠りを妨げ、病毒を空中に撒き散らしてしまったのか？

しかし、監察官フレーザー、ヒューズ、ラドローは、このような墓穴説が出てきた背景には隠された意図があるのではないかと睨んだ。例えば、下水に対して最も口うるさく批判的であった一人ジェームズ・ホームズは、マーシャル・ストリートの屠殺場と胃袋煮沸処理場の所有者であり、自ら絶えず苦情の的になっていた。ホームズのようないわゆる「迷惑」業者らは、今回の出来事によって人々の目がよそに向かい、自分たちへの批判がいくらかかわされることを切に願った。当局が埋葬地点の正確な位置を調べてみると、そこは噂で言われたところからいくらか離れており、大流行の中心地とは一致しなかった。それに、今日のロンドンでも稼働している壮大な排水路システムの建設責任者であった技師ジョゼフ・バザルジェットは、彼の土掘り人夫が掘り出した通りでは、実際コレラの被害はほとんど出なかったと書いた。

一八五二年末、ジョン・スノウの麻酔科医としてのキャリアが軌道に乗る一八か月前のことだった。彼はソーホー・スクエアの外れ、フリス・ストリートのアパートからより格が高いピカデリーのサックビル・ストリートへ引っ越した。十分な収入のおかげで、ヨークシャーの労働者の息子は今や一八世紀調の広々とした家に、住み込み家政婦とともに暮らす身分となった。彼は、学生時代にベイトマンズ・ビルディングズでジョシュア・パーソンズと共同生活して以来、職業的にかなりの成功を収めた。しかし、それでもブロード・ストリートから歩いて数分先のところに住んでいた。

九月最初の週にロンドン南部でスノウの「大実験」がまだ続いていたとき、ソーホーのコレラは収拾がつかなくなった。スノウが真っ先におこなったのは、再びウィリアム・ファーのいる人口登録局まで出かけることだった。今回は、ゴールデン・スクエア、ベリック・スリート、そしてセント・アンズの小区域におけるコレラ死者数の統計資料をできるだけ多く入手するためだった。彼は注意深くその数字を調べ上げた。九月二日の土曜日で終わる前週の一週間で八九人の死者が報告され、そのうち八三人は木曜、金曜、土曜に集中していた。この数字には病院で死亡した患者や未登

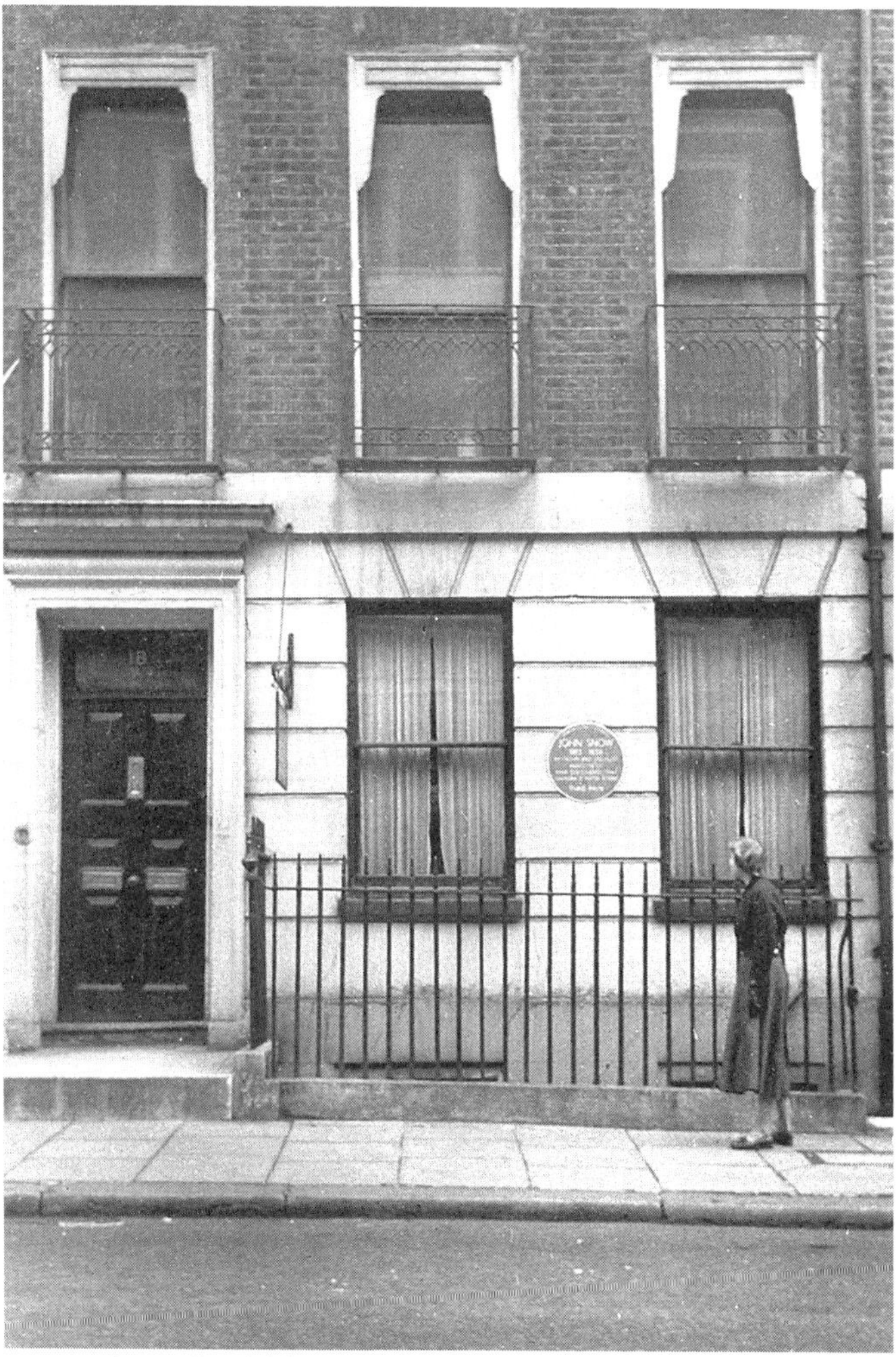

ロンドン、サックビル・ストリート18番地のジョン・スノウの家
（現在は取り壊されている）

録の患者は含まれていなかったから、三日間で総計は最終的に一九七人になったと推定される。

ロンドン南部でおこなったように、スノウは死亡症例が発生した住所を調べたが、今回さらに推し進め、今日では疫学分析になくてはならない道具となっている「疾病地図」という手法を用いた。彼は家ごとに、死亡者数を線一本で一人として、市街地図に印をつけた。そうすると、あるはっきりしたパターンが現われ始めた。地図は確かに、この大流行がいかに局地的に発生しているかを示していた。つまり、ほぼ完全に小さな一つかみの街並みだけに限られており、そこでは多くの家に対して死者を表わす線が厚く黒で塗りつぶされていた。しかし、スノウの慧眼（けいがん）には、別のあるものがはっきりと見えた。象徴としての地図の上で、また現実のブロード・ストリートで、彼の考える明々白々な犯人が、まさに大流行の中心部にくっきりと浮かび上がって見えた。彼はブロード・ストリートに向かった。彼がその前を通り過ぎる家々には多くの人がもう亡くなったか、その頃亡くなろうとしている人がまだいたのだ。そうだ、あのケンブリッジ・ストリートの角を曲がったところの四〇番地にルイス一家が住んでいた。それに、このイリーの雷管工場周辺の数軒の家では一八人の命が奪われた。そして、まさにその先に立っていたのだ、ブロード・ストリートの井戸が。

九月三日日曜日の夜、ジョン・スノウはサックビル・ストリートの自宅で、井戸水の標本を顕微鏡でつぶさに観察していた。多量の腐りかけた有機物が見つかるものと期待していたのだが、驚いたことに水は混じり気がなくきれいだった。井戸の責任だと疑ったのは、結局のところ自分の間違

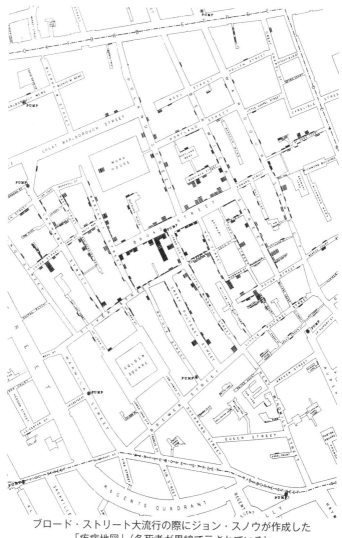


ブロード・ストリート大流行の際にジョン・スノウが作成した
「疾病地図」（各死者が黒線で示されている）

いであったのか？　その答えを探すため彼はもう一度通りに出てゆき、亡くなっていた人々についての聞き込み調査を始めた。彼の直感では、細菌学よりも疫学からの証拠を信じざるを得ない。言い換えると、顕微鏡が示すようなことより、現場で実際起きていることの方を優先したのである。

彼の地図によれば、他の井戸の方が明らかに近い家々では、死者はわずかに一〇人であった。他の井戸があるのは、ブロード・ストリートより南にあるルパート・ストリート、ブロード・ストリートより北にあるバーナーズ・ストリート、あるいはオックスフォード・ストリートの北がそうだった。バーナーズ・ストリートには、ロジャーズ医師が住んでいた。ルパート・ストリートのケースは、道が袋小路になっていて井戸は行き止まりのすぐ近くだったことが誤解のもとである。「ルパート・ストリートの井戸に関しては、地図上でそれに近いいくつかの通りは回り道になるために、実際には距離があることがわかる」とスノウは指摘した。犠牲者の家族一〇人のうち五人がスノウに、身内の者はブロード・ストリートの水の方が好みで、その井戸をいつも使っていたと話した。他の犠牲者のうち三人はブロード・ストリート近くの学校に通う子どもたちで、通りがかりにそこの井戸から水を飲んでいたことがわかっていた。

残りの犠牲者二人のケースでは、ブロード・ストリートとは何の関係も見出せなかったが、統計的にそれは、初夏に全国的な疫病がロンドンを襲って以来続くこの地域の〔高い〕死亡率に符合するものだった。八月三〇日までに、ベリック・ストリートとゴールデン・スクエア地区で二六症例が登録されており、八月三一日の夜とその後数日の事例は新しい大流行ではなくて、これまで続いていたのが特に凄まじい勢いで増えたのだとスノウは考えた。

家から一番近い井戸というわけではないのにブロード・ストリートの井戸の水を飲んだこれらの犠牲者を除くと、疾病地図がはっきり示していたのは、ブロード・ストリートの井戸に行くより、別の井戸の方が行きやすいようなところでは、どこも死者がガクンと減るかゼロであった。「一番被害が多かったのはその井戸が立っていた広く開放的な通りであり、二番目に多かったのはその通りから枝分かれした道、特にブロード・ストリートから最も近い地域の道であった。ポーランド・ストリートの南半分でブロード・ストリートに連なる他の通りよりも死者が少なかったのは、きっとこの通りの人家がまばらなせいであろう」とスノウは明らかにした。

スノウによる戸別訪問調査の結果、八三症例のうち六一症例で、犠牲者がいつもその井戸水を飲んでいた、あるいはときどきその井戸の水を飲んでいたことが判明した。六症例では何の情報も得られなかったが、それは犠牲者のことを知る人間もまた死んだか、逃げてしまっていたからだ。その井戸水に触りもしなかったと考えられる残りの犠牲者については、本人たちが知らないうちに井戸水を使っていた可能性があるのを、スノウは突き止めた。どこのパブも蒸留酒を割るのに井戸水を使ったし、地元のどの食堂や喫茶店のテーブルにも井戸水が置いてあった。「修理工が足繁く通い、ディナータイムにその井戸水が提供される近所の喫茶店のママによると、彼女のお客さんで亡くなった九人のことは、もう彼女の耳に入っていた」とスノウは報告した。「この井戸水はまた、あちこちの小さな店で茶さじ一杯の発泡粉を混ぜられ、シャーベットの名で売られていた。あるいは、私のよく知らない他の様々な方法で配布されていたのかもしれない。」

その他に明らかになったのは、セント・ジョンズ・ウッドの陸軍将校が、死ぬ数時間前にウォーダー・ストリートのディナーを同じ出所の水とともに胃に流し込んでいたことと、ベンティンク・ストリートの母親が、家族でグレーブゼンドに避難する前の日に、ブロード・ストリートまで水をもらいに行っていたことであった。それにブライトンのウィックワー氏の場合は、彼の弟ジョンの死に際に間に合わなかったが、疑いの目はウィックワー氏が弟の家を出るときに慌てて飲み干した、わずかなブランデーの水割りにしっかりと注がれた。問題の水は、ブロード・ストリートの井戸から汲んだものだったのだ。

顕微鏡の下ではいくらその水がシロに見えようが、スノウには死んだ人たちの間で他に関連性はあり得ないと思われた。そして数日経つうちに標本はますますあやしいと思えてきた。彼は小さな白い鱗のような粒を見分けることができ、それはそのまま放置されると嫌な臭いがした。雷管工場の経営者で、ハムステッドで亡くなったスザンナの息子のイリー氏の話では、自分の寝室に置いていた水差しの中身が死んだネズミのような臭いがしたし、一人、二人はその変化に気づいていたという。オーストラリアの鳥類の微細なイラストで有名な鳥類学者ジョン・グールドは、その分野でいまだ活躍中の数少ない専門家であった。大流行が始まったとき、グールドは街にいなかったが、九月二日土曜日の朝、家に戻ってくるとすぐ水を汲みに人をやった。あまり害がなさそうに見えたが、凄い臭いがするので彼自身は飲まなかった。グールドの助手も主に倣ったが、ある召使はその井戸からの水を運命の木曜日に飲み、最初の犠牲者の一人となった。

あの水がおそらく最も致命的な病原性を持っていた頃、それでもなお地元住民の大多数は何事も知らずにいられたこと、また、自分の顕微鏡では真犯人を明らかにすることができなかったことから、スノウはさらなる結論に達した。彼はこう言った。病気を引き起こすのに必要な「病因物質」の量たるや、信じられないほど少なくていいに違いない。その結果、国中の街角で常用される浅い汲み上げ井戸は、いかにきれいで混じり気がない水だと評判がよかったとしても、極めて疑わしいと考えざるを得ない、と。だが、誰一人このことに注意を払おうとしなかった。

ところがなんと、決定的とも言える一歩を踏み出せたのは、一見したところ彼の説の弱点だったある謎がやっと解けたからである。ポーランド・ストリートには、スノウがときどき麻酔の仕事をしに行った附属病院があった。そこの大きな救貧院は、死人が出た何十軒もの家に囲まれた危険地帯のど真ん中にあったのに、入所者五三五人のうち死んだのはたった五人だった。スノウは、この施設がブロード・ストリートから水を汲んだことが一度もないことを突き止めた。構内に自前の汲み上げ井戸と、グランド・ジャンクション水道会社から供給される水道があったからである。スノウは、この設備のおかげで一〇〇人以上の命が救われたと推計した。

もう一つ、ライオン醸造所に関して不思議な話があった。この場所は問題の井戸から数ヤードしか離れていないのに、そこの労働者には一人の死者も出なかった。スノウはこの際立った難問をいかにして解いたのか、その辺りを以下のように述べている。

私は経営者のヒギンズ氏を訪問した。彼の話では、醸造所には七〇人あまりの職人が雇われており、その誰一人コレラにはかからなかった。少なくとも重症にはならなかった。ただ二人の気分が悪くなったくらいで、それもひどくはなかったという。彼らにはある決まった量のビールが支給されるので、ヒギンズ氏は、職人たちが一切水を飲んではいないと思う、職人がこの通りの井戸から水をもらうことも絶対ない、と請け合った。

もちろん、スノウだけがソーホーの街角に出て謎の答えを探していたわけではなかった。ホールの役人たちもまた質問用紙の束を抱えて追跡中であった。それらは、ホワイトホールの上司が要求している情報を記録するためであった。瘴気論者の目論見に従って、監察官はスノウよりもっとずっと広範な要因を調べ上げていた。調査項目には、臭い、排水、そして犠牲者の飲酒量まで含まれていた。皮肉にも、ジョン・スノウが決定的な情報にたどり着けたのは、この政府調査団のメンバーのおかげだった。

九月九日で終わる週の出生・死亡の戸籍簿のうち、デービッド・フレーザーの目についたのが、ロンドンから北西の方角で、ソーホーから数マイル先のハムステッド地区における、一人の死亡者であった。「ウエスト・エンド、九月二日、雷管製造業者の妻、享年五九、下痢二時間、コレラ発症より一六時間。」これがウィリアムの寡婦のスザンナ・イリーで、彼女自身はソーホーからハムステッドに引っ越し、この家族のブロード・ストリート三七番地にあった雷管工場は現在、彼女の息子たちが経営していた。スザンナは何か月もソーホー地区に足を踏み入れてなかったが、ソーホーでコレラが大発生した二日目に亡くなり、彼女を訪ねてきた姪もその翌日に死んだ。ハムステッドでの死亡例の調査はフレーザー医師の報告には入ってなかったが、彼はこの奇妙な事実を細部までスノウに伝えた。そこでスノウは、イリーの息子たちの一人と話をしに出かけた。スノウが聞いたのは、この会社では喉の渇いた従業員のために中庭に大きな桶に二杯、井戸の水を常時汲み置きしていたということだ。それで一八人の労働者が死んだわけがわかったのだ。

しかしもっと興味深いことが他にあった。「私がこの婦人の息子から教わったのは、彼女は何か月もブロード・ストリートの近辺にきたことがなかったが、毎日ブロード・ストリートからウエスト・エンドまで二輪馬車が行き来し、彼女の好みだからとブロード・ストリートの井戸から大瓶に入った水を運ばせるのが常だったそうだ。水は八月三一日木曜日に汲み出され、彼女はそれをその日の晩と金曜日に飲んだ。彼女は金曜の晩コレラにかかり、土曜日に亡くなった。この婦人を訪ねてきていた姪も、やはりその水を飲んだ。彼女はイズリントンの高台で病気とは無縁のところにある邸宅に戻ったが、急にコレラにかかってやはり亡くなった。当時、ウエスト・エンドと姪が死んだ近所のどちらにもコレラは流行っていなかった。」スノウが最初のコレラ論文を一八四九年に出版したとき、ロンドン医学官報は、彼の説にとって重要な試金石とは、「遠く離れた、疫病にかかっていない場所でも、水を飲んだ人間はみな病気になってしまうかどうか」だと言った。これこそがまさに動かぬ証拠だった。

スノウの最終的な結論は、ブロード・ストリートの井戸の水を習慣的に飲む人々以外は、そのソーホー地区で特にコレラの増加は見られなかったということだ。彼は、今や一点の疑いもなく、その水こそが悲劇全体の唯一無二の原因であると確信した。「ブロード・ストリートの井戸にコレラ患者の排泄物による汚染があったと推定すると、セント・ジェームズ教区の恐るべきコレラ大流行を正確に説明できる。その一方で、この病気の特徴や原因についてどんな仮説を動員したとしても、それで説明できるような状況証拠は他にはない」と彼は書いた。

そこで九月七日木曜日の晩、彼はサックビル・ストリートの自宅から歩いて一分以内のところにあるピカデリーの教区会議堂へ出向いてゆき、目下開催中であったウェストミンスターのセント・ジェームズ教区救貧委員会の会合で話をさせてくれるよう許可を求めた。彼は自分の調査結果を注意深く説明すると、委員会にしてほしいことが何かを話した。それがブロード・ストリートの井戸の取っ手を外すことであった。委員たちはびっくり仰天して聞いた。予告なしにこんな突飛な話をしにひょっこりやってきた、この見慣れぬ奴はいったい誰だ?

彼らは、スノウの話にはまるで納得がいかなかった。

# 第14章　ミドリムシと赤い綿花

多くの大衆は、われわれが食べたり飲んだりするものすべてが命とつながっており、からだの中にすら微細な生き物や寄生的産物がいっぱいあると信じている。これは通俗的な誤りであり、その考え方は間違っているばかりかうんざりである。

アーサー・ヒル・ハッサル「科学研究委員会報告」一八五五年

ベンジャミン・ホール卿の科学研究委員会は、ブロード・ストリートの監察官同様、直ちに仕事に取りかかった。コレラ大流行が突然始まったのと同じく、終わるのもそんな気配であったから、まだ証拠が手元に残っている間に研究を進めておくことが不可欠だったのだ。首都中の医師に向けて書簡が出され、彼らがおこなった治療とその効果についての報告を求める一方で、さらに化学や顕微鏡学、気象学の専門家たちが様々な調査に取りかかった。

顕微鏡学者アーサー・ヒル・ハッサルは、ロンドン中から水のサンプルを複数の水道会社の水道から入手するとともに、たくさんの汲み上げ井戸からも入手した。ハッサルは集めたサンプルを一つ残らず入念に調べ上げ、自分が見つけたものを、精巧で美しい手描きのカラースケッチに模写させた。無数の生き物がグロテスクにも艶やかにも描出された。それを描いた画家は、ハッサルが「分析に基づく公衆衛生委員会」を代表して夜の店巡りをしたときに同伴し、ランセット誌にその結果を描いた、あのミラー氏であった。

ジョン・スノウの調査を前提とすると、ハッサルの結論は、予想通りサザーク・アンド・ボクソール社からの流水が一番汚かったというものだった。同社は、いまだにテムズ川で最も汚染されたところから取水しており、スノウによればロンドン南部で多数のコレラ死亡者が出たのは彼らに責任があるのだった。サザーク・アンド・ボクソール社の水は、「いろいろな生きた有機物であふれていた」とハッサルは言い、続けて「これは極めて不純物の多い水であって、飲み水にまったく適していないのは明らかである。」アルビオン・テラス近くの家から採取したサンプル中で泳ぎ回っていたいろいろな種を記述するだけで、丸々一冊をいっぱいにできたであろうと、この顕微鏡学者は言った。

チェルシー社の水にも同じ有機物が入っていたとハッサルは気づいた。しかし、チェルシー社がサザーク・アンド・ボクソール社と川のほぼ同じところから取水していたので、驚くには当たらなかった。ただ、チェルシー社はロンドン市民の家庭に供給する前に、少なくとも水を濾過するという手間をかけていたので、微小動物の数は「うんと少なかった」。

ブロード・ストリートの大流行が始まってから一〇日後の九月九日までに、ハッサルと化学者ロバート・トムソンは、ソーホーで自前の給水設備を持つ家々の水のサンプルを集めていた。水道がきていたところでも多くがまだ井戸を使っていたが、そのわけは私企業水道がまだ控え目に言って〝まばら〟だったからだ。二家族が地下室を共有して住んで、三人が亡くなったサウス・ロー三番地では、ハッサルの報告によると、供給された水道には以下のような余計なものが含まれていたという。

ミドリムシ〔ユーグレナ属鞭毛虫〕が二〜三匹、私には文献上記述された名前が特定できないが、いくつかの褐色でくるくる回る三日月形微小動物、また微小な別の滴虫が一〜三匹。ガラスの底に集まったカスはわずかとは言いがたく、また他に見えたものは、現在のアンギルーラ・フルヴィアティリス〔anguillula fluviatilis、線虫の一種か〕や、ワムシが四〜五匹、ゾウムシが一匹、パンドリナ・カタマリヒゲマワリ（pandorina morum）と呼ばれる生物が示す生活史のあらゆる段階、前述した変わった褐色の回転体のセネデスムス・クワドリコーダ〔scenedesmus quadricauda、イカダモ属の一種〕、シネドラ（属）とハビキュレの被殻（frustules）がうようよ、珪藻の仲間ホシガタケイソウ（asterionella formosa）がいくつか。

ハッサルとトムソンは、患者の血液、尿、衣類、そしてブリストルの医師たちが以前おこなったように、いわゆる「米のとぎ汁様排泄物」を検査した。後者のサンプルを得るために、ハッサルは顕微鏡を持参してセント・バーソロミュー病院アバネシー病棟で待機させてもらった。二人の科学者が顕微鏡でそれを覗(のぞ)き込んでみると、ハッサルの名付けた「ビブリオン（vibriones）」、つまり細長い運動性微生物が見つかった。「これまで観察したすべての米のとぎ汁様排出物の、どの標本のどの一滴からも」ビブリオンが、それこそ「無数に」見つかったので、二人はいたく興味をそそられた。彼はこう続けた。「ビブリオンは常時コレラ患者の排出物に存在していて、ずっと小腸内にとどまりながら生涯を通じて発育してゆくようだ。何らかのなくてはならない第一義的関係が、このビブリオンとコレラの間にあるとする証拠は一つもない。しかし、これほど多くの数が存在するとなると……興味を引かれずにおられないし、おそらく重要なはずだ。」ブリストルの医師たちの発見にはまだ謎がつきまとうが、ハッサルのこの記述を見ると偶然発見したものは疑う余地がないと言える。もっと研究を進めなかったために、そして、ビブリオンとコレラの第一義的関係が確かにあると証明しなかったために、彼は、医学史の中で称賛されるはずの地位を逃してしまったのだ。多数の「ビブリオン」の存在を「おそらく重要」と記しているにもかかわらず、彼の大きな間違いは、当のビブリオンが病気の原因ではなくて、結果だと頭から決めてかかったことであった。

ロバート・トムソンは、どうやったらコレラ患者から排出される空気が一番よく分析できるかについて、化学者として頭を悩ませていた。その目的のために、彼はある独創的な装置を考案した。

それは、亜鉛で裏打ちした〇・四五立方メートルの木製タンクであり、大気中の浮遊物を蒸留水でトラップ（除去）しながら、大気を引き込むために吸引を用いる巧妙な装置であった。この装置をセント・トーマス病院コレラ病棟に設置すると、病棟が患者でいっぱいのとき、半分ほどのとき、患者がいないとき、それぞれの空気のサンプルを採取した。また、通りや下水からの大気のサンプルも採取した。顕微鏡で観察したとき、彼は、コレラ病棟からの大気が以下のものを含んでいることを見つけた。「青や赤の綿花、髪の毛、毛糸、胞子、発達のごく早期と成熟した段階の真菌、ビブリオン、それからシリカ〔二酸化珪素の俗称〕やほこりの粒子。」

気象学者ジェームズ・グレーシャーもまた、ホールの目標に対して自らなし得る助力を惜しまなかった。彼の最終報告には六二枚もの図表が入り、大気圧、気温と河川の水温、湿度、風向、風力、大気圧、風速、大気電気、雨雲、オゾンという、彼の表現で「コレラ地区における大気現象」を網羅していた。これらのデータの多くは遍く、ロンドン中央部とその周辺の測候所から広範囲に取られた測定値をもとにしていた。すなわち、上はグリニッジの王立天文台から、はてはヒース師が忠実に勤めるエンフィールド牧師館の測候所まで、である。ちなみに、王立天文台の天文台長は、代々、王室天文官（Astronomer Royal）と称されるくらい地位が高かった。

その間に、国中の医師たちからいろいろな治療法を記述した報告が殺到したが、その多くは、ブランデーやアヘン、甘汞の様々な組み合わせであり、それらの様々な処方量であった。一方、コレラ犠牲者の検視解剖結果は、後々の選定のために慎重に細大漏らさず記録された。

結果として、天候から犠牲者の腎臓の状態までありとあらゆる科学的データが集まった。ところが、医学協議会がそれを全部使っていったい何をしようというのか、まるではっきりしなかった。ベンジャミン・ホール卿は可能な限りすべての要因を調べ尽くす決意であった。しかしながら、あまりに範囲が広い探究だったために、知り得たことを解釈しようとしてもそれは無謀な任務でしかなかった。それに、彼らが凝り固まった瘴気論者であったがために、すぐ目の前にあるいくつかの驚くほど明快な手がかりにまったく気がつかなかった。

# 第15章　判決

一八五五年に医師の友人が私にこう話してくれた。「スノウ博士のコレラに関する意見は、医学界では大体が信用できないという風に見られているよ。」私はそれに対して、「それが本当なら、君の業界では異端の説だからかえっていいのかもしれない。私のいる聖職者の世界でも、異端の説だからと受け入れてくれる人が少しはいる。それと同じだ」と答えた。

ヘンリー・ホワイトヘッド師

教区委員はそれほどまでに切羽詰まっていた。あの九月の晩ピカデリーの会議堂にいた者は誰一人として、ジョン・スノウの名前や彼の説く理論を聞いたことがなかった。おまけに、彼の言うことが正しいと誰一人として本気で信じた者もいなかった。それにもかかわらず、彼の要請に同意したからだ。自分たちの教区民の遺体が今もたくさんゴロゴロと運ばれてゆき、救貧委員会は失うものはまずなかったから、結局なんとその次の日に、ブロード・ストリートの井戸の取っ手が取り外されたのであった。コレラはピタリと息の根を止められ、一晩でスノウの説が議論の余地なく証明されたという伝説がある。今後コレラで亡くなる人々には悲しむべきことだが、現実は少々違っていた。

スノウが介入したのがほんの数日遅すぎたのだ。それでなんと、またしてもコレラに一歩先を越されてしまった。スノウが聞き込みを終え救貧委員会に説明するまでに、疫病はひとりでにピークに達していた。発生期間は今回が最も短く、ピークも最も急峻であった。九月二日、新たに致死的なコレラと診断された症例は一一七人、死亡は一二七人であった。九月四日までに新たな重症例は四六人に減り、死亡も七一人まで減った。九月七日、救貧委員会の会合の日にその数字はそれぞれ二八人と三二人になった。汚染源はそれが何であれすっかり干上がってしまい、井戸はたった九メートルの深さしかないが、皮肉にもその命取りになる中身を飲んでいた地元住民によって、直ちにきれいに洗い流された。もちろん、たくさんの人々が亡くなるかその地区から逃げ出していたから、周りにいる人はずっと少なくなっていた。状況は今もって、腹立たしいほどに手詰まりのままだった。

教区の財布の紐を預かるセント・ジェームズ教区役員会のメンバーの一人は、エドウィン・ランケスターという医師で、セント・ルークス教会近くのベリック・ストリートに住んでいた。ランケスターは快活な、声の通るカリスマ的性格の持ち主で、貧しい育ちながら、また王立内科医師会のエリートからは冷たくあしらわれていたにもかかわらず、多分に彼の人間的魅力と決断力で苦労して進路を切り開いてきた。社交的で活気にあふれた態度で人に接していた彼は、自分の懐具合についてはまるで無頓着なところが一生つきまとったが、その裏には真摯な科学的思考と強烈な社会的正義感を持ち合わせていた。彼とスノウは性格がまったく違ったが、同じ年齢で同じように低い身分の出身、それに科学を同胞の生活向上のために用いることに専念した点は同じだった。一八五四年、四〇歳のときまでには、ランケスターは知識豊富な博物学者で熟練した顕微鏡学者にもなっていた。

それでも、ランケスターはスノウの言うことを他の誰よりも信じなかった。悪い水を飲むことはコレラにかかりやすくするのに一役買っているかもしれないが、それは、飲酒や個々人の病気へのかかりやすさのような他の要因が重なった場合に限ると彼は考えた。主犯は腐りつつある動物や植物性物質から放出されるガス、すなわち瘴気(しょうき)だと固く信じていた。医師であるとともに教区委員であるランケスターは、二重の役割を果たす責任を感じた。特に、大流行が最初に襲来したとき教区が腹立たしいほどに反応が遅かったからなおさらである。また、あのベンジャミン卿のように彼も、ランセット誌がかねてよりコレラの原因について、「憶測だらけの渦」と表現していたこの難局を乗り切る一助となる計画をひねり出すため、この問題についてじっくり考えた。

疫病が鎮まってから一か月あまり経った一一月二日の教区役員の会合で、ランケスターは、この悲劇について教区独自の調査をおこなうべきであり、そのためにランケスターが自ら委員長となって、その任務遂行のために教区委員からなる委員会を設立することを提案した。救貧委員会はことのなりゆきを聞いて憤慨し、「不満と警戒」を表明する書簡を送った。彼らはこの手の身勝手な提案に対し、どうやら自分たちが費用を出すことになると思ったのだろうか？　カネはいったいどこからひねり出すのか？　救貧税では確かに費用を負担するなどできなかっただろうし、さらに重要なのは、政府高官が地方への口出しをやめ、地元経済が悪い評判から立ち直り始めたというのに、教区役員会が今またこの問題を蒸し返していったい何になるのか？　ランケスターの委員会が活動を開始する間もなく解散とならずに済むには、すべて彼の説得次第だった。それから、ランケスターの教区委員会はベンジャミン・ホール卿からも鼻であしらわれた。卿は教区委員会が自前で資料を集めた方が望ましいからと、政府調査団が集めた資料を教区委員に見せるのを拒んだのである。

教区の調査委員会設立のすぐ後で、ランケスターは部外者たちを仲間に迎え入れた。中でもジョン・スノウは、ランケスターとはウェストミンスター医学協会を通じて知り合いだった。ベリック・ストリートにあるセント・ルークス教会にいた二九歳の副牧師ヘンリー・ホワイトヘッドは、『ベリック・ストリートのコレラ』という小冊子を疫病の数週間後に出版したことから、委員会メンバーの座を射止めた。司祭（副牧師）は、原因を推測するよりもむしろ前回の夏の数日間に何が起こっていたかを記述するのに専念したが、科学者には詳細に調べる神聖な義務があるはずだと信じていた。「あの月［一八五四年八月］のまさに数時間の間に突如として動き始めた、何か新しい注目すべき出来事があったのは明らかだった」とホワイトヘッドは書いた。「それが何であれ、そういう問題について知識を持ち合わせている人々なら、それを明らかにしようとすることが期待されているのだ。筆者は信じる。同胞や全能の神の前で、この目的のためにどんなに骨が折れても力の限り努力しない以上は、われわれは自らの義務を果たしたことにはならない、と。」

スノウともランケスターとも違い、ホワイトヘッドは、父親が小さなパブリックスクールの校長をしていたケント州ラムズゲートの裕福な環境で育った。オックスフォード大学リンカーン・カレッジでエリート教育を受けたにもかかわらず、ひどく内気なスノウとは対照的に、ホワイトヘッドはおおいに親しみやすさがあった。社交的でもてなし上手な性格で、ソーホー・スクエアの彼の下宿部屋で友人たちと食卓を囲んだり、パブで夜を過ごしたりするのが何より好きだった。フリート・ストリートの外れ、チェシャーチーズ〔Ye Olde Cheshire Cheese：ロンドン最古と言われる老舗パブ〕はお気に入りの一つだった。「彼は、ロンドンの居酒屋で時折夕食をとるのがからだにも心にもいいと知っていた」と彼の友人は述べ、こう付け加えた。「彼の文章にはジョンソン〔Samuel Johnson：一七〇九年～一七八四年。イギリスの文学者・評論家〕の影響が強く見られ、人間性についての本を何より好んだ。」

副牧師のホワイトヘッドは人当たりのよさと思いやりのおかげで、教区の家ではどこでも大歓迎で迎えられた。あの「壊滅的大虐殺」の間中、黄色い警告の旗がベリック・ストリートの一方の端ではためいていた。そして霊柩車がまた一台ガラガラ音を立てて出ていった。このとき、ホワイトヘッドは「自らの手や口や頭をフルに働かせて、生き延びた者を元気づけ、病める者を癒し、そして死にゆく者を慰め、夜も昼もなくまるでヒーローのように闘っていた」と、同僚の司祭ハリー・ジョーンズが記していた。「その頃はお互いに手一杯の状態だったから、ホワイトヘッドとはそんなに頻繁に会ってはいなかったと思うが、闘いの真っ只中に思い浮かぶのは彼のことであった」と彼は述懐している。当時のスラム街で働く多くの司祭と同じように、ホワイトヘッドの役目は霊的な導きと地域のソーシャルワーカーとしての実務と、その両方が合わさったものであった。もっともこの頃は、そういう専門職が出てくるずっと前のことであったが。それに彼は、自分がお役に立とうと出かけた先の人々に慈愛の心で接したが、多くがその日を生きるのに精一杯の人々に対して、宗教がわずかでも果たし得る役割というものに幻想を抱くことはなかった。二人の非常に貧乏な女たちが以下のような会話をするのを繰り返し小耳に挟んでいた彼は、内心嬉しかった。「それで今年の冬はどう?」と一人が尋ねた。「いやあ、ひどいもんだね」ともう一人が答えた。「じき教会の早天祈禱会に出るしかしかたなくなるよ。」

一八五五年一月に、ジョン・スノウはコレラについて決定版となる著作を出版した。公式には一八四九年の小冊子の第二版であるけれども、今や古典となった一八五五年の『コレラの伝播様式について』は四万語を超え初版の六倍の長さとなって製本され、新規もしくは更新された証拠と注意深い議論が多く取り入れられた。スノウの中心となる論点は前回と変わらなかった。すなわち、コレラは伝染病であること、主に小腸の病気であること、糞口感染で、その多くは汚染された水によって広がること、である。だが彼は、今度はこれにイギリスとインドからもたらされた膨大な量の資料で裏付けしていた。直接的な顕微鏡上の証拠は得られず、またパスツールが細菌と病気との関連を立証する以前のことだったため、彼の仕事はほぼ全面的に疫学的推論に基づいていたが、それがなおさら素晴らしい点である。スノウはまた、ベンジャミン・ホール卿が自分の専門家集団に提示したすべての重要な質問に答えを出している。

スノウは、インドにおける起源からこの病気の歴史について当時知られていたことをもって筆を起こし、多数の例をもとにしながらコレラがヒトからヒトへ明らかに伝播することを次に述べている。そして彼は、コレラがからだをどのように冒してゆくか考察する。ここでもまた、この病気はその「病毒」を飲み込むことによって初めて成立すると主張し、ユニバーシティ・カレッジ病院のエドモンド・パークス（スノウは一八四八年に初めて彼に自分の考えを話した）がおこなった患者の血液と排泄物の分析について論じている。パークスの分析結果が示すのは、患者の血液の粘度が高くタール状なのは下痢と嘔吐の直接的帰結だということだと、スノウは正しく指摘している。続いて、コレラが汚染された水を媒介にして伝播することを示すのに、ホースリーダウンとアルビオン・テラスでの出来事を説明するにとどまらず、ロザーハイズ、マンチェスター、イルフォード、バース、ニューカッスル、デットフォード、インドのカナトア（Cunnatore）、それに黒海のフランスとイギリス艦隊での大流行の例を引くなど、実に豊富な証拠を提示する。

ブロード・ストリートの大流行は、もちろん初版の『コレラの伝播様式について』が出版されて五年後に起きたものであり、それだけで一つの章に値するが、スノウの語るソーホーの部分にはただならぬ気迫がこもっており、その最初のセンテンスは読者の注意を引く。「この王国においてこれまで起こった最も恐ろしいコレラの大流行は、おそらくブロード・ストリート、ゴールデン・スクエア、そしてその近隣の通りを襲ったあの数週間前のものである。」それに続いて、彼は病気の進路をたどり、逸話を列挙し、地元の医師たちが書いた本から病歴を述べ、統計を並べて、今や有名となった、死亡例が発生した街路の地図を再現する。ただし最も重要なのは、いつものように一歩一歩積み上げてゆく論法で、ブロード・ストリートの井戸がコレラの原因である理由を彼が明快に述べていることである。それも、一見したところ彼には不利に働くと思われるのに、実は証拠としての重みを一層増す、例えばハムステッドの寡婦スザンナ・イリーの死やライオン醸造所の労働者がまったく無事だった、などいくつかの謎に満ちた事例を引き合いに出しながら、である。

スノウは次に給水全般に注意を向け、これが三回に及ぶ全国的疫禍に与えた影響について、またもやしっかりした証拠の裏付けにより説明する。ここで彼は、現在では「大実験」で知られる巧妙な解決策を提示するのだ。つまり、サザーク・アンド・ボクソール社とランベス社の二つの水道会社から、一八四八年〜四九年と一八五四年のコレラ流行中に水道供給された家庭でのそれぞれのコレラによる死者数を比較し、ロンドンの汚水から遠く離れた上流地点へ取水口を移したランベス社の顧客の方が、明らかにリスクが低下したことを示すのである。

最終章でスノウは、多くの医師が今では水がコレラによる死亡に一定の役割を持つことを受け入れたようだが、水と一緒に「病因物質」を飲み込んだり、それ以外の方法でも飲み込んだりすると、それで病気がヒトからヒトに広まるとはまだ納得できずにいると述べた。そうではなくて、彼らは水を病気にかかりやすくなる要因の一つとみなしている。言い換えると、ある未知の原因、おそらく大気中にある何かによりヒトのシステムが活性化される素因をつくる、ないし引き金となるのが水だというのだ。しかし、スノウは「そうした意見が長続きはしない」と断言して、こう述べる。「汚染された水の影響が認められさえすれば、病気の真に特定された原因（物質）と言えるものがその水の中に含まれているのは、もはや当然の帰結である。」

それから、コレラだけでなく同じように広まり得る他の病気を予防するために、彼が当然必要だと考えた衛生観念と清潔な飲料水について、一八四九年におこなった助言をさらに推し進める。そういう病気の中に彼が赤痢と腸チフスを入れたのは間違っていなかったが、彼にしては珍しく、おそらく後からの思いつきであろうが、間違ってマラリア、黄熱病、そしてペストまでそこに入れてしまう失敗を犯している。

スノウは政府に対して、イギリスの一般大衆を信頼し、そして彼らの目から感染の「真実」を覆い隠してはならないと言い続けた。「コレラの伝播性については、それが人々に知られるとパニックを引き起こす、あるいは病人が切り捨てられるという事態が引き起こされるという口実で、その真実を人々に隠しておいてはならない」と彼は書いた。

イギリス人は、[たとえ]病気にかかった友人や親類の世話をすると危険がわが身に及ぶことになっても、彼らと縁を切るなどしないものだ。ただ本当のところは、コレラを単にいくらか用心すれば予防できる「伝染性の」病気だとみなした方が、われわれがみなどっぷり浸かって吸わざるを得ない空気の神秘的な状態に左右されると考えるよりもずっと気が楽ではないか。

最後に彼は、どんな予防策も正しい情報に基づかなければならない、との言葉で締めくくる。過去において、人々が無知であったためにしばしば事態を一層悪化させていた。その例としてスノウは、一八四八年〜四九年の疫病のときエドウィン・チャドウィックが猛烈な勢いでロンドン中の下水をテムズ川に排出させたことを引き合いに出す。すなわち、「上述の予防措置を講じていれば……この病気が文明国からすっかり消えてなくなることは確かにないにしても、極めて稀になるはずだと自信を持って言える。」

第二版の『コレラの伝播様式について』は、初版よりほんのわずか評判にはなったが、どのみちたいしたことはなく、とてもベストセラーとは言いがたかった。けれどもスノウのこれまでの経験から、彼はこの本の売れ行きにはさほど期待をしていなかった。そこで彼は、序文にはあからさまな皮肉を込めてこう書いている。「筆者の現在の労苦が、コレラの原因を明らかにしようと試みた前作で受けたのと同じ厚意により、医学界から報われるものと信じる。」ランセット誌は、出版から約一年経ってやっと書評を載せた。長年の経験で今となってはコレラがヒトからヒトへ伝染し得ることはやっと認めはしたが、同誌はこれが消化器系疾患であるとのスノウの主張に懐疑的であり、飲料水についての彼の見方に対しては明言を避けた。

ジョン・スノウが『コレラの伝播様式について』の出版にかけた費用は二〇〇ポンド以上だった。これは後で彼がこぼしたことだが、総売り上げから彼の手元に残ったのはわずか二〇〇シリング足らずだった。彼はヘンリー・ホワイトヘッドに一冊寄贈したが、この副牧師は、読んでみてその内容に納得がいかなかった。特に、ブロード・ストリートのくだりには納得がいかなかった。もしあの井戸に責任があったのなら、汚染は井戸の近くを流れる下水から起こるはずである、ホワイトヘッドはそう推測した。けれども、下水は新しくて漏れるなどありそうもなかったし、たとえ漏れていたとしても、その下水の上で暮らしている多くの人々がコレラにかかって、多分水の汚染が広がっているような最中に、なぜそんなに突然疫病がやんだのか。ホワイトヘッドはまずスノウに宛てて自分の考えを書き送り、それから単独任務を開始した。つまり、自分の土地勘をもとに、貧しい人のために奉仕活動をおこなう合間に、あらゆる機会をとらえてはすべての家庭でその生活条件について、またどのようにしてコレラにかかったのかを質問することにしたのだ。彼はスノウの誤りを必ず証明するつもりだったし、友人にそれは簡単なことだと話していた。ところが、そうはならなかった。

彼は、ブロード・ストリートを離れた人々の足跡をたどって遠くまで出かけたり、他の人々と会うために舞い戻ったりを四、五回は繰り返した。彼が最初の訪問のときに聞き忘れていた重要な質問を思い出したからだ。あの混乱した恐ろしい日々の間に起こった出来事について、その変わり目を正確に思い出してもらうのはやはり非常に困難だった。ある世帯では、何が起こったかを思い出せる唯一の人間が耳の不自由な年寄りだった。耳は遠いが記憶はしっかりしているこの人物に、ホワイトヘッドは思わず怒鳴り声になって、六か月前となる九月の例の夜、例の一杯の水割りジンを取り巻く状況がどうだったか尋ねた。一所懸命な副牧師はそこで集団面接を開くことを思いつき、地元の母親たちを一か所に集めて家族の飲酒習慣について徹底的な話し合いをおこなった。「この方法を採用した結果、彼らの協力を得て証拠を集めるのが目に見えてはかどった」とホワイトヘッドは説明した。

四か月もの間、彼は夜遅くまでかかって骨身を惜しまず調査書類をまとめる作業をしたが、そうするうちに意外な事実が現われてきた。副牧師が驚いたことに、自分ではスノウの説に反論するどころか、たとえ一見スノウに不利な事実に思えることでも、それがスノウの説の裏付けとなっていたのだ。あるときホワイトヘッドは、赤ん坊と一〇歳の小さな女の子がいる夫婦を訪ねた。彼らは九月四日に地区から出ていって、ちょうど戻ったばかりだった。

私は彼らに尋ねた。「あなた方のうちのどなたか、コレラで下痢になった人はいませんか？」「いいえ。」「井戸水をよく使うことがありましたか？」「はい。」「誰が汲みに行ったんですか？」「この子です。」そこで今度は子どもに向かって尋ねた。「鎧戸がみんな閉まってて霊柩車もたくさん通ってる通りをあちこち抜けていくなんて、恐くなかったかい?」「通りには行かなかったの。」「どうして?」「風邪引いて寝てたんだもの。」そこで母親に本当かどうか聞いた。彼女は思い当たって、その通りだと言った。「では子どもが行けなくなったときに、誰が水を汲みに行ったのですか? その際、なぜあなた方は貯水槽から水を手に入れたのですか。」

実際、子どもを井戸の水汲みにやっていた家庭がいかにも多かったので、ホワイトヘッドは自分の頭をしばらく悩ませてきた事象の意味がやっと理解できた。疫病が盛んなとき説教をしながら気づいたことだが、空席が目立つ礼拝にきていたのは、ほとんど年老いた女ばかりだった。彼は病に打ち勝つ強さが与えられたとして彼女らを祝福したが、内心では、よりによって彼女たちが無事病気から逃れたのは大変奇妙だと思った。今やその理由は明らかだった。年老いた女たちは一人暮らしで、井戸水を汲みにやる人がいなかったからだ。こうしてゆっくりと、しかし嫌々ながら副牧師は認めた。「大流行が始まり、それが持続する事実」はブロード・ストリートの井戸水と関連があるとの結論に否応なく行き着くことを。

しかし一方で彼はその先をゆき、ジョン・スノウでさえも見逃したことを発見した。もし問題が間違いなくあの井戸にあるのなら、その水はいったいどうやってコレラに汚染されたのか? この疑問はトゥーティングでは未解決のままだった。あの夏の初め、大流行の起こる前にソーホーで数人のコレラ死亡者が登録されていたが、その登録事例はいずれも事実に合わないように思えた。ホワイトヘッドは、病気が流行っていたベイズウォーターからブロード・ストリートに到着し、そのすぐ後の八月二八日に発病した一人の少年がおかしいと思った。タイミングはまさにぴったりだ、そう副牧師は思ったが、若者の泊まっていた家は井戸から二七メートル以上離れていた。

ホワイトヘッドがランケスターの委員会に報告書を手渡す予定のつい数日前、たまたま疫病とはまったく無関係の用事で人口登録局の死亡報告に目を通したとき、以下の記載に目が留まった。「ブロード・ストリート四〇番地、九月二日、娘、享年五か月、四日間下痢の後衰弱死」これは、サラ・ルイスの赤ん坊だった。ロジャーズ医師が手当てをし、死亡を確認した子どもだった。そして、その父親のP・C・トーマス・ルイスは二週間後にコレラで亡くなっていた。ホワイトヘッドはルイス一家をよく知っていたのに、この記載を読んで初めてその重要性にはたと気がついたのだった。そうだ、ホワイトヘッドの目前に迫ってきたのはあれだった。その井戸は家のすぐ外にあり、その子どもの死に至る病は、あの八月三一日の恐ろしい夜から遡ること四八時間に始まった。自らの調査ではっきりしたのは、汚染された水を飲んだという因果関係を前提とすると、これが典型的なコレラの潜伏期間に相当するということだった。

彼は、サラ・ルイスを探しに急いでブロード・ストリートに向かった。彼女がことの次第を彼に語ったところでは、彼女は病気の赤ん坊のおむつをバケツの水に浸け、それからその中身を家の前の汚物溜に捨てていた。汲み上げ井戸から九〇センチメートルと離れていない汚物溜にである。ホワイトヘッドがこのことを教区に報告したとき、同時に、彼の中ではジョン・スノウは正しいという確信がますます大きくなっていた。教区は汚物溜を調べるよう命じた。現場監督のヨシャパテ・ヨークは、ちょうどグラント氏の部下が一八四九年にアルビオン・テラスでやったように〔一九六～一九八頁参照〕、部下たちに汚い泥まで掘り下げるよう滞りなく指示した。スノウも、そして今やホワイトヘッドも、土掘り人夫が発見したものに全然驚きはしなかった。ヨークはこう報告した。

その家の排水は通りの下の地下貯蔵室正面から外に出ていた。この排水溝は、側面レンガ張りの平底造りで、古い石で蓋がしてあるという、時代遅れの設計で建てられたのがわかった。この排水溝は外の下水本管に向かってはわずかな下降あるいは傾斜しかなかったので、排水溝の底には土壌堆積物がたまっていっぱいになり……この土壌を洗い落とすと、底の古い石をつないでいるモルタル目地は、すべて腐っていた。それは側面のレンガのつなぎ目がすべて腐っているのと同じ状態だった。そのため、レンガは篩も同然の有様だった。家の排水路用水は、相当長い期間ここから外に浸み透っていたに違いない。［次に彼らが裏の排水溝を開くと、粗末なむき出しの便所の真下に汚物溜が見つかった。］土を取り除くと、レンガの造作は排水溝と同じように朽ち果てていて……レンガは力を入れなくても土台から簡単に持ち上がり、どんな液体もすぐにそこから浸み出した。

とうとうヨークの疑問は、排水もしくは汚物溜からの汚染がブロード・ストリートのポンプに供給している井戸に漏れることがあり得るものかどうかに向けられた。「家の排水溝の底から井戸の水位線まで、垂直距離で三メートルある。また排水溝の横の側面から井戸のレンガ造作の外側面まで、わずか八〇センチメートルの間隔しかない。一方、汚物溜に隣接している地下貯蔵室の側壁は、文字通り〝接している〟」と彼は説明した上で、「それゆえ問題となっている汚物溜の状況下では、レンガ造作と排水溝にも欠陥があることからすると、絶えざる浸透のせいで、それも相当の期間にわたって、液状物質が排水溝から井戸へ運び込まれたと考えて間違いない」という。そして万一疑う人間もいる場合を考えてヨークが井戸の内面を調べたところ、そこに果たして黒い液体が浸み込んでいた。アルビオン・テラスとの類似性は明々白々だった。中流階級の住むバターシー・ストリートの状況は、ソーホーのブロード・ストリートとは別世界に思えたかもしれないが、地面の下では同じように芳しくない事態がはびこっていた。

ここでホワイトヘッドは推論した。もし、ルイスの子どもがコレラにかかっていて、ロジャーズ医師が診断をつけたような単なる下痢でないとしたらどうなる？　もしロジャーズが間違っていたのなら、ここに大規模な流行全体の原因があるのかもしれない。それは、疫学者たちの言ういわゆる指針症例（index case）だった。そして、そこから始まって六〇〇〇人以上の死者が出たのかもしれない。まだある。もしブロード・ストリート四〇番地の汚物溜が原因だったのなら、九月八日に井戸の取っ手を外したのは、この大流行の犠牲者を救うのには遅すぎた。だが、その次の流行を防いだのは九分九厘間違いない。というのは、二週間前にサラは赤ん坊のおむつを洗った水を捨てたのと同じように、夫の汚れた下着をバケツの水に浸け、それから汚物溜に汚れた水を投げ捨てていたからだ。トーマスが病気にかかったのは九月八日、スノウが井戸を使用不能にしたちょうどその日だった。

ホワイトヘッドの発見の一か月前、一八五五年三月にひょんなことから、ジョン・スノウは自分の意見を個人的にコレラの議論の中心人物に説明できるチャンスに恵まれた。ある人物が指揮する、医師・科学者・医療監察官からなるチームが大規模調査の任務をちょうど終えたばかりであった。その人物とは、あの公衆衛生局の局長ベンジャミン・ホール卿であった。けれども、今回の主たる話題はコレラではなかった。また、スノウがそこにいたのは医療専門職や政治家として招かれたのではなく、一般には厄介者と思われているある団体の求めに応じたためであった。

ベンジャミン卿は、当時いわゆる「迷惑商売」に関し、食肉処理や皮なめしなどの事業で排出される、いわゆる「有毒ガス」を法律で取り締まる目的でなされた国政調査委員会の議長を務めていた。このときまでにスノウの見解は、流行病に特に関心のある人々にはいくらか知られるようになったが、一般にはまだまだ受け入れられず、彼は委員会の前に「不快な」業者側の鑑定人として現われたのだ。すなわちそれは、骨煮沸処理業者、石鹸製造業者、獣脂溶解業者、化学肥料製造業者、その他、自分たちが嫌な臭いとは何の関係もないとしきりに示したがっている連中のことであった。これら商売人たちが、またおそらくはその弁護士がどうやってスノウのことを聞きつけたかは正確にはわからないが、土壇場で偶然のことだったようだ。彼はヘンリー・ナイトという骨商人から、しかもいよいよという段になって声をかけられたのだ。スノウは別の折に、顔見知りになってほんの数日しかなかったと述べている。彼に報酬があったかどうかは記録がないが、きっと確信を持って証言をしただろう。もっとも、議員たちは明らかに自分の耳を疑っていた。

スノウが議員たちに向けて、自分はコレラが主に飲料水を介して広まっていると思うと話したとき、コレラの伝播様式に強い関心を抱いていたベンジャミン卿を含め、誰も一言もコメントしなかった。けれども悪臭のことを彼が述べるに及んで、一同は驚きを隠せなかった。スノウは委員会の委員にこう話した。

私はいわゆる〝不快な商売〟については、実際のところ、公衆衛生に有害ではないという結論に達しました。考えますに、もしそれが一般住民の健康にとって有害ならば、そういう商売に従事している労働者には特に有害となるでしょうが、私の知り得た限り、事実はそうでないのです。それに気体の拡散の法則に従うと、商売が続けられている場所で実際に有害でないなら、その場所から遠く離れた人間に有害なはずはないのです。

ベンジャミン卿が、「例えば骨煮沸処理業者を例に挙げると、骨煮沸処理施設から排出される悪臭が嗅覚的にどんなに不快であろうと、それでも貴殿は地区の住民の健康に損害を与えてはいないとお考えだ、そう委員会が理解していいのですね？」と尋ねたところ、彼の答えは単に「それが私の意見です」であった。

その後のやりとりはこうだ。「そんな腐った空気［つまり、動物の死骸か腐った植物性物質の臭い」を吸うと、その時点でしばしば激しい吐き気を催すのをご存知ないのですか？」「いいえ、知っております。ガスが汚物溜のように非常に大量であればおっしゃる通りです。」「その影響が激しい吐き気を催すのに、その人間の肉体や健康状態には何の損害も生じない、と本気で委員会に証言されるのですね？」「発熱や特殊な病気はまったくありません」とスノウは答えた。

ランセット誌はいつものごとく威勢のよい論評をした。あのように提案された法律に反対する者たちは、「あらゆる種類の伝染性気体、瘴気、忌まわしい醜悪を生産する」という既得権を授かっていると同誌は告げ、その後業者たちのロビー活動に対し同誌一流の罵倒を浴びせかけた。「この愉快ならざる連中は、近所迷惑を助長する自分たちの権利保護の危機とばかりにビクビク震え、徒党を組んでやってきては、悪臭を放つ獣脂や嫌な臭いの立ち込めた骨、できたてほやほやの肥溜めの山でプンプンさせながら、委員会の面前で自分たちの『言い分』を言い立てた。」

特に同誌は、石鹸製造業者アーチボルド・キントリアという人物の、石鹸製造が「不愉快な悪臭」を出してはいないと議員たちに向かっておこなった証言に飛びついた。悪臭どころか、彼は個人的にむしろその匂いが好きであるし、人は概して、特に御婦人は気に入ると思った、と証言したのである。「もし野卑な偏見を思い切って捨て去ってしまえば、腐敗した脂肪の臭気は健康によいばかりか心地よいものだ」とランセット誌は馬鹿にした言い方をした。「ご婦人方はオーデコロンの匂いの中で暮らす方もおられるし……また他のご婦人方、例えば、キントリア氏のお美しいお友達としましょうか、その方のように、石鹸がせっせと製造されているときに、銅釜のかぐわしい匂いにうっとりされる方もおられるそうな。」

また、名指しで中傷されたのは石鹸製造業者のキントリア氏だけではなかった。ジョン・スノウもまた攻撃の的となったが、彼の場合、ランセット誌が辛辣に表現したように、議論に「『科学的』証拠なんぞ！」を持ち込んだことがその理由であり、筆者が感嘆符を付けたことで明らかなように、スノウの主張は科学的とはまさしく正反対だと考えたのだ。スノウは自分の考えに凝り固まっていると非難した後、同誌は続けて言う。「スノウ博士が発見したと主張するコレラ伝播の法則とは、下水道の水を飲むことである。もちろん、彼の理論は他のすべてに取って代わるものだ。他の理論では、コレラの拡大には劣悪な排水路と不潔な空気が大きく作用しているせいだとする。……スノウ博士がすべての公衆衛生上の真実を汲み出したという井戸は、実際には下水本管である。彼の洞窟のイドラ〔イギリスの哲学者フランシス・ベーコンが主著『ノヴム・オルガヌム〔新機関〕』で指摘した、個人的偏見・先入観・誤りを指す〕もしくは隠れ家は、排水溝である。得意になって吹聴しているうちに彼は溝穴の中に落ち込んでしまい、二度とそこから出られなくなった。」同誌は、はっきりと意図的に面白半分の当てこすりをもって締めくくっているが、それは実は、真実そのものの表明だった。「暗い三途の川〔地獄の嘆きの川〕〔原語Acheronはギリシャ神話に由来〕、すなわち下水が唯一無二の真正なコレラ菌（cholera germ）を含んでおり、それを飲まないよう気をつけていれば害を被ることはない。その気があれば臭いを嗅ぐとよい。恐れずに息を吸うとよい。ただし口には含むな。」

スノウは応えなかった。

しかし、スノウの主張に対してランセット誌がいかにわめこうが、下院議員がいかに信じまいが、この結果となる〝汚物掃除並びに疾病予防法〟は、あれほどランセット誌が非難した既得権者の影響力の下で結局のところ成立した。迷惑業者たちは大半が検査を受けずに仕事を続けることを許されたが、その際ベンジャミン・ホール卿がジョン・スノウについてどう思ったのか、記録にはない。確かにホールは後に、名前を聞いたことのあるほとんどの人から、せいぜい異端者、下手をすると妄想にとりつかれた変わり者と呼ばれた孤独な市井人スノウよりも、自分が抜擢した医科学者チームの結論の方を採用したことになっている。けれど尊敬に値する政治家であったからこそ、彼にはそうする他なかったのであろう。

次の夏が近づいてくるにつれて、副牧師のヘンリー・ホワイトヘッドにはソーホーの空気がピンと張りつめたものになってゆくように感じられ、この一年の悲劇の謎を解かなければと、以前にも増して痛切に思った。「これまで踏みとどまってやってきた人々の間でさえ、不安におののくような雰囲気が蔓延(まんえん)し始めている」と彼は書いた。「この国にコレラが再び上陸することになればいつでも身軽な人は逃げていってしまい、この近所は間違いなく人気(ひとけ)がなくなってしまう。そうなる前に、最近あった不幸の原因について満足できる説明が得られ、将来にわたる病気のかかりやすさについて筋の通った見通しが提供されなければ。」

その年の七月、知らぬ者なきホールの医学協議会が、王立内科医師会会長ジョン・アイルトン・パリスの指導の下おこなった大規模な研究の成果を一冊の本にして出版した。それは各三〇〇頁以上に及ぶ四部建ての報告と、表や図、グラフを網羅した三五〇頁にわたる索引からなっていて、トムソン、グレーシャー、そしてハッサルの研究に基づいていた。ブロード・ストリートの監察官の報告書二八頁は丸々収載され、それに戸別訪問の結果と一枚の地図が含まれていた。ジョン・スノウと同じく死者の出た家の他、推定されるか現存している先の疫病の墓穴〔三〇一頁参照〕の在処を示している。この著作は国会の上下両院へ正式に提出された。

アイルトン・パリスとその同僚は、全国の医師から寄せられた二七五〇件もの症例報告の中に記載された、多種多様の治療法の効果を比較検討した上で、将来のコレラ患者を治療するためのガイドラインを策定するという素晴らしい試みをおこなっていた。例えば、彼らは制吐剤と下剤は使わないようアドバイスし、アンモニアやブランデー、クレオソートの類いはひどい場合にのみ用いるのを勧めたが、チョーク（胡粉）とアヘンには肯定的な姿勢を示した。ランセット誌は、アイルトン・パリスの便秘薬についての見解を称賛しつつ、意見を述べた。「これは数ある中で最も不合理かつ非現実的な部類に属する大間違いにとどめを刺すものである。その大間違いとは、ホメオパシー的思考だけがこれに匹敵するほどの大間違いである。つまり、最も致死的な症状が水様性下痢

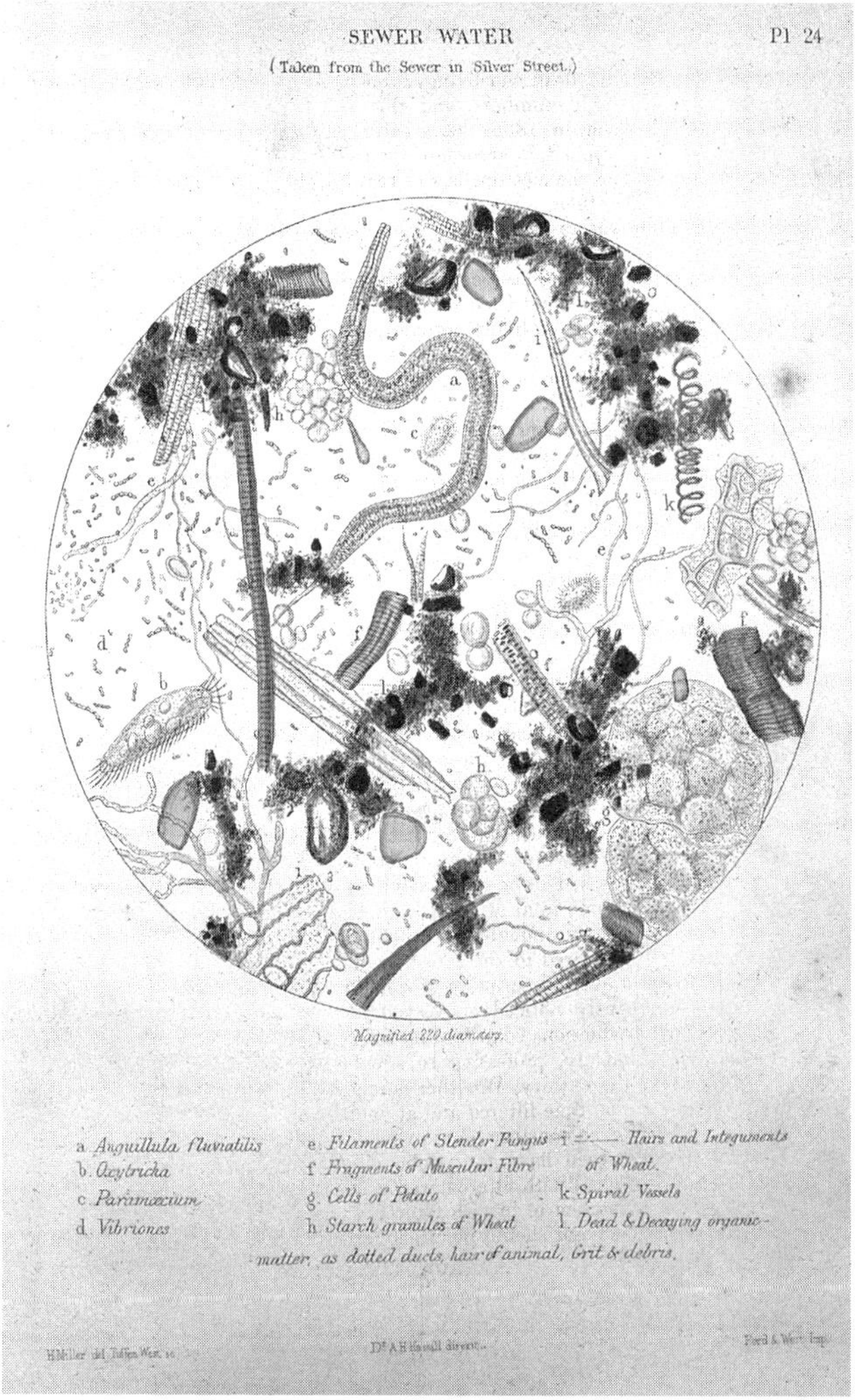


科学研究委員会が描いたソーホーの下水の中の水の一滴
（顕微鏡で観察したもの）

である病気なのに、下痢をかえって悪化させる薬を投与することによって症状を抑えようとするものだ。」ランセット誌の編集者ワクリーは王立内科医師会を軽蔑していたが、ホメオパシー医に対する軽蔑は明らかにそれ以上だった。実際アイルトン・パリスらは下剤については正しかったが、入手したデータを正しく解釈したというより運がよかっただけである。数多くの治療法を、数多くの組み合わせで用いられた中から評価し、比較しようとする到底不可能な仕事を自らに課したのであり、彼らが意味のある結論に到達できるチャンスは万に一つもなかった。

ただし、もちろんベンジャミン・ホール卿が本当に関心を寄せていたのは、大気と水と気候を研究して病気の原因を突き止めようとする試みだった。そこで、ホールの下に統計学者ウィリアム・ファー、外科医ジョン・サイモン、その他で科学研究委員会を組織したが、その委員会が深い感銘を受けたのが、気象学者ジェームズ・グレーシャーと彼の「見事な観測システム」であった。天気が疫学上の死亡率に重要な役割を果たすということを証明するのに、グレーシャーは大きな貢献をしたと彼らは考えた。特に一八五四年と一八四九年、それと誰の目にも明らかな一八三二年にも、ロンドンでは有毒物質が空気中に増えるのに絶好の天候となった。そういう状況では、空気中の有害物質が、疫病の盛衰と符節を合わせて増えたり減ったりしたことを彼は示した。「そのような事実は、コレラの毒がヒトの体内に肺から侵入したという見方とよく合っている」とファーらは発表した。

けれども、グレーシャーの仕事に比べるとロバート・トムソンの大気分析は、彼の独創的な専用装置にもかかわらず、悲しいかな失望に終わった。サンプルにはほこりやありふれた真菌、腐った有機物質がごまんとあったが、目新しく見えるものや重要に見えるものは何もなく、この専門家の落胆は明らかだった。「われわれのテーマのこの極めて興味深い部分について、後悔の念を表わさずにはいられない。これほど重要な研究がもっと早い段階から、もっと包括的な規模で始められていればよかったのだが」と彼らは書いた。「コレラの大流行発生の間に起こる有機的腐敗の化学について、非常に完成度の高い精密な研究ならば、この病気の特徴となる毒に関する極めて重要な情報を与えたであろう。特に、その時期に起こる、動物の廃棄物がうまく変換されてゆく過程については、そのことが言えただろう。」瘴気の役割についての証拠は世の中のどこかにあるはずだと信じていた。問題はどうやって見つけるかであった。

飲料水の調査も、同じように決め手を欠いた結果となった。ハッサルとトムソンは、浅い井戸は水の出が悪く、ロンドンの家庭に引いてある水道ではなおさら水の出が悪いのを確認したが、コレラに結びつく何か変わったことは一切見つからなかった。トムソンは、一種の分解物をふつう連想させる化学塩（結晶）を見つけていたが、この専門家たちによると、それを少量飲んだからといって誰でも病気になりそうだと考える理由は何もなかったという。ハッサルの顕微鏡が明らかにした生物、すなわちミドリムシやアンギルーラ・フルヴィアティリス、パンドリナ・カタマリヒゲマワリなどなどについても同じことが言えた。

専門家たちが認めたように寄生虫はしばしば病気と関係があり、「われわれの常識に反して、ハッサル博士が記述したような生き物の多くは、飲み込んだ人間の消化管内で生き延び、増殖できるかもしれない」と専門家たちは書いた。「しかし、寄生虫が病気の原因であるとまず推測できる場合には、棲みついた体内のかなりの部分を占め、明白な病気の産物として存在しているはずだ。」例えばカイコが硬化病で死んだとき、そのからだは真菌で穴だらけにされてカビの塊しか残らなかった。それならば、寄生虫がコレラの激しい症状を誘発するためには、きっとごくふつうの人間が見てわかるほど、寄生虫がわんさと腸の中で増殖しなければならないであろうと彼らは推論した。「またもや腸管排泄物からは、」と彼らは続けた。「ハッサル博士は、どんな種類であれ真菌の胞子や菌糸も、ビブリオンを除いて、どんな特有の物体も一切見つけられなかった。」専門家たちがハッサルのビブリオンをこれほど早々とあきらめた理由は、一つには、顕微鏡学者自身が早々とあきらめたこともあるが、もう一つは、トムソンの同僚の一人が誤って彼らに、これら特殊な微小動物は他の病気の患者でも一般的に見られると話したからでもある。特殊な微小動物がおびただしい数存在しているということは、おそらくそれらがコレラ患者の腸の中で「非常に腐敗しやすい」というに他ならないことを示している、そう専門家たちは考えた。言い換えると、彼らはハッサルと同じく、ビブリオンは原因ではなくて結果だというわけだ。コレラの原因となるべきどんな微小動物も、腸の中で非常に多く群がって見えるであろうという以前の彼らの意見も、この点で的外れだったのは確かだ。

そうしてブロード・ストリートに関する限り、またもやここで、最も骨の折れた数々の調査が失敗に終わっていた。監察官フレーザー、ヒューズ、ラドローは、徹底的に通りを歩き回り、調査用紙に書き込んだにもかかわらず、なぜよりによってこの地域がコレラにやられたのか、まったく解明できなかった。この問題全体が、「これまでのところ、われわれが解こうにも科学的資料をまるで持ち合わせていない難問だった。」

ホールの専門家たちは、そこで、これまでスポットライトが当たったことのない人物を選び出すことにした。「スノウ博士によれば、この問題の本当の原因が何であれ、それはここに特有のものであり、ブロード・ストリートにある特定の井戸が、コレラ患者の米のとぎ汁様排泄物に汚染されたまま人々に広く使われたためであるとのことだ」と専門家たちは話を始めた。しかし、スノウのことを引き合いに出しておきながら、彼らは明らかに彼のことなどできるだけ早く片付けたがっていた。「慎重に調査を進めた結果、われわれにはこの意見を採るべき何の理由も見出せなかった。スノウ博士が主張する方法では、水が汚染されたという確固とした事実はないし、あの井戸の水を飲んだこの地区の住民が、他の水源からの水を飲んだ他の住民と比べてそれだけコレラに多くかかったことを示す証拠も、われわれの手元にはない。」

スザンナ・イイリーの死について言えば、彼女と前年夏のソーホーとで唯一関係があったのが、ブロード・ストリートから取り寄せた一瓶の水だった。それはジョン・スノウの支持者ではないエドモンド・パークスですら、「もしごまかしがないとすれば、確かに反論の余地がない最も顕著な例である」と記したような出来事であった。ホールの専門家たちは井戸水が何らかの役割を持ったに違いないと譲歩したが、自分たちの瘴気説という目論見に合致するような説明をひねり出すのには一向に困らなかった。

その水は有機物の汚染でまぎれもなく汚くなっていた。そして……もし疫病が侵入してきたとき、腐敗しやすい混入物が特定の病毒に変化するような何らかの作用が空中において働いているのなら、その土地の水も……おそらく同様の変化を受けやすいであろう。それゆえ、ブロード・ストリートの井戸が現実に遠く離れたところに住んでいる人々の病気の原因となったのであれば……これが起こったのは……コレラ患者の排泄物の中に含まれているのではなくて、単に汚い水がその地区の空気感染に加わっただけだという事実によるのである。

ソーホーでの発病が突然で短期間だったことは、「大気中もしくはその他で広範囲に拡散する媒体がまだ見つかっていない」ことを暗示していると彼らは述べ、「患者の排泄物からの水の感染または汚染に由来する」ヒトからヒトへの接触感染をはっきりと除外した。

そこでホールの名だたる科学者たちが出した最終的な結論は、コレラは伝染病ではなくて、彼らの言う大気中に「浮遊する発酵素」が、臭い空気や水と接触してコレラ病毒を産生するよう活性化された結果、コレラが発生したというものであった。瘴気説がこの国の医学エリートたちの頭をとらえて離さないという現実を、この政府研究ほど雄弁に物語る例はないであろう。この政府研究の立案者の方では、科学は必ずや真理に到達できるという絶大な信頼を置いていたのだが。

八月九日にエドウィン・ランケスターは、セント・ジェームズ教区に教区委員会自身の手になる一七五頁の書類を提出した。それはホワイトヘッド、スノウ、監督者ヨーク氏がそれぞれ別々にまとめた報告書からなっていた。ランケスターの委員会は、地域がやるべきことのリストを用意していた。浅い井戸はもはや飲用には使われるべきでなく、すべて撤去して本管から供給される配水塔に取り換える。同様にして貯水槽も撤去すべきである。食肉処理場、獣脂煮沸加工場、骨屋、「その他の迷惑業者たち」は営業をやめるべきである。そして機会があればその都度、たくさんの狭い袋小路や「行き止まり」を開放して、通りに入る空気の流れをよくすべきである。そして教区は医務官を一人任命すべきであり、その仕事とは、健康被害の原因について、当局に警告を発することである。つまり、「現行の対策下では予想もつかない、とてつもない災難に結びつきかねない原因であり、それが今、潜行しているか累積しつつある」のであった。これらは、地方税納付者のお金をその支出に回すことへの地元の風当たりからすると、いささか非現実的な希望リストであったが、それは委員会も承知していた。

しかし、コレラ大流行の原因についてジョン・スノウの説をはっきり支持すると表明してはいなかったが、ほとんどが地元の商売人からなるこの小さなグループは、「突然に、深刻でかつ地域に集中した大流行は……ある程度はブロード・ストリートの井戸の不潔な水の使用に起因する」と評定を下していた。六週間後、セント・ジェームズ教区の舗道委員会は、地域住民からの圧力に屈して井戸を再開した。

イギリス全土で三回目となるコレラの流行はもうすでに下火になり、今回は二万人以上の死者を出した。ささやかな教区調査と大規模な政府審査から、すでに一八一七年以来同じテーマで書かれてきた書物の山に、もう二つ報告書を追加したことになった。それで何かが変わったわけではなかったし、少なくとも変わったようには見えなかった。ところが翌一八五六年に、このテーマでまた一つ公文書が日の目を見ることになった。これが、すなわちジョン・サイモンの手になる見かけは地味な小冊子である。サイモンは、ホールの科学研究委員会のメンバーだった人物で、当時公衆衛生局付き医務官となっていた。小冊子の表題は『不潔な水の飲用を介して罹患したロンドンのコレラ疫禍』であった。それは蓋を開けてみれば、事実上ジョン・スノウの「大実験」の焼き直しであって、水道会社ランベス社とサザーク・アンド・ボクソール社の死亡率を比較したものだが、この小冊子では、スノウのことは一度も言及されていなかった。また、この著作の着想は完全なイギリス政府のオリジナルというわけではないという断りも入っていなかった。コレラ蔓延に糞口経路が関与したとするスノウの説を認めるまでには至らないサイモンとしては、この重要な研究は初め先行研究として収載するつもりであったが、結果の照合が間に合わなかったと説明した。ジョン・スノウが不満を漏らすことはなかったが、今度は他の人間が黙ってはいなかった。

サイモンの出版物が世に出たすぐ後、ベンジャミン・ウォード・リチャードソンがイギリス医師会の会合で立ち上がった。その場にスノウはいなかったが、リチャードソンは、流行病の原則について講演し終わったT・ベル・ソルター博士への謝意を表わす動議を出した。しかしリチャードソンは、聴衆に謝意を表わした後、どうしても指摘しないわけにはいかないことがあると言い出した。それは、ソルター博士がロンドン南部の飲料水に関する公衆衛生局の報告に言及した際、博士が触れたある部分についてであった。博士はきっとうっかり口を滑らせたに違いないが、と前置きしてから、このテーマに関心のある者には周知のことだが、水の供給とコレラとの関係を発見したのは、まぎれもない、ジョン・スノウ博士その人である、と彼は発言した。確かに、つい最近まで公衆衛生局はこの死命を制する問題を完全に無視してきたが、スノウ博士が初めて、「疲れを知らぬ勤勉さで、彼の仕事ぶりの特徴である観察の確かさで、しかも金銭上の大きな犠牲を払ってまで、この問題を疑問の余地のないものにしたのです。……それで公衆衛生局はやっとこのことを取り上げたのです。」

リチャードソンが着席すると、フロアから「賛成、賛成」の声が沸き起こった。するとそこへ別の医師が、リチャードソンが述べたことに全面的に賛成しようと席から立ち上がった。あのエドウィン・ランケスターだった。そして三人目は、他ならぬウィリアム・バッドだった。ブリタンとスウェインとともに、一八四九年のブリストル真菌事件でひどく面目を失った人物である。バッドは、ランケスターとウォードへの全面的賛成を表明するこの機会を、みすみす逃すべきではないと同僚たちを前にして述べた。彼自身、飲料水の汚染を介してコレラが蔓延するのかという疑問と格闘してきたが、今、光栄にもこれを話せる機会を得た。それは、この研究の先駆的業績はすべてスノウ博士に負っているということだと語った。

ジョン・スノウの業績は、コレラ伝播に特別な関心を持つわずかな医師の集団には高く評価されたが、彼の働きからすると当然受けるべき国民的な認知はほとんど得られなかった。それでも荒野で一人叫び声を上げた〔新約聖書に出てくる洗礼者ヨハネのイメージと思われる〕幾年月の後、彼はついにひとかどの業績を認められたのである。

二年後の一八五八年六月九日水曜日の晩、ジョン・スノウとベンジャミン・ウォード・リチャードソンは、ロンドンのとある同僚宅で胸部疾患研究会の会合に同席した。リチャードソンは友人の健康がすぐれないのをしばらく気遣っていたので、彼が壮健で快活な様子に見えるのを喜んだ。スノウは新鮮な空気と運動が大好きであった。それにもかかわらず、からだはそんなに強くなく、このところ自分の寿命はあまり長くないだろうと予感していた。若い頃は極度の疲労に陥ったこともあったし、ほんのちょっとのけがでもひどい症状になることもあったので、ジョシュア・パーソンズを心配させたものである。三〇歳代に結核を患い、腎臓を悪くした。後年何度か吐血したこともあるし、最近では、少し前に起こっためまいと嘔気の発作のために、その後手足の痺れに苦しめられた。けれどその夏の夜は調子がよさそうであった。彼は活発に議論に加わり、心臓病研究のため開設される新たな委員会へ参加することに同意した。友人たちへの別れのあいさつの際に、彼はこの新しいプロジェクトが立ち上がるのをどれほど楽しみにしているか、そしてその成功をどれほど確信しているか話した。しかし、友人たちは彼と再び会うことはなかった。

スノウが床についた一一時三〇分にはまだ変わった様子はなかったが、翌朝一階に降りてくると、家政婦は彼の足元がふらついているのに気づいた。彼は少しめまいがするとソファに横になったが、たいしたことはないと念を押し、すぐに仕事に戻れるからと言った。実際、間もなくすると起き上がり、たっぷりの朝食を平らげてから、彼は机に座って最近のプロジェクト、クロロホルムに関する原稿に最後の仕上げをした。ところが家政婦がその場から離れるやいなや、ドスンという大きな音が聞こえ、二階に戻ってみると主(あるじ)が椅子に戻ろうとして動きがとれないでいるところを見つけた。からだのどこが悪いのかまるでわからない、と彼は言った。こんな症状には今までなったことがなかった。家政婦は、彼の左腕と左足がきかなくなっているらしく、口も右にゆがんでいるのに気づいた。彼女は彼をソファに寝かせるため手助けを呼んだが、そこで彼は二四時間食べることも眠ることもせずに、胸のひどい痛みを訴えながら過ごした。それでもなお、彼はすぐによくなるよ、誰にも迷惑をかけたくないからと言い張っていた。

翌朝六時に彼は血を吐き始め、それで家政婦は医者を呼びに行った。このとき、スノウの左半身はまったく麻痺してしまっていた。そのままの状態が週末まで続き、その後興奮状態が強くなったり弱くなったりした。気が確かなうちはすぐに治ると言い続けたが、医学研究会の席で元気に見えたときから一週間経った六月一六日、主治医は彼の命がもう危機的状況になったと伝える頃合いだと感じた。彼は生涯を通じて幸運にも不運にも出会ってきたが、どちらもその都度冷静に受け入れてきた。その日の午後三時に、彼はほぼ間違いなく脳卒中で亡くなった。ベッドの傍らには聖職者である弟のトーマスが付き添っていた。享年四五だった。

スノウの最後の病気は、吐血を含めすべての点で慢性腎不全の典型的症状を示していた。慢性腎不全は他のあらゆる臓器を冒し、特に高血圧を起こしやすかったが、それが脳卒中の主な前触れになる。検視の結果、彼の腎臓はひどくやられていて、肺には結核の瘢痕(はんこん)があった。長年の毒性の強いガスによる実験のせいで、どこかにかなりダメージを受けていたのかもしれないし、ジョシュア・パーソンズが菜食主義のせいだとしていた疲労感と興奮しやすい体質は、実は、診断されてはいない何か慢性疾患によるものであったのかもしれない。

ジョン・スノウの学問的評価は、控えめながら次第に高まっていった。多くの挫折と不遇にもかかわらず、主に麻酔科医としてかなりの職業的成功を収めるまでに生き長らえた。コレラについての彼の考えは徐々に広まりつつあったとはいえ、まだ一般には突拍子もないとみなされていた。それでも彼の明晰な知性と熱心さ、それに誠実さで同僚たちの尊敬とある程度の認知を徐々に勝ち取るようになった。たとえそうであっても、質素で一人ぼっちの生活は、ほとんど診察と研究に明け暮れるものだった。愛と怒り、成功と悲劇、いや、ささやかな勝利や失望ですら、たいていの人々なら生活の中で特筆すべき事柄として記録にとどめるものだ。ところが、彼にはそういった類いの個人的な日記や私信は残っていなかった。彼の死を悼む妻も子どももいなかった。リチャードソンには、一度も結婚しなかったのを悔いているとスノウは打ち明けたことがあった。しかし、リチャードソンは、この若者がリチャードソン自身の家族や他の友人の家族と一緒にくつろいでいるときどれだけ楽しそうだったか、とりわけ、スノウの周りで子どもたちがおしゃべりしたり、笑ったりするのを聞いて、スノウがどんなに喜んでいたかよくわかっていた。

コレラについての彼の著作が初め無視され、その後長いこと容赦なくはねつけられてきた仕打ちに対しては、さすがに感情を表に出さない性質(たち)である彼にも耐えがたかった。ときには不満をこぼし、またあるときはリチャードソンに向かって痛烈な皮肉をぶちまけた。「何があっても所詮、真面目で探究心旺盛の仕事の虫が、傲慢で冷酷なうぬぼれ屋に変身するなんてあり得ないのだよ。言うなれば、自主独立の腰かけがオフィスのうわべを飾ったソファに変身するようにはね。」リチャードソンはスノウに、自分の学説がそんなに簡単に認められると思ってはいけないよと言った。もちろん、彼の考え方が科学と政治の両方で、たくさんの強い影響力を持つ人々に異を唱えているのはスノウにもわかっていたから、行く手を阻まれずにわが道を突き進めるなど思ってもみなかった。「しかしときには彼も、自分が精魂込めた仕事に対し、今以上にもっと思慮深く理解のある反響が得られてもよさそうなものだ、それだけの価値はあると、きっと思っていた」そうリチャードソンは見て取った。

リチャードソンは、自分が惚れ込んで擁護してきた人物を失った悲しみに何とか打ち勝とうとして、スノウが死んだときに取りかかっていた著作を彼の手で完成にこぎつけ、この遺作を通じてスノウの仕事を最後まで面倒見た。彼は序文に次のように書いた。「私の今は亡き友人の死という事実が本当のものとは思えず、ときどきこのような感情が湧き起こってくる。あたかも自分が、からだの一部を失くしてしまったように感じる。しかも、その失われた現在を何かにつけて思い出している。彼がそんな遠くへ行ってしまったはずはないと。私の表現や事実関係において不備があったとしても、おそらく読者にはお許しいただけるものと考える。私としてはできる限り尽くしたつもりであり、そこはそのままにしておく。」

　スノウ死去の知らせが広まるにつれて、彼と一緒に仕事をしたことのある人々の中には悲しみと称賛を口にする者もいた。ブロード・ストリートの入院患者のほとんどが運び込まれたミドルセックスの病院の元病棟外科医、フーパー・アトリー医師が同僚に呼びかけて、スノウへ公式な形での謝辞を捧げようということになった。「彼のぶっきらぼうな見かけの中に隠れた率直さ、真心、正直さ、ごまかしや衒（てら）いのなさをいったい誰が忘れることができようか?」と彼は問うた。「女王陛下には、信頼ができ、お仕えするに値する、高い評価を受けた一人の臣下から、もう価値ある奉仕をお受けになれなくなってしまわれた。貧しい者たちは、スノウという困ったときの真（まこと）の友を失った。」

　それに加え、ポーランド・ストリートの救貧院附属病院で五〇年以上も医務官をしてきたジョン・フレンチが、洞察力に富んだ所感を述べた。フレンチがスノウと初めて出会ったのは、一八四九年に貧民の女が困難な出産をしたときに、そこに二人が居合わせたのだ。「ジェンナーの時代以来この方、スノウ博士ほど人類に重要な貢献をなした医師はいない」と彼は書いた。「コレラが伝播する様式を重んじた彼の学説が、国務大臣や軍最高司令官から理解され始めたとき、やっとコレラの『大流行』、すなわちある地域で一度に多数の人間が罹患することは稀な出来事になるであろう。」「短命な批評はこぞって彼に反対の立場であったが、それでも敢えて予言しよう。彼の疲れを知らぬ勤勉さによって明るみに出た事実によって、かつて出現した人間のうちで、彼こそがコレラ研究の第一人者であり、それも飛び抜けた存在だと証明されるであろう、と。」

スノウの研究論文を多く掲載してきたメディカル・タイムズ・アンド・ガゼット誌が度を越した弔辞を彼に贈ったが、気まぐれなランセット誌は軽蔑的な次の二文で彼のことを片付けた。「この著名な内科医は、サックビルの自宅で脳卒中の発作により亡くなった。クロロホルムと他の麻酔科学に関する研究では、医学界より評価を受けていた。」コレラのことは一言も触れていなかった。

その後も数年にわたってコレラ論争は続いた。例によって、かつて人命への差し迫った脅威が遠ざかると、コレラは大方政治課題から外されたが、それでもイギリスの極度に不潔な市街をきれいにする必要性は残っていた。瘴気論者は感染論者と口論を続けた。大家たち、水道会社、それに「迷惑」業者たちは頑強に抵抗したが、最終的に衛生改革論者に敗北した。技術者ジョゼフ・バザルジェットが、ロンドンの下水建設に着手したのだ。そしてジョン・スノウはロンドンのブロムトン墓地に葬られ、大方は忘れ去られた。ただ一握りの友人や崇拝者、例えばリチャードソンやエドウィン・ランケスター、ジョシュア・パーソンズ、それに今はしっかりとその友人の輪の中にいるヘンリー・ホワイトヘッド師を除いては。

# 第16章　大団円

コレラ襲来は恐ろしく、大都市を荒廃させるまでの脅威となっていたが、その流布経路を早期に発見し、衛生上の対策をとることでコレラの流行を早く終結させた。

ウィリアム・ファー、情報集約編集者、人口登録局、一八六八年

ブロード・ストリートの大流行から一二年後、ジョン・スノウの死後八年になる一八六六年に、イギリスでは三五年間で四回目の大きなコレラ疫禍が起こった。それは感染範囲が広く、かつ知らぬ者のない極めて残虐な性格で、テムズ側北岸に沿ってロンドン塔から始まって東の方、ロンドン港で知られる地域にあるアイル・オブ・ドッグズ（Isle of Dogs）にまで及んだ。病気は非常な獰猛さで再び中東とエジプトを襲い、今回は新たなルートを通って南はスペイン、ジブラルタル方面

からヨーロッパ大陸に上陸し、一八六五年の夏マルセイユに姿を現わした。九月にはイギリスのサウサンプトンに到着したが、そこでの流行は小規模で容易に封じ込められた。

次の年の春、ロンドンの枢密院はリバプールとバーケンヘッドからの電報を受け取った。それはマージー川に浮かぶ船の上で、ドイツとオランダの移民たちの間で病気が発生したという趣旨であった。大陸の感染地帯からきた大勢の移民たちは、イギリス東岸の港に着くと、そこからイギリス国内を横切ってリバプールへ向かい、さらに一路ニューヨークを目指した。この知らせで大きな恐怖が巻き起こったが、当局が迅速に行動して犠牲者を隔離すると、またもや災難は避けられたのだ。散発的な発生例が、その年の前半にイギリス各地で記録されたが、大きな流行はなかった。ところが一八六六年七月一一日になって突然、ロンドンのイースト・エンドで五人死に、翌日は一一人、その次の日には二〇人が死んだ。八月に入るまでに死亡者数は一日二〇〇人を超えた。

政府の統計学者ウィリアム・ファーは、自ら状況を視察しようとイースト・エンドに出向いた。そこでファーは、地元の人口登録支局にいたダンカン氏なる人物が、情報提供者から病気がうつらない距離を保つようにと、独創的なからくりを考えついたのを見て愉快になった。「見たところ彼の机の前に椅子が置かれていた。椅子をもっと彼の近くに寄せようとすると、椅子にはロープが結わえてあるために、その場から椅子が引っ張れないようになっていた」とファーは言った。病気予防のために、ダンカンがこの不格好な見当違いを試みたとしても許されていいであろう。なぜなら、一週間だけで彼の小さな区域で一四一人ものコレラ死亡者が登録され、ファーが訪問していた短い間にも、三人が追加の報告を持ってやってきたからである。
ファーはこう書き留めた。

ある地区での死亡数は半端なものではなかった。先週はポプラーで一四五人、ボウで一八八人死んだ。……人々は一時間ごとに発病していた。あらゆる年齢の人々が、子どもも大人も、まるで毒薬を飲んだような状態で、ある者は急に発症し、そしてほぼ全員が自分の運命を自覚していた。……こちらでは、かかったばかりの妻を診てもらおうと夫が医者を連れてくる。あちらでは、夫がけいれんしながら臥せっている。またここには、年寄りの女が目を大きく開けたまま座って死んでいる。そして向こうには、かわいい四歳の子どもが横たわって死んでいる。巻き毛の頭をガクンと垂らして。

これまで何度も見られた光景と同じ話であった。サンダーランドの波止場周辺で、ホースリーダウンの木賃宿で、トゥーティングの殺人寮で、バターシーの立派なお屋敷で、ソーホーの裏通りで、そしてリバプール、エクセター、ブリストル、グラスゴー、ニューカッスルで、それも全国至るところの都市や町、村で、七〇年近くの間起きてはまたやむ、その繰り返しだった。しかし、ジョン・スノウが最初にコレラ理論を国民に公表してから一七年、今度こそ彼の遺産がついに実を結んだのだ。発表したときは、誰も彼の言うことを聞こうとしなかったが。

イースト・エンドで死者の数が徐々に増えていた頃、ロンドン主教〔英国国教会の主教〕、アーチボルト・テイトがタイムズ紙に寄稿し、困窮救済基金の創設を発表した。「ロンドン東部の状態について報告を読めば誰でも、今回貧困層で被害が非常に多かったというのがよくわかるはずだ」と彼は言った。「まったく無私の心から、しかも、しばしば自分の命を危険にさらしてまで務めに励んでいる牧師から得た情報では……緊急に必要なのはお金だということだった。」次の日、次期首相間近であったウィリアム・グラッドストンの妻キャサリンは、コレラ孤児や回復期患者のいる家への寄付を募る手紙を書いた。ビクトリア女王と皇太子〔エドワード公〕は、おそらく富を誇示しているとの批判を避けたかったのであろう、各々ほんの五〇〇ポンドと二〇〇ポンドしか寄付しなかった。けれども、国のそれ以外の人間にはそのような遠慮が要らなかったので、驚いたことに七万ポンドも集まってきた。「私が目撃した光景を簡単に記述しただけでも……国民はすぐに人々の窮状と勇気に関心を寄せた」とファーは書いた。「しばしば引用される一文『イギリス東部の人々に援助求む』に表現された事実は、イギリスで何百の慈悲深い人々に行動を起こさせるのに十分だった。」

もっとも、主教の嘆願はそればかりではなかった。現金もさることながら、イースト・エンドは緊急にもっと多くの人手を必要としていた。彼は牧師のボランティア、特に以前コレラに関わった経験を持つ人間を求めた。そのような奉仕を申し出た一人が、ヘンリー・ホワイトヘッドだった。彼はまだしがないロンドンの副牧師であったが、今やブロード・ストリートでの経験以来、ジョン・スノウの熱烈な信奉者となった。ホワイトヘッドは一八五六年にソーホーを離れ、ウェストミンスターの別のスラム、グレート・ピーター・ストリートのセント・マシューズ教会に移った。そこは〝悪魔の土地（Devil's Acre）〟の通称で最もよくわかるように、評判の芳しくないところであった。しかしながら一八六四年にはさらに、新婚のホワイトヘッドは、彼の以前の上司のプレベンダリー・ストックスがいる、ロンドン北部ハイゲート・ライズの教会へ移った。ストックスは、ベリック・ストリートにあるセント・ルークス教会の前の教区牧師だった。ストックスは、ホワイトヘッドのイースト・エンド行きを何とか思いとどまらせようとして、彼に妻や生まれたばかりの娘にまで大きな危険が及ぶことになると警告した。けれども、ホワイトヘッドが代わりの副牧師の給料を自前で支払うことと、疫病が無事終息するまでは家に戻らないと約束したので、それを条件に、結局イースト・エンド行きを許可した。「ロンドン東部となじみになったのはこのときが最初だった。ロンドンに一五年住んでいたのに、それまではオルドゲートの井戸より東にはめったに行ったことがなかった」とホワイトヘッドは述懐した。

意を決してオルドゲートを越え、ベスナル・グリーンに着くと、ホワイトヘッドは錚々たる一団に加わったのに気づいた。この災難をものともせずに、袖をまくり上げていたのは、オックスフォード運動の指導者たちだった。この知的な牧師の小集団は、英国国教会が宗教改革前のカトリックの原点に戻るべきだと運動を起こしていたが、その中にオックスフォード大学の欽定ヘブライ語教授エドワード・ピュージーがいたのだ。だが、ホワイトヘッドにとってもっと関心があったたのは、別の職業のそこまで有名でない人物だった。その名をジョン・ネットン・ラドクリフといい、ジョン・スノウ同様ヨークシャー出身で齢（よわい）四〇の医師であったが、医師の家系に生まれ、クリミアで外科医として従軍していた頃に、彼自身思いもよらず多くのコレラ患者を診た経験があり、その貢献により勲章を授かっていた。イギリスに戻るとラドクリフは、枢密院付き医務官ジョン・サイモンのためにイースト・エンドの大流行の調査をしていた。サイモンは、ウィリアム・ファーとともにベンジャミン・ホール卿の科学研究委員会の一員であり、公衆衛生局がスノウの「大実験」の功績を横取りしようとしたときに出てきた名前であった。

　ラドクリフの任務とは疫病の原因を見つけ出すことであり、それに関して彼は飽くことを知らなかった。まだ重い病気から治りがけだというのに、ヘンリー・ホワイトヘッドが彼のそばにぴったりついてイースト・エンドの街並みや中庭を歩き回り、典型的な「ドブ板疫学調査」〔二四六頁参照〕を実践していた。ラドクリフは後にこう書いた。「最も早い時期の症例について調査をおこなったときに、私は幸運にもH・ホワイトヘッド師に助けていただいた。セント・ジェームズ教区におけるコレラ大流行の綿密な調査を通じ医学がなし得た貢献は、彼によるところが大きい。その調査は、ジョン・スノウのコレラ病因論におそらく実際的な説得力を付与したものだったのだ。そのことは今日周知のことである。」しかし、ホワイトヘッドはラドクリフからの謝辞を受けようとはしなかった。「ありがたいことに、私が今回彼をいくらか手伝ったと言ってもらえたが、本当に必要な助けとはとても単純なことだった。つまり、リウマチ熱の後遺症がまだ残っている彼がリー川の岸辺で足を引きずり歩くときに、私が腕で支えただけのことだった」とホワイトヘッドは注釈を入れた。

互いの貢献について言い分は違うかもしれないが、この医師と司祭は探し求めているのが何かという点では意見が一致していた。医師たちと社会運動家たちはようやく、汚染された水が間違いなくコレラの蔓延(まんえん)の主な原因であると受け入れ始めていた。新発見が明らかになるという何か派手な出来事が起こったわけでもなく、ホワイトヘッドやラドクリフのような内輪の人間を除き、ジョン・スノウの名前が挙がることなどめったになかった。それでも単に、証拠という真の重みが結局は絶大な力であったということだ。もっとも、水の演じた役割の厳密な特徴について誰もが納得したわけではなく、エドウィン・チャドウィックやフロレンス・ナイチンゲールのような頑固な瘴気(しょうき)論者は、まだその教義に遮二無二しがみついていた。

コレラ死亡者に関するウィリアム・ファーのデータが、ジョン・スノウにとっては決定的に重要となった。だが、政府の統計学者であるファーは、フロレンス・ナイチンゲールの親しい友人であり、長らく彼女と同じ反接触感染論的な考えの持ち主だった。疫病が流行っているときはいつでも「死の天使のように」ロンドン辺りをうろつくという「病魔の霧」について、その昔一文を草したことがある。ホールの委員会の一員となった先の一八五四年に、ファーはロンドンの各地区におけるコレラの死亡率と当該地区の高度を比較したことがあった。それでわかったのは、首都の中で高度が最も低い地点、すなわちテムズ川から遠ざかれば遠ざかるほど、死亡率は下がっていたということである。ただ、その例外がブロード・ストリート周辺だった。ファーと彼の同僚たちはこのことから、犯人は汚い川から湧き起こるひどいガスであるという、また一つの証拠とみなした。

ファーはジョン・スノウより六歳年上で、シュロプシャー州の極貧の農場労働者の息子であった。わずか八歳で「農業の技術と手腕」を学ぶため里子に出されたが、この見込みのない生い立ちから何とか世間で成功したのだ。彼は幸運にも事実上地方の資産家の養子となって、申し分のない一般教育を授けられ、その上医療訓練を始める資金まで支払ってもらった。恩人が亡くなった後、彼は薬剤師の資格を取り、そして、衛生学と医学統計という新興の専門分野に特別の関心を寄せ、そこで頭角を現わした。一八三九年に彼は人口登録局の統計業務を任せられ、そこがまさに自分に適した場所だと自覚した。以来、残りの役人人生の四〇年間をそこで過ごした。出生、結婚、そして死亡に関する住民登録は一八三六年に法的な必要事項となったが、その理由は、一つには死因に関するデータを集計すれば、それだけ病気との闘いに役立つと次第に認知されるようになったからであり、その基本構想を施行するために人口登録局が設置された。

ファーが初めてナイチンゲールと出会ったのは一八五六年の秋、ロンドンでのあるディナーの席上であった。彼が無名の政府職員だったのに対して、彼女はクリミアの勝利から凱旋したばかりの国民的ヒロインだったが、会ってすぐに二人は公衆衛生への共通の関心から親しくなり、ある盟約を交わした。彼が軍隊の健康を改善する彼女の運動を支援する代わりに、彼女は彼の一般市民への同様の尽力に援助をするというものだ。彼らはかれこれ二〇年近く文通を続け、互いに称賛し合う結社らしき関係を築いた。ファーはあるとき以下のような希望を書き表わした。「神があなたを永く生かされんことを。真の殉教者にして、証人、天使、使者、はたまた伝道者よ。」彼女の方では彼のことを、〝私の守護聖人〟と呼んでいた。

しかし一八六六年までに、ナイチンゲールと違ってファーの瘴気論的考え方は変わり始め、イースト・エンドの大流行がたけなわだったその年の七月三〇日に、人口登録局の同僚、水質分析官エドワード・フランクランドに宛てて手紙を書いた。

この問題の調査をさらに進めてきたが、ロンドン東部の水に対する私の疑念は非常に強くなってきている。乾燥した天気がずっと続いていたため、リー川の水はおそらく少なくなってきて運河や水路も不潔な状態のまま危険なほどすぐ近くにある。……死亡率はまさにロンドン東部の水供給地域で極端に高く、他の地域では極めて低い。この状況が二週間続いていたから、私にはサザークの虐殺のことが思い浮かんだ。

「サザークの虐殺」という言葉で、ファーは一八四九年と一八五四年の疫病のときのテムズ川南岸の高い死亡率のことを言い表わしたのだ。そこは、ジョン・スノウの「大実験」が対象とした地区の一部に当たる。サザークを思い出させるパターンとも、ソーホー地区を思い出させるパターンともファーは言わなかったが、イースト・エンドの死亡者の大多数は狭い地域に集中していた。今回の場合、感染の広がった通りは正確にイースト・ロンドン水道会社が供給していたところと一致した。それでラドクリフとホワイトヘッドが大流行の引き金となった症例、つまり、ブロード・ストリートでのルイスの赤ん坊のような「指針症例」を求めて、ホワイトチャペル、ポプラー、ベスナル・グリーン界隈を歩き回っている間に、ファーは彼独自の調査、つまりイースト・ロンドン社の不可解な謎を追いかけていた。

イースト・ロンドン水道会社は、一八〇七年にボウのオールド・フォードで知られる区域に、一二ヘクタールの土地で事業を開始した。彼らの水源は、イースト・エンドを南北に貫き、ちょうどアイル・オブ・ドッグズの東でテムズ川に合流するリー川であった。一八五〇年までに、この会社は取水口をもっと川の上流のリー橋と呼ばれる場所まで移動した。同社は、リーからハックニー・マーシュを横切りオールド・フォードまで用水路を切り開き、また六つの開放貯水池をつくった。開放貯水池の場所は、一つはリー橋、一つはスタンフォード・ヒル、そして残りの四つはオールド・フォードにつくった。五年後に、この会社は新法〔一八五二年の首都水道法Metropolis Water Supply Actと思われる。三八五頁参照〕に対応するために、リー橋に濾過池を導入した。彼らはまだすべての水をリー橋のところでリー川からポンプで汲み上げていたが、ある部分はリー川から直接水を供給地域の北側の顧客に供給し、残りは今や鉄製のパイプでオールド・フォードに運び、閉鎖貯水池に貯水し、それから給水地域の南側の顧客へと給水した。会社の残りのオールド・フォードとスタンフォード・ヒルの開放貯水池はもう使われていなかった、そう彼らは断言した。

ファーが七月に先週のコレラ死亡者の数を公表したとき、イースト・ロンドン社の水について懸念を表明していた。ところが残念ながら、彼がこの会社の事業について述べた部分は間違っていたのだ。「用水路とその［ロンドン港］流域は汚い水で満たされ、ライムハウス水路、ハックニー水路、そしてリー川とつながっているのは明らかだ」と書いていた。

イースト・ロンドン水道会社の用水路は、貯水池のあるリー橋の地点でリー川から取水をおこなっていた。それから［用水路は］数マイルほどハックニー用水のそばを流れ、ボウの北側、リー川のそばの貯水池に流れ込む。現在のコレラ流行地帯は、同社の水道から水が供給されている。フランクランド教授の水質分析では、その水は今までのところ他のロンドンの水と比べて遜色ないことを念のため申し添える。目下のところポプラーの水はきれいで、水質に関する苦情は一つとして出ていない。この会社はきっと模範となるよう手間暇かけて水を濾過しているることであろうが、リー川のような川から汲み上げた水の純度を保証するのは容易ではない……。

ファーはまた、当時内務大臣であったスペンサー・ホレイショ・ウォルポールに警告するため内務省を訪問した。政界の長老の間で恒例となっていた一大イベントの晩餐会が近く開催される予定で、彼の目的は、テムズ川河畔のその会場の件であった。「何とも妙だと思えるのは……テムズ川北側のブラックウェルでコレラが猛威を振るっている。その一方で、グリニッジの南岸では人々は自由に川を渡っていて、ほとんどそれが感じられなかったことである」とファーは述懐した。「ブラックウェルでのディナーは当時無謀な試みであったが、グリニッジのシラス晩餐会〔晩餐の目玉はシラス（白魚）だった〕に出席するのに特に大きなリスクはなかった。」

イースト・ロンドン水道会社は批判に対して早急に対処した。ファーの非難のインクが乾く間もなく、同社の主任技師チャールズ・グリーブズが彼の事務所に猛然と押しかけ、「当社への暗黙の非難は正当な理由のないものであり、事業の記述は正しくない」とクレームをつけた。ファーが彼に情報の出所を示したところ、グリーブズはその地図は古くなっていると指摘した。ファーは技師のグリーブズに、もし会社が正しい地図をつくるのならその日のうちに新聞社へ転送しようと話した。グリーブズもそうすると約束したが、そうしないで自分で報道機関に書き送った。これは会社の利益だからというより、やむにやまれぬ公共心からであると彼は説明した。

「人口登録局の週報を見てわかったことだが、イースト・ロンドン水道会社に対するメッセージはあまりに失礼で、一般の人々を不安に陥れそうなものだった。私は、会社のために黙っていようという覚悟であった。けれども、このままでは、私が大変な誤解を受けるかもしれない。また、ここで説明をしなければ、一般の人々はひどく不安に思うかもしれない。そうした事態を鎮められないのではないかと私は恐れたのだ。だから、ここで、貴紙の紙面にスペースを求めるのは至極当然のことと思われるはずだ」という彼の投書が、翌日のタイムズ紙に載った。グリーブズの言い分は、ファーのメッセージから、どの読者もまず第一に、イースト・ロンドン水道会社の水は汚染源に危険なほど近い開放水路に流れ込むとてっきり思い込んでしまう。そして第二に、会社は水を濾過していると言っているが、実は濾過しないまま給水していると読者は判断してしまう、ということであった。

グリーブズに言わせると、ことの真相は、彼らの水はパイプの中を運ばれたので、濾過池から顧客までの水が流れてゆくそのどの地点においても、水は「決してお日様を拝むことはなかった。」「人口登録局が言及した用水路は、水供給の目的では一八五三年以来まったく使用されていなかったもので、ただ濾過池から川のもっと下流への排水のためにだけ使用されてきたのである」と指摘し、こう付け加えた。「ここ数年の間、わが社が水を濾過せずに供給したことは、ただの一滴もない。どんな目的であれ、ただの一度もない。」それにファーが、イースト・ロンドン社の水は「今までのところ他のロンドンの水と比べて遜色ない」ことと、「目下のところその水はきれいで、水質に関する苦情はまったく出ていない」ということを認めていたのだから、「危険なほどすぐ近くにある」というフレーズは誤解を生じるような文脈で引用されている、とグリーブズは言った。

意図的な虚偽の陳述をしたと言うつもりも、「とグリーブズは続けた」不満を言うつもりもない。けれども今日の午後、人口登録局に出かけてわかったのは、ファーはこの地区の旧版の地図を用い、それに基づいて調査しているということだ。これほど偉い統計官であるから、もっとふさわしい情報が用いられるべきであったし、もしそうしていたら、イースト・ロンドン水道会社はいわれのない非難を受けずに済み、一般の人々も事実無根の不安に怯えずに済んだであろう。

次の日、今度はファーがオールド・フォードのグリーブズのところへ出向くと、この技師が今になって「この調査に関して、ことの重大性にやっと気づいたらしい。」ファーがその現場を案内されている間に、何が間違いだったのかその手がかりとなるものを発見した。ファーは自分の事務所に戻ると、フランクランド教授の助手バレンティン氏に、ラムズゲートでの夏季休暇から戻るよう命じ、この気の毒な職員にノートを持たせてイースト・エンドへ送り出した。

ファーが発見したのは、こういうことである。会社は古びた開放貯水池を全然使っていなかったと断言していた。しかし、開放貯水池とオールド・フォードの閉鎖貯水池とはまだつながっていたから、その開放貯水池から水を引くことは技術的にはまだ可能だったということだ。おまけに、二か所の貯水池の間を流れるのは、リー川の「一番汚いところ」だった。統計学者ファーは、さらに実に驚くべきことに気づいた。すべての死亡患者は、オールド・フォードから水の供給を受けている地域だったのだ。ところが、リー橋のところから直接水を供給されている地域ではコレラは発生しなかった。ファーはバレンティンに言った。「グリーブズさんのところへ行ってくれ。オールド・フォードにいるはずだから。会ったら許しを得て水質調査用の水を入手してほしい。そこの閉鎖貯水池からと、二か所の開放貯水池から、それにリー橋のところから。それも濾過の前後、両方ともだ。」

オールド・フォードに着くと、バレンティン氏はグリーブズとそれからマイン氏にも会った。この人物はリー橋の現場責任者で、最近オールド・フォードの貯水池でとれた立派なウナギを食べたばかり、とたまたまポロリと話していた。バレンティンは、この逸話を上司のファーに報告した。数日してイースト・エンド・ニューズ紙が、イースト・ロンドン水道会社のある顧客からの奇妙な投書を掲載した。バウ・レーンのファーガソン氏からの投書は、「ウナギは濾過池を通り抜けられるか?」という見出しだった。「先の六月第二週にうちの水道管が詰まった。それで配管工の私がパイプを切ったが、驚いたことにそこに長さ二三センチメートルの死んだウナギが出てきた。そいつは先ほどの水道管を通り抜けてきたに違いないが、これは水が濾過されていないのを如実に物語るものだった。だから、この手がかりが会社に濾過改善を促す手段になるのなら、これを私が公表したことはおおいに感謝してもらっていいだろう」とファーガソンは書いた。

またパラダイス・コテージというおよそ不似合な名前の、やはりボウに近い場所に住むアレクサンダー・ラッセルにも同じような話があった。「家(うち)の屋敷への水道が止まってからしばらく、何が原因かわからずに五日間私は水なしだった。しまいには自分で栓を外したが、驚いたことに三六センチメートルのウナギを見つけた。それは腐敗した状態で、その異臭はもの凄かった。」ラッセル氏は、すでにコレラで子どもを二人亡くしたばかりだとも書いた。次の週、ホワイトチャペルのコマーシャル・ロードで二つの消火栓が開放されると、「少なくとも一ブッシェル」（おそらく大きなバスケット一杯ほど）のイシガイがあふれ出た。貝が消火栓にたどり着くには唯一、イースト・ロンドン水道会社のパイプを通るしかなかった。

イースト・エンド中すぐに行き渡った通知で、人々に飲み水を煮沸せよとの注意が出された。だが、ヘンリー・ホワイトヘッドの前の担当区域に話を戻すと、そこでは安全策をとっていた。ウェストミンスター、セント・ジェームズ地区の衛生委員会は、教区にあるすべての井戸の取っ手を鎖で縛ったのだ。そしてソーホーでのホワイトヘッド同様、ウィリアム・ファーは飲料水に関して、大衆の間で広く行き渡った誤解があるのにショックを受けた。例えば、ポプラーで最近妻に先立たれた男やもめに同情の言葉をかけていると、その男は彼に「うちじゃ決して水を飲まなかった。家内も、そして俺もよ。」「それでは何を飲んだのですか?」とファーは尋ねた。「夜はビールとタンブラー一杯の水割り酒さ。」「その水はお湯ですか?」「いいや、お冷やさ。」

バレンティンがせっせと給水施設を回って、フランクランド教授のために標本を集めている間、そしてファーとグリーブズが用水路と貯水池のことで言い争っている間、ジョン・ネットトン・ラドクリフとヘンリー・ホワイトヘッドは、指針症例を発見しようとして手がかりを追跡していた。五月にはロンドンの別々のところで、いわゆる「コレラ性下痢」と「単純性下痢」で死んだ人が数人いた。だが、アジア型コレラで登録された死者はたった一人だけ、それもロンドン南部で、イースト・エンドの大流行の六週間前だった。二人の幼い少女も、病気が爆発的に増える二週間前の六月二五日にコレラで死んだが、彼女たちは八キロメートル以上離れたところに住んでいた。ついにラドクリフとホワイトヘッドは、ロンドン東部で医師が「最初の確かな症例」と診断を下した人物を割り出した。六月二六日に、ボウ橋近くのブラシ工場で働いていたヘッジズという夫婦がアジア型コレラにかかり、次の日に死んだ。二人とも健康そのものであったが、ほとんど同じ時間に何の前触れもなく病に倒れ、「まるで致死量の毒を飲み込んだようだった」とラドクリフは言った。

ヘッジズ一家はボウ近くのブロムリーにあるプライオリ・ストリートに住んでいたが、そこはリー川の川岸で、当時首都の最東端に位置していた。ラドクリフは彼らの小屋を「小さくてみすぼらしい四部屋の住まい」と表現したが、この地域にある他のたくさんの家よりはまだ小さくもなかったし、みすぼらしくもなかった。ただ、換気と裏のスペースに関する限り、それは「砲弾の射程内にある何百もの同程度の家よりも、おおいに恵まれた環境にあった」と付け加えた。家の裏手に、手で水を流す水洗便所のついた小さな離れがあって、そこから家の下を流れる排水は下水につながっていた。その下水はボウ橋のところでリー川に放出されるもので、オールド・フォードの貯水池から八〇〇メートル下流にあった。一八六六年にジョゼフ・バザルジェットの大規模な主排水システムはすでに建設中であったけれども、イースト・ロンドンではまだ完成していなかった。

ラドクリフとホワイトヘッドはヘッジズ家の習慣について、また彼らの死に至る日々をどのように過ごしたかについて、最も徹底した調査をおこなった。しかし、アルビオン・テラスでジョン・スノウが召使の死の原因に手こずったように、彼らも結局この夫婦がどうして病気にかかったか説明に困り果てたと認めざるを得なかった。放縦な生活がコレラの罹患に何らかの役割を果たしている、とまだ考える人間もいようが、彼らにはまったく当てはまらなかった。ヘッジズ夫妻は素行のよさでは折り紙付きであった。「彼らは規則正しく節制した暮らしぶりで、雇用主や仕事仲間、近所からの受けも大変よかった」とラドクリフは報告し、この夫婦は死ぬまでの二週間はふつうの家庭生活を送っていたとも言い添えた。前の日曜日、彼らは娘の一人と友人と連れだってポプラーとアイル・オブ・ドッグズを歩き、グリニッジまでフェリーに乗って出かけ、グリニッジ公園を散策した。帰宅の途中、四人は公園の入り口近くの居酒屋で、五〇〇ccのビールをみんなで分けて飲んだ。その日、夫妻と三人の子どもと友人は夕食にウサギ肉のパイとジャガイモを食べ、翌日家族で残り物を平らげた。パイの他は、ヘッジズ家の食事はいつものお茶かコーヒー、パンとバターであった。病気になる前の日の月曜日に、夫婦は友人と一緒にストラトフォードの巡回サーカスを見物して夕べを過ごした。

誰に聞いても、ヘッジズも彼の妻も大陸の感染地帯から着いたばかりの人間とはまったく接触していなかった。この夫婦の最後の時間をともに過ごした子どもたちも友人も、誰も病気にはかからなかった。ブラシ工場で働いていた二〇〇人もの男女、子どもたちには一切お腹の異常も出なかった。ラドクリフによれば、ヘッジズ夫妻が倒れたとき、その近所で誰一人として病気が疑われるケースはなかった。もっとも、人の出入りがいつもひっきりなしで、これほど人口の密集した地域であるから、正確な情報か確かめるのは難しいとラドクリフは意見を述べた。

「彼らの場合はいわば、からだの組織に穴が開けられるように、そこの住民の中にぱっかりと開いた穴だと言えた」とラドクリフは書いた。

ブロムリーで六月二六日に始まったコレラ病毒の活動は、われわれの現在知る事実に照らしてみる限り、通常の夏季下痢やこの時候のコレラとはまるで一線を画した現象であると考えなければならない。……毒の由来はどうであったか、あるいは……地域住民のうち最も初期にかかった人々がどこで最初に病気にうつったのか、それもどのようにしてか、既知の事実からはわからない。ヘッジズと彼の妻の場合は、それがわからないままに死んでしまった。しかし、推測したところ、彼らは同時に病気にかかった。もっと正確に言うと、おそらく病毒を同時に飲み込んだのである。しかも、家族や仕事仲間、近所の住民がまったく同じ環境で暮らしていたのに、彼らだけが病気にかかったのだ。

けれども、ヘッジズ夫妻がコレラにかかった真相が何であろうと、ロンドンのイースト・エンドの全域に住んでいる人々に、ヘッジズ夫妻がコレラをうつした経路は、次第に明らかとなった。指針症例を探すうち、ラドクリフとホワイトヘッドはイースト・ロンドン水道会社に不利な状況証拠をさらに見つけ出し、ファーの調査書類に加えることとなった。例えば、七月中旬にイースト・ハム教区で小さな流行があったのだが、ラドクリフの報告によれば、そこで判明したのは、「キング・

ハリー・ロー、サン・ロー・イースト、それにサン・ロー・ウェストで致死率が抜きん出て高かった。それらは、これ以上はないくらいみすぼらしい小屋として知られていた」ということである。「現在、オールド・フォードから水を引いているイースト・ロンドン水道会社は、イースト・ハムに水供給をおこなっているが、供給はその一か所のみであり、そこからは二軒独立した家屋、ライジング・サン・インとポテト・ホール、それと二並びの小屋にだけ供給されていた。この小屋がキング・ハリー・ローとサン・ロー・イーストであった。サン・ロー・ウェストの住民も、近くで安心な水源だからと自由にそこの水を使っていた。」

そして八月には、ホワイトチャペルの医務官リドル氏が自分の管轄で戸別調査を命じたところ、何とも腑に落ちない例外を発見した。今では有名な露天市の本拠であるペチコート・レーンの二〇〇〇人の住民のうち、下痢の患者はたった四人だった。ところが、同じ日に周りの通りでは下痢の患者が二四五人、「コレラ性下痢」が一四人、「下痢からコレラになった」患者が一人、真性コレラが二二人いた。ペチコート・レーンは、水をニュー・リバー水道会社からもらっていた。他の通りは、オールド・フォードのイースト・エンド水道会社から供給されていた。「住民の快適さと衛生状況についてはほぼ同じであったのに、ただ水の供給元の違いだけで明確に線引きされる。その一方の側で疫病が燃え盛っており、もう一方ではほとんどその兆しが見られなかった」とラドクリフは言った。

しかし、もう一人、科学研究委員会の古参、気象学者にして気球探険家のジェームズ・グレーシャーは、伝染病の原因が自分の専門範囲にあり、まったく別の理論が成り立ち得ると確信していた。グレーシャーがひどく興味をそそられたのが〝青い霧〟の出現であった。流行が始まった週に最初に報告され、最後は前回の疫禍の間に観察された。「それはアバディーンからワイト島まで広がり、どこもかしこも同じ青色に染まるのだ」と彼は報告した。「私にはこの青の影響がどんなものかわからないが、一八五四年のコレラの時期から今までその存在に気づかなかったという事実が、関連する可能性を指し示している。」けれども、ラドクリフは〝青い危険〟説には心動かされなかった。「当時の気象も、高度や土壌の性質も、人口密度やゴミも、下水道の状態や地域性も、イースト・ロンドン地区で流行った特定の場所に起こったコレラの流行を説明することはできない」と彼は結論した。「ただし流行地帯全体に共通する、コレラを伝播するに十分な周知の条件が一つだけある。それがすなわち飲料水である。」

その一方でウィリアム・ファーは、責任はイースト・ロンドン水道会社にあるというだけでなく、そのオールド・フォードの貯水池と何らかの関係があるとますます確信を深めた。バレンティンの標本をフランクランド教授が検査した結果、大流行が始まって一か月経った八月九日に、閉鎖貯水池の水が実際には開放貯水池よりも汚れていることがわかった。そこでファーは疑いの目を向けた。夏の初めに、この会社は使ってないと言いながら密かに開放貯水池から取水したのではないか？　その開放貯水池は何らかの原因で「コレラの病毒」に汚染されていたのではないか？　その地域を何度か訪問したときのある折、統計学者ファーは、人の目をあざむくほどに魅力的な景色をこう記述した。

私はグレート・イースタン鉄道に乗ってショーディッチ駅からリー橋駅へ向かった。その途中、開放貯水池のすぐそばを通り過ぎたが、それは数千人を殺した毒が入っているなどまったく思いもよらないように光の中に静寂をたたえて見えた……。ブヨが水面の上を飛び回り、ツバメはそれをしきりに捕らえようとしてある貯水池の上を群れていたが、ツバメたちにはとりわけ結構なお遊びとなったようだった。貯水池には巨大な揚水装置が稼働していた。作業員は砂利か砂でいっぱいの手押し車を押していった。水辺はたくさんの牛が草を食んでいる青々とした牧草地の只中にあり、家や教会からなる円形競技場に囲まれている風情で、北の方角にはアレクサンドラ宮殿〔一八七三年開設の一大教育・娯楽施設〕を戴いていた。

リー川自体はその地点では高い位置にあり、清涼感のある速い流れになって見えた。ファーは低くなったスポンジのような野原の上を歩き、北の方、ウォルサムストウまで馬車を走らせた。そこで彼は、人口登録支局のブラウンという名の「くつろげる家に暮らす」外科医を訪ねた。この地域でこれまで一人のコレラ死亡者もいなかったし、今回もいないとブラウンは言い、この地域で新築早々の最良の家々は、その多くがイースト・ロンドン水道会社から水を供給されていた。「もっとくわしく調べてみると、リー橋からの水に〝コレラの素〟は入っておらず、この地点でのリー橋の水はおおむね、テムズ川を上回って汚れているとは言えないとの確信を固めた」とファーは判定を下した。

今度こそ、ファーはグリーブズに向かってこう言った。自分は「専ら状況証拠だけでも、君の会社がコレラ大流行までのある時期に開放貯水池を使っていたという明確な結論に達した。」彼は次のような申し入れをした。「もしそちらの知る限りで、貯水池が使われていないとあくまでも君が言い張るつもりなら、言っておくが、人口登録局は君の手紙を公表せざるを得ない。そして、私の方では、君の文面に間違いはないと認めよう。」グリーブズ自身は何も返答しなかったが、会社の方で、オールド・フォードの職員は閉鎖貯水池と開放貯水池との間の水路は少なくとも二年間使ったことは一度もない、その例外はない、と宣誓する声明を出した。

しかし、もはやいくら虚勢を張ったとしても、チャールズ・グリーブズとイースト・ロンドン水道会社に勝ち目はなく、徐々にジワジワと、彼らから真相が引きずり出された。公式の記録とは反対に、まだ開放貯水池を使うことは可能だと認めた後で、グリーブズはさらに一歩踏み込んでフランクランド教授にこう言った。「これらの貯水池と一般に提供される汲み上げ井戸とは、つなごうと思えばつなぐことができるが、われわれは絶対やっていない。ただし緊急の場合は別だ。」その年の終わりに、河川汚染委員会がこの問題を調査した際、グリーブズは委員会に対して証言した。つまり、ファーの言葉によると、「もう一歩踏み出して」その年に開放貯水池の一つから「わずかな量の」水を使用したと白状したのである。彼はその日付は知らなかった。おそらく六月であろうが、はっきりとは言わなかった。

貿易委員会付き監察官であり王立工兵隊の大尉ウィリアム・タイラーから、遺憾な事実の全容がついに明るみに出された。イースト・ロンドン水道会社のある顧客グループが、自分たちの使っている水道について正式の不服を申し立てたのだが、そこに、タイラーが呼ばれたのだ。この不服申し立ては、ヘンリー・ホワイトヘッドのベスナル・グリーンにおける当座の上司、セプティマス・ハンサードより促されたものだった。タイラーは、一八六六年の初めに会社の現場監督が急死していたことを知っており、グリーブズが正式に代替要員を任命していた。グリーブスが言うには、新任の現場監督には、万一閉鎖貯水池の水位が低くなりすぎて、揚水装置に負荷がかかりすぎるような場合には、あの開放貯水池から水を汲み上げることもあり得ることを、頭の片隅に入れておくように指示を出したということだった。「それで現場監督はそのように解釈して行動したのかもしれないと思う」とグリーブズは言った。現場監督の方では、自分はそのような緊急事態であれば開放貯水池を使っていいと考えていた、そう説明した。現場監督は記録をとっていなかったが、その年は多くて確か三回、開放貯水池から水を汲み上げたのは間違いなかった。つまり三月の終わりと六月の終わり、七月初めのいつかであった。そうすることが何か害を及ぼすなど、彼には思いもよらなかった。

ところが、会社が実際には大工を一人雇っていたことがわかった。彼の仕事とは、オールド・フォードの開放貯水池と閉鎖貯水池の間の水門を操作することであった。イースト・ロンドン水道会社に二四年間勤め、水門以外の仕事をしてきたが、水門の業務は彼が特別な責任を負っていた。彼はタイラーに、一八六四年と一八六五年はたびたび水門を開き、一八六六年は三回だったと話した。その年の三月に貯水池の水が少なくなって、揚水装置が〔水の代わりに〕空気を吸い始めたとき、この大工は機関室にいた。そこで、グリーブズは大工に命じて水門を開けさせた。大工は二時間水門を開けたままにしていた。六月に機関士が「水を出して」と連絡してきたとき、グリーブズは庭にいた。そして、現場監督は大工に開けるよう命じた。それから六月初めのある午後、グリーブズは澱んだ濾過されていない水を再び閉鎖貯水池に流すのを許可した。それは、ホッジズ夫妻が死んで数日後のことだった。

「この陳述をグリーブズの手紙と比べてみると、これ以上に率直な陳述は望めないであろう。この部下たちは宣誓証言していないし、水門を開くことはまさしく記録してほしくないようなおこないであったから」とファーは述べた。「七月の大流行の直前に貯水池の臭い水がイースト・ロンドン社の給水地区に流されたことは、十分証拠があがっている。」しかもフランクランドによれば、たとえ水門が閉じられていても、リー川の最も汚染されたところからの臭い水はなお、閉鎖貯水池に入り込んでくることが可能だった。「〔近くのリー川の〕潮の流れが高く貯水池の水位が低いと、砂利の多い水底から貯水池への水の浸透は、水力学的原理から言って避けられない。」

タイラー大尉はこれを検査にかけることに決めた。それでイースト・ロンドン水道会社が、ある週末にかけて貯水池全体の水をどうにか足首の深さにまで汲み出すと、タイラーは日曜日の午後、水の中を苦労して歩き回った。汚い水が古い水門を越えてほとばしり出ていた。また、何か所か、水路の天井盤を支える壁からも汚い水がほとばしり出ているのを彼は見つけた。それとともに、レンガと砂利が接触する池の底のところで、レンガの壁面が裾からひどく浸食しているのも見つけた。「水が浅くなってよく見えるようになると、噴水のように水面下から噴き上げているところもあった」とタイラーは言い、「だから、もしさらに多くの水底が露にされていたら、こういった問題の箇所が多く確認され、もっと大量の水が貯水池に流れ込んでいたのが判明していたはずだった。そういう結論は避けられないものだった。」実際には、貯水池を完全に空にすることなど到底できない。「水は強力な装置で揚水できる以上に速く流れ込んできた」とファーは語った。「待っていた会社もついに根負けした。水は次々に流れてきたのだ。リー川の川底の排泄物と一緒に、コレラの流入物はこうして貯水池からオールド・フォードの会社の井戸へ行き着いたに違いない。」

オールド・フォードのリー川はその年、一八五四年の前回のコレラ大流行のときよりずっと汚かった。というのは、一八六一年以降ロンドンのイースト・エンドだけでなくエセックス側のストラトフォードとウェスト・ハムの下水も川に流れ、日に二回、潮がこの汚物をオールド・フォード貯水池近くの地点まで、流れに沿って行きつ戻りつしながら洗い流したからだ。河川委員会への証言の中で、マーシャル氏というウェスト・ハム勤務の政府衛生担当技官は、ヌルヌルした泥で覆われた河岸の大部分が干潮のたびに露になり、汚らしく見え臭いもひどくなった有様を説明した。「暑い日など、その泥のそばを歩くのはどんな気がしましたか?」と委員の一人が尋ねた。「そのたびに、一刻も早くここから逃げ出したい気持ちになりましたよ」とマーシャル氏は答えた。

　こうした背景の下、一八六六年の七月初めのある日（おそらく九日か一〇日であろう）の午後二時に、ファーによれば「閉鎖貯水池の潮が最も引いて、水の中のカスまで汲み上げられたとき……ポンプは間違いなく危険信号を出したはずだ。機関士は水の指示を出して、大工に水門を開けるように言い、北側の汚れた池の内容物を中に入れさせた。……七月に、どれだけこれが繰り返されたのか見当もつかない。」ファーは続けた。「だが、七月のリー橋からの水供給が五月より少なかったとすれば、イースト・ロンドン社はその開放貯水池を利用していたに違いない。というのは、彼らの申告では、七月には五月よりも一日当たり二一六万七八八五ガロン（一英ガロンは四・五五リットルに相当）余計に水を配給していたからだ。彼らは七月に六億三六〇〇万ガロン供給した。この水はいったいどこからきたというのか？」答えはもはや言わずと知れていた。

　イースト・エンドの疫病は三か月続き、四〇〇〇人以上のイースト・エンドの住民が命を失った。コレラがいかにして広まるのかについての理解は、ついに真の進展が見られた。ただ、治療の点ではほとんど変わっていなかった。イースト・エンド病院の多くの患者は、王立ロンドン病院（the London in Whitechapel）に移った。この病院は、地元では「オースピタル（the 'orspital）」と呼ばれていた。そこで医師たちは、何か効くものはないか探し出そうと儚い望みを抱いて、ありとあらゆる新しい治療法を試した。

　例えば、フレーザー医師は蒸気吸入を試し、ダメだとわかると次に二時間おきに大量のヒマシ油を処方したが、これで気分があまりに悪くなったため患者が嫌がり、飲むのを拒否した。次に彼は、最近流行の治療法で、おそらく世間から忘れ去られた考案者の名前にちなんだであろう「ルビーニ（Rubini）」に着目した。これは、成分に高濃度の樟脳が入ったアルコール溶液で、五ないし二〇ミニム（minim：五～二〇滴）の溶液を砂糖か水と一緒に五分おきに投与された。けれどもその結果、ネバネバする混合物が患者の口を詰まらせかねず、吐き気を催すことになった。ある犠牲者は重篤な状態であったが、あやうく窒息死しそうなところを、付添い〔看護婦〕がとっさに口からスプーンの柄でかき出した。「ある患者たちなどは、苦しくてたまらないから使うのをやめてほしいと懇願した」とランセット誌は報じた。「ある場合には、一五分おきと三〇分おきの処方が試みられたが、結果は同じだった。樟脳は嘔吐のために却下となった。」

フレーザーの同僚たちの場合はどうだったか。クラーク医師はヒマシ油と「塩辛いレモネード」の組み合わせを試したがダメだったし、デービス医師は少量のポドフィリン（植物抽出物で、今日では陰部イボに用いられる〔尖形コンジローマと思われる〕）と樟脳を一時間ごとに交互に、硫酸とシアン化物を混ぜて処方したが、こちらもそんなにうまくいったわけではなかった。ロンドン医師団は非常に重い患者にアヘンの注射を試みたが、全員死亡した。他の病院でも状況は同じであった。例えば、ロンドン南西部にあるテムズ川対岸のガイ病院では、オーエン・リース医師が「何ガロンか」の亜酸化窒素ガスを二人の患者に浴びせたそうだが、「この処置はまるきりの失敗だった。」一方、その年再び数人が病気に見舞われたサウサンプトンでは、外科医グリフィンとベンクラフトが背中に氷のうを当ててみたけれども、長時間かけても効き目はなかったし、他の医師たちはヒ素やテレビン油の皮下注射をあきらめざるを得なかった。

けれども、それに比べれば、イースト・エンドでの死亡原因を突き止める任務は成功を収めた。タイラー大尉はホワイトホールに、ことの真相を「あの会社の役員と従業員がついに認めるところとなった」と直ちに報告した。開放貯水池にたまった濾過していない水が使われたのは、「弁解の余地がなかった。」彼は付け加えて報告する。「また、一八五二年の首都水道法の条項に明白に違反していた。」貿易委員会は、正式にイースト・ロンドン水道会社取締役会宛に書簡を送り、同社に対する住民の苦情は妥当と認められるゆえ、「しかるべき期限までにそのような苦情の原因を取り除くよう要求する」と告げた。取締役会は指示に従うと表明したが、そう言いながら内心不満に思っていた。それはつまり、実直なタイラー大尉の振る舞いは、貿易委員会当局者としては越権行為ではないかということであった。取締役会は運がよかったと思ったかもしれない。会社が汚染された水を供給したことに対して、法律で規定していた最大の罰則は罰金二〇〇ポンドであった。四〇〇〇人もの顧客を死に至らしめ、それを偽ったことには何のお咎(とが)めもなしだった。

「推計五〇万人ほどの顧客に水を供給する水道会社の起こした違法行為が、突然、人口の大部分に及んでしまうという非常に大きな危険がある。これに対して、これまでのところ一般大衆に対する保護は、極めて不十分だった」とジョン・サイモンは書いた。「水の持つ、そのとてつもない生殺与奪の権は、最近まで世界の歴史上前例がなかった類いのものだ。」そして、二〇〇ポンドの罰則に触れて、「一般大衆への脅威の大きさに対して著しく不つり合いだ」とサイモンは述べ、この法律が一八五二年に導入されたとき、「当時の科学水準では、下水で汚染された水を供給する水道会社は一日で数百人の命を奪うかもしれないことを、まだ立法府に理解させることはできなかった。現在ならば理解して当然のことである」と断じた。

誰もがこの教訓を肝に銘じたわけではなかった。翌一八六七年、ジョン・ネットン・ラドクリフは、次から次に問題を起こすサザーク・アンド・ボクソール社を調べるために呼び出された。この会社の水道水は「薄い豆スープか黄色い一一月の霧」に似ているとか言われていたし、バーモンジーの公衆浴場への水の供給が、たとえ会社が「死んだ魚やその他のゴミを防ぐために」水道管に濾過器を取り付けていても、「使い物にならないことがよくある」とか言われていたからだ。

けれどもイースト・ロンドン水道会社のことが発覚して、ついにジョン・スノウの最終的証拠が得られたのだ。コレラが病人から健常者へ、主に汚染された飲料水を介して広まるという事実は、もはや誰にも疑いようなく証明された。そして、数少ない熱狂的瘴気論者は、今や完全に脇に追いやられた。ランセット誌はこう論評した。「国民が水道に関してコレラの経験から学んだ教訓はあまりにも明らかで、露ほども疑問の余地がない。」

ジョン・サイモンは、ウィリアム・ファーと同様、生まれてこの方瘴気論者であったけれども、汚染された水と伝染病との関係を発見したこの事実は、この四半世紀で最も優れた医学上の成果であったと記述した。一八五六年にスノウの「大実験」を真似て、自分と公衆衛生局の名前で実験結果を出版した当の人間が、年次報告書にはこう書いた。

一八四九年の秋、悲惨な二度目の疫病が猛威を振るっていた頃に、ジョン・スノウ博士は見事なほど明快で独創的な短い論文の中で……コレラはヒトからヒトへ、患者の腸管排泄物を介して伝播する……またそれによって、下水に汚染された飲料水が及ぼした影響は真に説明可能となる……という学説を展開した。一八四九年の時点でスノウ博士はまだその証拠を提示できなかったが、それは彼の学説に反対する、一見して強固な諸理論が立ちはだかっていたからである。しかし後になって、否定しようがない実験と多くの傍証となる新たな情報により、彼の大胆な推測は実質的にはほぼ間違いなく正しかったことが証明された。

サイモンは続けてブロード・ストリートと〝大実験〟について言及し、それから一八五六年の自分の出版物から長々と引用したけれども、遅ればせながら形だけの訂正はなされた。

イギリスが大きなコレラ疫禍に翻弄(ほんろう)されることはもう二度となかった。もっともその後二〇年間にわたって、散発的な病気の症例はあちこちで発生した。一八七五年、ジョゼフ・バザルジェットが推進した、壮大なロンドンの主排水システムがついに完成した。他の市街でも徐々にまともな下水が提供されるようになり、飲料水はきれいになるとともに量も増えた。一八九二年、コレラが初めて北海を渡ってきてから六〇年後のことだ。コレラはまた活動を開始し、メッカ、ジェッダ、バグダッド、コンスタンチノープル、モスクワ、そしてサンクトペテルブルクなど、たびたび出没するところにまたもや現われた。八月の終わりにはさらにもう一度ハンブルクに到着したので、イギリス政府は直ちに、もうおなじみとなった対策を講じた。海岸での警戒態勢を監督するため医師を派遣し、予防と封じ込めについてのアドバイスを発表したのだ。ロンドン港の医務官は、テムズ川に入ってくる船舶を査察するため自らグレーブゼンドに赴いた。一方、ハル、グリムスビー、リバプールとサウサンプトンの各当局は、新たに到着した乗客を隔離するか、その入国を拒否するかして、また、水上病院の手はずを整え始めた。

「私はハンブルクを数日前に出たが、そこにはコレラが現われていた」とタイムズ紙の特派員が報告した。「そこでコレラは今まさに猛威を振るっており、その獰猛さと言ったら、アストラハンの記録をしのぐ高い死亡率になりそうな勢いだった。」当月は、ドイツの港ハンブルクで七〇〇〇人から八〇〇〇人が死亡したが、そこでは、汚水が家々から流れ出し、臭い川となおさら臭い上水道をちょっと一巡りした後」再び飲料水の形で戻ってきた、とタイムズ紙は伝えた。それくらい事態はひどかった。片やイギリスは、迫りくる災難にもう一度対峙する構えであったのに、二度とこなかった。世紀末までに、政府はコレラを稀な外国の病気に分類するようにまでなった。

一八八三年の秋、イースト・エンド大流行から一七年後のことである。ドイツ人科学者ロベルト・コッホが微細なコンマ形をした細菌、すなわちコレラ菌（*Vibrio Cholerae*）を確認したというニュースが世界を駆け巡った。コレラ菌は、コレラとして知られるヒトの病気の原因であり、主に汚染された飲料水を介して広まるとまぎれもなく証明されたわけだが、食べ物に入って、またときとして汚れたシーツからうつされることもあった。

一八五四年は、ブロード・ストリートでのコレラ大流行の年である。早くもこの年に、イタリア人科学者でその名をフィリッポ・パチーニという人物が、後にコッホの業績となるこの発見をしていたが、ジョン・スノウの仕事と同じく、当時は誰も彼の発見の重要性を認識しなかった。

ビブリオ属（Vibrii：動くときに震えるように見える細菌の一種）は世界中の地表水から見つかる最も一般的な細菌の一つであり、その中のコレラ菌が、コレラの原因となる。この菌は、半塩水の川や沿岸水の環境下で生息している。生の貝を食べたことにより、たまたまコレラが発症した例も記録されてきた。

コレラ菌は肉や牛乳、チーズなどの食料品の中で最大五日間、水の中では最大二週間生きられる。病毒で汚染された水は、その汚染源を取り除いてしまうと一〇日ないし一五日間でコレラ菌がいない状態に戻る。疫病が始まったのと同じくらい突然に、また予期せずに終わる習性はこれで説明がつくものと考えられた。けれども新しい研究によれば、この細菌はビブリオ・ファージという名で知られる、菌に寄生するウイルスにより全滅することが示唆されている。理論的には、疫病の間ファージは患者の腸内で増え、それから菌と一緒に排泄される。疫病が進展するにつれてファージは水道内でおびただしく増殖し、結局、菌を全滅させるのだ。

コレラ菌がヒトの腸内に入ると急速に膨大な数に増殖し、毒素を産生する。それが腸粘膜に作用して、細胞を事実上の「ポンプ」に変えてしまう。そのポンプは、血液や組織から水分と必須塩類を奪い取る。そうしてこの液体は、何リットルもの水様性下痢の形で体内から放出されるのだ。「米のとぎ汁」様下痢は、腸の細胞から分泌された粘液のせいである。

後から出現してくる恐るべき症状はすべて、大量の体液喪失によるものである。つまり、ひきつりとけいれん発作、「紺青の」からだ、落ちくぼんだ目、干からびた容貌、それに全身が虚脱する兆しとなる皺だらけの皮膚は、実際には二次的症状であり、菌自体が直接の原因ではなくて、大量の体液喪失によるものである。犠牲者の静脈中に認められ、医師の多くがコレラは血液の病気であると考えるに至った、ドロドロした黒い「タールのような」物質は、ジョン・スノウが気づいていた通り、体液喪失のもう一つの結果だった。そうして患者は脱水から死に至った。

誰もがコレラ菌に対して同じ反応をしたわけではなかった。自覚症状がまったくなかった者もいれば、軽い下痢を起こす者もいたし、また、単にコレラとだけ知られている致死的な病気になった者もいた。その理由はわかっていないが、人が違えば他の病原体に対して違う反応を示す理由がわからないのと同じである。かつてビブリオに曝露されたことがあれば、それは、確かに免疫獲得に一定の役割を持っている。それに嚢胞性線維症〔慢性呼吸不全・膵外分泌腺機能不全・汗の電解質濃度の異常、を三大主徴とする常染色体劣性遺伝病〕の遺伝子を持つ人間は、体液喪失になりにくい体質なのでひどい脱水からは免れる。その結果、コレラが多発する地域では嚢胞性線維症の罹患率は高くなる。つまり、キャリアは非キャリアより大勢生き延びるのだ。血液型も重要である。最も多いO型の人間はコレラにかかりやすく、数の少ないAB型は約六倍リスクが低いのである。

ふつうの健康な成人なら、約一〇〇万個のコレラ菌を飲み込まなければこの病気にはかからない。けれども、どんな病気の場合でも、栄養失調の人間や何らかの理由で免疫系が弱い人間は感染しやすい。加えてコレラの場合には、胃酸のレベルが低い人間もやはりリスクが高くなる。例えば、胃の疾患があるために制酸薬を飲んでいる場合がそうである。

二〇世紀初頭から一九六〇年代まで、コレラは南アジアに限られていた。そこへ、一九六一年に新しい菌株のエルトール（El Tor）型が現われて、インドネシアで大規模な流行を起こし、次にアジア、中東、アフリカ、中南米、もっと最近ではヨーロッパの一部にまで広まって世界的大流行となった。ところが、一九八二年に、一九世紀の世界的流行病の原因となった「古典的」菌株がバングラデシュに再び現われると、瞬く間にエルトール型に取って代わった。その後、一九九二年に、コレラ菌O一三九型で知られるまったく新しい菌株がインドとバングラデシュで発見された。今のところ、O一三九型は南アジアを越えて移動してはいない。

今日コレラと闘うのに、きれいな飲料水や効果的な排水と下水による予防にまだ力点が置かれている。コレラ流行地帯における大流行の脅威は、戦争や自然災害が上下水道に損害を与えたときや、あるいは人間が家を追われ難民キャンプという粗末な境遇に住まわざるを得ないときには、常に主たる関心事となる。五〇年前まで、コレラはまだヨーロッパの一部における頻度の低い風土病のままだったから、時折小規模の流行がポツンと起こるのみであった。この種の低レベルの存在でも、ブロード・ストリートの例のように、最適な条件が揃うと爆発的に増加することがあり得る。最近まで、入手できる唯一のワクチンはあまり効果がなかったが、いくつかの新しい経口ワクチンは有用であるとわかってきた。

コレラの治療は、からだから喪失した水分と塩類をできるだけ早く補うことに尽きる。もし脱水がそれほどひどくなければ、患者に経口補液（oral rehydration solution：ＯＲＳ）、つまり簡素だが科学的に開発された糖類、水分、塩類からなる飲料水を与えることだ。重篤な患者には、このような補液を点滴でおこなう。こういう方法で、死の淵をさまよっている犠牲者がまるで奇跡でも見るように、あっという間に健康に戻ってゆくこともあり得るのだ。

一九世紀のある医師たちの中にも、確かに患者に大量の水を勧める者がいた。塩分を加えるものもあれば、加えないものもあった。その中で最も有名なのは、自称〝生理食塩水療法〟が大成功だったと主張したウィリアム・スチーブンスである。けれども、それが誰にとってもよい結果だったわけではなく、使われた液の量と成分、処方された方法とそのスピードにも、結果は大きく依存していた。スチーブンスはこの件でジョン・アイルトン・パリスにうるさくつきまとったので、この王立内科医師会長はとうとう自分の診療所からスチーブンスを追い出してしまった。

何十年もの間、医師たちは、死にかけている患者に恐ろしい無意味な拷問を加えながら、様々な有毒の調合薬にあるとされた効能について互いに競い合ってきた。それにしても悲劇的なことは、皮肉にもこうだ。つまり、もし彼らが治療薬を正しく用いるために、病気の振る舞いについて十分に理解してさえいたら、その簡単な治療薬は彼らも使えたし、手の届くところにずっとあったのだ。また同じように皮肉なのは、われわれの進歩した二一世紀の抗生物質や他の合成薬をもってしても、コレラ菌の致死的病原性の前では事実上無力であるということだ。

# エピローグ

イギリスのコレラ禍が終わりを告げるとともに、この物語の主な登場人物たちも別々の道を歩み出した。セント・ジェームズ教区委員会の調査の後、その指揮をしていたソーホーの医師エドウィン・ランケスターは教区医務官となった。そこで彼は、地元の資産家や実業家をおおいに悩ませた不衛生な環境と精力的に闘い続けた。一八六六年、つまりイースト・エンドのコレラ大発生の年に、彼は『コレラ：その正体と予防法』という小さな本を出版した。その中で、一八五四年九月七日、ジョン・スノウが救貧委員会に出頭した、あの有名な夜の出来事を書いた。「スノウは招き入れられ、ブロード・ストリートの井戸、そしてその井戸こそが、この流行病のすべての原因であると意見を述べた。しかし誰も信じなかった。その場にいた医師も教区の住人も、スノウが正しいと信じる者は一人もいなかった。」

食品混入事件でヒーローとなったアーサー・ヒル・ハッサルは生涯、顕微鏡に取り組んだ。一八九三年に出版された彼の自伝『忙中閑話』は、科学研究委員会の調査について、こう述べている。「コレラ・バチルスは吐物や下痢など分泌液の中に必ずといっていいほど含まれており、私が初めて見たのが一八五四年のコレラ禍の最中であったのは、疑いようがない。」もっとも、ハッサルには気の毒だが、彼が何を観察していたか説明するのは、三〇年後のドイツ人医師ロベルト・コッホを待たねばならなかった。

ウィリアム・バッドは、彼のブリストルの同僚たちとともにコレラの病原体を発見したと主張して面目をつぶした、一八四九年の真菌説の大失敗から名誉を回復した。バッドは今や、主に水系感染する別の消化管疾患、腸チフスに関する業績で称えられている。

一八五五年の七月、公衆衛生局赴任からちょうど一年後、ベンジャミン・ホール卿はその最高責任者となり、技師ジョゼフ・バザルジェットとロンドンの下水道計画について協議した。ホールはまた新しいウェストミンスター宮殿の工事を監督したが、その時計塔の大きな鐘は彼の愛称を冠して、ビッグベン（Big Ben）と呼ばれている。

ヘンリー・ホワイトヘッドは、首都のとある副牧師を二〇年務めた後、一八七四年にロンドンを離れ、地方のカンバーランドにおいて持ち前のエネルギーで地元のために力を尽くし、教区牧師としてその生涯を終えた。彼はジョン・スノウの肖像画を死ぬまで書斎の壁に掛け、忘れないようにしていた。ホワイトヘッドは生前、「どんな職業であれ最高の仕事とは、『何でもいいからとにかくやれ』と小うるさく強要されることによって成し遂げられるのではない。永久不変の原理を我慢強く追究することによってこそ成し遂げられるのだ」と言っていた。

エドウィン・チャドウィックは死ぬまで瘴気説に固執した。フロレンス・ナイチンゲールと同様、生きている間にフランス人科学者ルイ・パスツールが細菌と病気のつながりを発見し、また他の科学者が特定の病原体を分離するのを、彼は目の当たりにした。けれども、亡くなる一八九〇年に至ってもなお、チャドウィックは病気を追い払うために、エッフェル塔のような高層建築物から温かくて新鮮な空気を送り出すよう主張していた。

パスツールの大発見から五年後、フロレンス・ナイチンゲールはこう書いた。「接触感染とは何なのか？　それはヒトからヒトへの接触による病気の伝播を意味する。その前提となるのは、真菌の胞子のようなある種の微生物がいて、閉じ込められたまま、衣服や商品にくっついてどこまででも運べるというような存在……この学説から連想される馬鹿らしさにはどこまで行ってもきりがない。常識的な言い方をすれば、接触感染というべきものが確かにあるとする、科学的調査で認められた証拠はどこにもないはずである。」

ジョン・スノウは、ブロムトン墓地にある記念碑によって顕彰されている。それは、彼の同僚や崇拝者たちがお金を出し合って建てられた立派なものである。また、ブロード・ストリートの現在の呼び名であるブロードウィック・ストリートには、彼の名にちなんだパブがある。生涯飲酒に反対した人物の名前がパブの屋号として捧げられているのも妙ではあるが、彼はそのような賛辞を受けている。同じ通りには、有名な井戸のレプリカもあるが、正確には元の場所ではない。疫学と麻酔学におけるスノウの名声は年を追うごとに高まり、今やどちらの分野でもパイオニア的人物とみなされている。彼の死後、疫学は飛躍的な進歩を遂げ、彼が関わった伝染病の域をはるかに越えて広がった。例えば、肺がんと喫煙、子宮頸がんとヒトパピローマウイルス、また社会問題など増えつつある医学以外の分野にまで関連付けられている。ジョージア州アトランタにある米国疾病予防管理センター（CDC）は、天然痘撲滅へ向けた措置、エボラ出血熱ウイルスの特定、レジオネラ病（在郷軍人病）の原因究明など画期的な業績を次々とあげた。CDCの研究員が疫学上の問題で単純明快な解決法を探し求めているとき、彼らはときにこう自問したという。「この井戸の取っ手はどこにある？」

ロンドンを離れる際の送別会の席で、ヘンリー・ホワイトヘッドはジョン・スノウのある言葉を思い出した。「彼はこう言ったものだった。『君と僕が、そこまで生き長らえることはないだろう。僕の名前もすっかり忘れられているかもしれない。コレラの大発生が過去のものになる日がきっとくる。だから、大流行を終息させるには、この病気がどのようにして広まるか、それを知ることだ』と。」並外れて綿密な洞察力で知られたジョン・スノウにして、その経歴に少なくともたった一つ、結局のところ間違っていたことがあった。それは、自分の名前が忘れられてしまうということであった。

# 原著者あとがき

科学者たちが地球温暖化の原因について議論する際、地球が暖かくなっていること自体を疑う者は誰もいない。世界保健機関（ＷＨＯ）によれば、世界の気温は一九七〇年代以降約〇・四℃上昇しており、今世紀にはさらに数度上がると予測されている。

これが人間の健康に与える影響は計り知れない。温帯の国々で冬の死亡数が減るなど、確かによいこともあるであろうが、概して言うと気候変動の影響はおそらく有害なものであり、感染症のリスクも増えることになる。例えば、蚊やその他の昆虫が媒介するマラリア・黄熱病のような感染症は、気温が上昇してこれらの昆虫がもっと広い地域に定着できるようになれば、さらに流行するかもしれない。

さて、コレラを心配するのには理由（わけ）がある。地球温暖化とともに、病気のリスクを増やすような厳しい気象現象がますます多く到来するからだ。洪水のために下水や排水処理施設があふれ、その結果、上水道や井戸を汚染する一方、干ばつとともに件のコレラが大繁殖するような劣悪な衛生状態がもたらされる。また直接的関係ではないが、コレラの発生にエルニーニョと言われ、この三〇年来ますます頻発するようになった気象現象と、何らかの関連がありそうである。例えば、専門家の中には、一九九一年ペルーでのコレラ再来にエルニーニョがきっかけになったと考える者がいる。最近、コレラ菌と、淡水や海水におびただしい数漂流している小さな微生物であるプランクトンとが、ある種の共生関係で結びついているとする研究が現われた。海面の温度が上がることによってプランクトンが増え、さらにコレラ菌も増えるため、コレラ大発生となるわけだ。またある学説では、やはり気候変動に関連した海水の変化によって、コレラ菌の毒性が強まると予測するものもある。

これは多くの要因が複雑に絡み合った問題であり、その合わさった影響を予測することは極めて困難である。しかしながら、私たちがその予測を試みるのは非常に重要なことであり、科学者たちも目下、コレラのような感染症の将来の振る舞いに地球的気候変動が及ぼす影響について、モデルを考案しつつ解明しようとしているところである。あらゆる新しい脅威にどうすれば対処できるか、それはひとえに私たちの予想がどれだけ正鵠を射ているかにかかっている。

# 訳者あとがき

　本年一月、中国湖北省武漢市で原因不明の肺炎が発生した。それ以来、日本を含め全世界がこの新型コロナウイルス感染症（COVID-19）の猛威にさらされ、多くの医療従事者の奮闘にもかかわらず、おびただしい数の犠牲者を出し続けている。この感染症のニュースが報道されない日はなく、日本では東京オリンピックも延期となる事態となった。二〇二〇年はこうして新型コロナ一色のまま一年を終えようとしている。やはり人類と未知の感染症との闘いに終わりはないのだという事実には、誰しも納得されるであろう。

　確かに世界には人類を脅かす感染症がいくらもある。世界的に大流行を起こした一九世紀のコレラ、二〇世紀のスペイン風邪（インフルエンザ）、そして二一世紀に同じコロナウイルス科ベータコロナウイルス属による二大感染症、ＳＡＲＳ（重症急性呼吸器症候群）とＭＥＲＳ（中東呼吸器症候群）などがその例である。そういった病気の原因と対策を知る上で、これまでの医学の成り立ちを振り返り、先人たちの知恵に学ぶことはますます重要性を増してきたと思われる。むしろ現代では当たり前だと思われる医学的事実も、ほんの数十年、数百年前まではまったくの〝謎〟であったことが多かったのだから。

本書はイギリス人ジャーナリスト、サンドラ・ヘンペル（Sandra Hempel）著の英国版、“The Medical Detective: John Snow, Cholera and the Mystery of the Broad Street Pump”（Granta Books）の改訳新装版である。二〇〇九年に出版した訳書『医学探偵ジョン・スノウ：コレラとブロード・ストリートの井戸の謎』（日本評論社刊）は幸いにも好評を博し、長らく絶版となっていたが、読者に読みやすくなるよう手を加えた上で、今回大修館書店より新装版として出版できる運びとなった。

本書で取り上げたジョン・スノウは「疫学の父」とも呼ばれ、一九世紀イギリスはロンドンのコレラ大流行の最中、自ら原因探索に乗り出し、その発端がブロード・ストリートの井戸であったと突き止めた。その疫学的手法の先駆者として、衛生学・公衆衛生学の教科書には初めに必ず出てくる医学史上の偉人の一人である。ところが、ジョン・スノウとはいかなる人物であったのか、日本ではともかく、母国イギリスでもあまり知られてはいないのである。原著者自身、米国版の“The Strange Case of the Broad Street Pump: John Snow and the Mystery of Cholera”（University of California Press）に追加されたBibliographical Essay（解題）の冒頭で、以下のように述べている。

ブロード・ストリートの井戸を、もしくはもっと具体的に、疫病のあいだ井戸の取っ手を外したロンドンのある医師を話題にするなら、人々の多くは、そう、確かどこかでおぼろげだが聞いたことがある、と言うだろう。ところが、専門家なら別だが興味を持たない人間は、ほとんど誰もその医者の名前を知らないし、その出来事がいつどこで起こったか、あるいはそれに関わる病気のことも知らない。

二〇〇一年に、医学上の大発見をテーマに一冊の本になりそうな心に残る話を探し始めたとき、私も確かにそんな人間の一人だった……。

まずはそのような人物を通じて、疫学や公衆衛生の考え方になじんでもらおうと考えたのが、そもそもの発端である。

もちろん本書は堅苦しい教科書ではない。綿密な資料研究をもとにしているが、むしろ一般の方が一九世紀の医学の世界を垣間見るだけでも十分に楽しめる物語に仕上がっている。コレラがイギリスに向かってくるところの緊迫した場面。慌て回る当局の役人や医師たち。そうして登場するジョン・スノウの生涯をその生い立ちから亡くなるまで、医学校時代の解剖実習のいたずらや人体実験を試みる麻酔パーティーなどのエピソードを交え、物語は進行する。ビクトリア朝時代にも食品偽装があったなど、まるで現代日本の世相を見ているようだ。それとともにロンドンを闊歩する様々な人間像、例えば文豪チャールズ・ディケンズ、「クリミアの天使」フロレンス・ナイチンゲール、ビクトリア女王、社会改良主義者エドウィン・チャドウィック、統計学者ウィリアム・ファーなどとの関わりが鮮やかに描かれている。当時の文章の引用も多く、実は訳者泣かせの文体であるが、著者ヘンペルは実に丹念に史実を掘り起こし、この時代背景を浮かび上がらせている。

そして後半最大の面白さは、やはりジョン・スノウによるコレラの謎解きであろう。彼は後に友人となるヘンリー・ホワイトヘッドとともに、それぞれ独自に捜査をおこなってゆく。彼の分析は有名な「疾病地図」に結実してゆくが、一歩一歩着実に結論に近づくやり方には、彼の性格がよく表われている。彼はまさしく「医学探偵」であった。わずかな手がかりをもとに、犯人を追いつめる鮮やかな推理。一見仮説に反しているように見えることが、実は強力な証拠として立ち現れてくる。

そうして本書のいくつかのエピソードを通して、ジョン・スノウの人となりを知ることができたのは、訳者にとっても望外の喜びであった。彼が禁酒家で菜食主義者であったのは初めて知った。また、このせち辛い現代にあって、彼のような一途な心をもち、患者さんには優しい医療を実践するのは確かに困難ではあろう。ただ彼のように臨床上の疑問からスタートし、まったく周りから問題にされなかった学説から、やがて新しい医学の扉が開かれたのである。ともすれば孤立無援に陥りがちな現場の医療従事者・研究者にとっては大変励みになるのではなかろうか。本書は一般の読者はもちろんのこと、疫学・公衆衛生に関心のある医師・研修医や看護師、臨床検査技師など医療従事者の方々にも読んでいただきたい。またコレラに関する医学史としても面白く書かれており、世界史・医療社会史に興味のある方にも是非勧めたい。

コロナ禍の影響が生活の隅々にまで及ぼしている現況では、一刻も早くこの感染症が終息してほしいと願わずにはいられない。感染対策の確立と治療薬やワクチンの開発は急務であるが、この時期だからこそジョン・スノウという疫学の先達を思い起こして、一人でも多くの方々にジョン・スノウという人物と彼の生き方を知っていただけたら、訳者の喜びこれにすぐるものはない。

なお翻訳にあたっては、大東文化大学法学部のNoel Williams教授（二〇〇八年当時）と同スポーツ・健康科学部の中島一敏教授にアドバイスを多くいただいた（正確を期したつもりであるが、間違いがあるとすれば、それはひとえに訳者の責任である）。また、出版にあたっては、大修館書店の笠倉典和氏に企画の段階から大変お世話になった。紙面を借りて感謝したい。

ここで一言お断りしたいことがある。邦訳の中に現在の言語感覚、人権意識からすれば、一部に不適切と思われる表現がある。しかしながら、一九世紀中頃を中心としたこの物語の時代背景を考えると、そうした表現を修正しないでそのまま読者に供した方が、原著者の意にも適い作品の理解も深まると考えた。何卒ご了解いただきたい。

二〇二〇年の暮れに

訳者を代表して　大神　英一

Rawnsley HD. *Henry Whitehead: A Memorial Sketch*. Glasgow: James Maclehose, 1898.
Snow, J. *On the Mode of Communication of Cholera* (2nd.ed). London: John Churchill, 1855.
Vestry of St James's Westminster, Minutes, 2nd November, 1854 (MSS Westminster City Archives).
Whitehead H. *The Cholera in Berwick Street*. London: 1854.

〈第16章〉

Eyler, J. *Victorian Social Medicine: The Ideas and Methods of William Farr*. Baltimore: John Hopkins University Press, 1979.
Halliday S. *The Great Stink of London*. Stroud: Sutton, 1999.
Ninth Annual Report of the Medical Officer of the Privy Council. Parliamentary Papers 1867, vol xxxvii.
Parliamentary Papers 1868, vol xxxviii.
Report on the Cholera Epidemics of 1866 in England – Supplement to the 29th annual Report of the Registrar-General of Births, Death and Marriages in England. London: HMSO 1867.
Sack D, Sack RB, Nair GB. Siddique AK. 'Cholera'. *Lancet* 2004; 363: 223-33.
Stevens W. *Observations on the Nature and Treatment of the Asiatic Cholera*. London; New York: Hippolyte Baillière, 1853.
Warrell DA et al (eds). *Oxford Textbook of Medicine*. Oxford: OUP, 2003.

〈エピローグ〉

Budd W. *Typhoid Fever: Its Nature, Mode of Spreading and Prevention*. London: Longmans, Green, 1873.
Hassal AH. *The Narrative of a Busy Life*. London: Longman, 1893.
Lankester E. Cholera: *What It Is and How to Prevent It*. London, 1866.

Woodham-Smith, CB. *Florence Nightingale, 1820-1910*. Harmondsworth, Middlesex: Penguin Books, 1955.（セシル・ウーダム－スミス『フロレンス・ナイチンゲールの生涯』武山満智子・小南吉彦訳、現代社、1985年）

〈第12章〉

Correspondence: Sir Benjamin Hall and Lord Palmerston, Aug 1854. University of Southampton library.

Finer SE. *The Life and Times of Sir Edwin Chadwick*. London: Methuen, 1980.

Hassall AH. *Food and its Adulterations: Comprising the Reports of the Analytical Sanitary Commission of 'The Lancet' for the Years 1851 to 1854*. London: Longman, 1855.

Marion F. *Wonderful Balloon Ascents: Or the Conquest of the Skies*. London: Cassell, Petter & Galpin, 1874.

Parliamentary Papers, July 6th and 31st, 1854.

Snow, J. 'On the adulteration of bread as a cause of rickets'. The *Lancet* 1857; ii: 4-5.

〈第13章〉

Board of Health minutes. 14th June-1st Nov 1854. MH/5/10.

Board of Health minutes. PRO/MH13/245.

*The Builder*, Sept 9th, 1854; Oct 20th, 1855.

〈第15章〉

Chave, SPW. 'Henry Whitehead and Cholera in Broad Street'. *Medical History* 1958; 2.

Cholera Inquiry Committee. 'Report of the Cholera Outbreak in the Parish of St. James, Westminster during the Autumn of 1854'. London: 1855.

English Mary. *Victorian Values: The Life and Times of Dr Edwin Lankester*. London: Biopress, 1990.

General Borad of Health/John Simon. Report on the Last Two Cholera-Epidemics of London, as Affected by the Consumption of Impure Water. London: HMSO, 1856.

General Borad of Health. Report of the Committee for Scientific Inquiries in Relation to the Cholera Epidemic of 1854. London: HMSO, 1855.

〈第10章〉

Adams F. *The Genuine Works of Hippocrates*. Baltimore: William & Wilkins, 1939.

Aristotle. *Historia Animalium*. (Trans.: A.L. Peck) London: Heinemann, 1965.

Baly W, Gull W. *Reports on Epidemic Cholera*. London: Royal Collage of Physicians, 1853.

Bassi Agostino. *Del Mal del Segno* (Trans.: Yarrow PJ). Baltimore: American Phytopathological Society, 1958.

Board of Health minute books, 1848-1854: PRO/MH/5/1-5/12.

Boyer P, Nissenbaum S (eds). The Salem Witchcraft Papers. Verbatim transcripts of the legal documents of the Salem witchcraft outbreak of 1692. Electronic Text Center, University of Virginia Library.

Brock TD. *Milestones in Microbiology: 1546 to 1940*. Washington, DC: ASM Press, 1999.

Carozzi M. Bonnet, Spallanzani, and Voltaire on regeneration of heads in snails. *Gesnerus* 1985; 42, 3/4.

Cowdell C. *A Disquisition on Pestilential Cholera*. London: Highley, 1848.

Fracastoro G. *De Contagione et Contagiosis Morbis et Eorum Curatione*. (Trans.: Wright WC). New York: Putnam, 1930.

Gortvay G, Zoltán I. *Semmelweis: His life and Work*. Budapest: Akademiai Kiadò, 1968.

Leeuwenhoek, Antoni van. *The Select Works* (Trans.: Hoole S). London: Hoole, 1799.

Pelling M. *Cholera, Fever and English Medicine, 1825-1865*. Oxford: OUP, 1978.

Rockett I. *Population and Health: An Introduction to Epidemiology*. Washington, DC: Population Reference Bureau, 1994.

〈第11章〉

General Borad of Health. Report of the Committee for the Scientific Inquiries in Relation to the Cholera Epidemic of 1854. London:HMSO, 1855.

Haldane E. *Mrs Gaskell and Her Friends*. London: Hodder and Stoughton, 1930.

Lockie A, Geddes N. *The Complete Guide to Homeopathy*. London: Dorling Kindersley, 2001.

Bassi Agostino. *Del Mal del Segno* (Trans.: Yarrow PJ). Baltimore: American Phytopathological Society, 1958.

Boyer P, Nissenbaum S (eds). The Salem Witchcraft Papers. Verbatim transcripts of the legal documents of the Salem witchcraft outbreak of 1692. Electronic Text Center, University of Virginia Library.

Brock TD. *Milestones in Microbiology: 1546 to 1940*. Washington, DC: ASM Press, 1999.（『微生物学の一里塚』藤野恒三郎監訳・日本防菌防黴学会翻訳委員会訳、近代出版、1985年）

Carozzi M. Bonnet, Spallanzani, and Voltaire on regeneration of heads in snails. *Gesnerus* 1985; 42, 3/4.

Cowdell C. *A Disquisition on Pestilential Cholera*. London: Highley, 1848.

Fracastoro G. *De Contagione et Contagiosis Morbis et Eorum Curatione*. (Trans.: Wright WC). New York: Putnam, 1930.

Leeuwenhoek, Antoni van. *The Select Works* (Trans.: Hoole S). London: Hoole, 1799.

Major RH. 'Agostino Bassi and the parasitic theory of disease'. *Bulletin of the History of Medicine* 1944; vol. 16.

Marten B. *A New Theory of Consumptions*. London: Knaplock, Bell, Hooke and King, 1720.

Matossian MK. *Poisons of the Past*. New Haven: Yale University Press, 1989.（メアリー・キルバーン・マトシアン『食中毒と集団幻想』荒木正純・氏家理恵訳、パピルス、2004年）

Mitchell JK. *On the Crytogamous Origin of Malarious and Epidemic Fevers*. Philadelphia: Lea and Blanchard, 1849.

Needham JT. *An Account of Some New Microscopical Discoveries*. London: Needham, 1745.

Redi, Francesco. *Experiments on the Generation of Insects*. (Trans.:Bigelow, M). Chicago: Open Court, 1909.

Ruestow EG. 'Leeuwenhoek and the Campaign against Spontaneous Generation'. *Journal of the History of Biology* 1984; 17.

Sennert D, Cole A, Culpepper N, *Thirteen Books of Natural Philosophy*. London: P. Cole, 1660.

Wainwright M. *Microbiology before Pasteur. Microbiology Today* 2001; 28.

Waller J. *The Dictionary of the Germ*. Cambridge: Icon, 2002.

Youngson AJ. *The Scientific Revolution in Victorian Medicine*. London: Croom Helm, 1979.

1903.
Peterson, M.Jeanne. *The Medical Profession in Mid-Victorian London*. Berkeley: University of California Press, 1978.
Snow, John. *On the Inhalation of the Vapour of Ether in Surgical Operations.* London: Wilson & Ogilvy, 1847.
Snow, Stephanie. 'John Snow MD: Becoming a doctor'. *Journal of Medical Biography* 2000; 8: 2.

〈第6章〉
Ellis R (ed). *The Case Books of Dr. John Snow*. London: Wellcome Institute for the History of Medicine, 1994.
Simpson, Eve Blantyre. *Sir James Y. Simpson*. Edinburgh: Oliphant, Anderson & Ferrier, 1896.

〈第7章〉
Board of Health minutes, Nov 1848 to Aug 1849.
*Edinburgh Medical and Surgical Journal*. 1849:71.
*The Examiner*, various dates, 1849.
Finer, SE. *The Life and Times of Sir Edwin Chadwick*. London: Methuen, 1952.
Poor Law Commissioners. Inquiry into the Sanitary Condition of the Labouring Population of Great Britain. London: HMSO, 1842.
Wohl AS. *Endangered Lives: Public Health in Victorian Britain*. London: Methuen, 1984.

〈第8章〉
General Board of Health. Report on the Epidemic Cholera of 1848-49. HMSO: London, 1850.
*The London Gazette*. Sept 18th, 1849.
Parkes, E. *British and Foreign Medico-chirurgical Review 1855*; 15: 449-463.
Snow John. *On the Mode of Communication of Cholera*. London: John Churchill, 1849.

〈第9章〉
Aristotle. *Historia Animalium*. (Trans.: A. L. Peck) London: Heinemann, 1965.（岩波文庫、アリストテレース『動物誌』上・下、島崎三郎訳、岩波書店、1998年）

of youth apprenticed to the medical profession. London: Chamberlaine, 1812.
Cole, Hubert. *Things for the Surgeon: A History of the Resurrection*. London: Heinemann, 1964.
Evidence to the Select Committee Appointed to Inquire into the Manner of Obtaining Subjects for Dissection in the Schools of Anatomy. April 1828. Guildhall Library ref: 1828 vol. V11.1.
Galbraith S. *Dr John Snow: His Early Years*. London: Royal Institute of Public Health, 2002.
Greville, Charles. *The Greville Memoirs: A Journey of the Reigns of King George IV and King William IV*. (Ed: Henry Reeve). London: Longmans, Green, 1875.
Molison, Thomas. *Remarks on the Epidemic Disease Called Cholera as it Occurred in Newcastle in 1832*. Edinburgh: McLachlan & Stewart, 1832.
Newton, John Frank. *The Return to Nature or Defence of the Vegetable Regimen*. London: 1822.
Snow, Stephanie. 'John Snow MD: A Yorkshire childhood and family life'. *Journal of Medical Biography* 2000; 8: 1.
Winskill, P. *The Temperance Movement and its Workers*. Vol.1. London: Blackie, 1892.
Wright, Thomas Giordani. *Diary of a Doctor: Surgeon's Assistant in Newcastle 1826-1829* (Ed: Alastair Johnson). Newcastle upon Tyne: Newcastle Libraries/Tyne & Wear Archives, 1998.

〈第5章〉

Erichson, Hugo. *The London Medical Student and Other Comicalities*. Detroit: Detroit Free Press, 1885.
Halford, Henry. *On the Education and Conduct of a Physician*. London: J.Murray, 1834.
Humble JG, Hansell P. *Westminster Hospital, 1716-1966*.London: Pitman Medical, 1966.
Langdon-Davies, John. *Westminster Hospital: Two Centuries of Voluntary Service, 1719-1948*. London: Murray, 1952.
Loudon, ISL. *Medical Care and the General Practitioner, 1750-1858*. Oxford: Clarenden Press, 1986.
Paget S (ed). *Memoirs and Letters of Sir James Paget*. London: Longmans, Green,

PC/1/4395.
Durey M. *The Return of the Plague*. Dublin: Gill and Macmillan, 1979.
MacGrew R. *Russia and the Cholera, 1823-1832*. Madison: University of Wisconsin Press, 1965.

〈第2章〉
Board of Health minutes and correspondence: PRO/PC/1/101; PC/1/105; PC/1/4395.
Blane, G. *Select Dissertations on Several Subjects of Medical Science*. London: Thomas and George Underwood, 1822.
Bynum WF. *Science and the Practice of Medicine in the Nineteenth Century*. Cambridge: Cambridge University Press, 1994.
Forbes J, Tweedie A, Conolly J (eds). *The Cyclopædia of Practical Medicine*. London: Sherwood, Gilbert and Piper, 1833-1835.
Loudon, ISL. *Medical Care and the General Practitioner, 1750-1858*. Oxford: Clarenden Press, 1986.
Morris R, Kenrick J. *The Edinburgh Medical and Physical Dictionary*. Edinburgh: Bell and Bradfute, 1807.
Paget S (ed). *Memoirs and Letters of Sir James Paget*. London: Longmans, Green, 1903.
Pearce, Evelyn. *Medical and Nursing Dictionary*. London: Faber & Faber, 1941.
Richardson BW. *Vita Medica*. London: Longmans, Green, 1897.

〈第3章〉
Clanny, William Reid. *Hyperanthraxis or the Cholera of Sunderland*. London: Whittaker, 1832.
Haslewood W, Mordey W. *History and Medical Treatment of Cholera, as it Appeared in Sunderland in 1831*. London: Longman, 1832.
Home Office papers: HO/44/49; HO/31/17.
Kell, James Butler. *On the Appearance of Cholera at Sunderland in 1831*. Edinburgh: Adam and Charles Black, 1834.
*The Sunderland Herald*.

〈第4章〉
Board of Health papers: PRO/PC1/114; PC1/102.
Chamberlaine, William. *Tirocinium medicum*; Or a dissertation on the duties

## 参考資料


〈全体を通して〉

Numerous contemporary issues of the *Lancet* and *The Times*.

Privy Council and Parliamentary Papers in the Public Record Office and Guildhall Library.

Longmate N. *King Cholera*. London: Hamilton, 1966.

Morris RJ. *Cholera, 1832: The Social Response to an Epidemic*. London: Croom Helm, 1976.

Richardson BW. 'The Life of John Snow' in: Snow J. *On Chloroform and Other Anaesthetics*. London: Churchill, 1858.

Vinten-Johansen P, Brody H, Paneth N, Rachman S, Rip M, *Cholera, Chloroform and the Science of Medicine*. OUP, 2003.

〈序章〉

Frazer, James. *Narrative of a Journey into Khorasan*. London: Longman, Hurst, Rees, 1825.

Kennedy, James. *History of the Contagious Cholera*. London: Cochrane, 1831.

Macnamara, C. *A History of Asiatic Cholera*. London: Macmillan, 1876.

Macpherson, John. 'On the Early Seats of Cholera in India and in the East', In: *Transactions of the Epidemiological Society of London*. Vol.111: 1866-1875. London: T. Richards, 1876.

Scott, William. Report on the Epidemic Cholera. Edinburgh: William Blackwood, 1849.

Smith, Ashbel. *The Cholera Spasmodica, as Observed in Paris in 1832*. New York: P. Hill, 1832.

Sutherland, Robert. 'On the Epidemic of Cholera in the Punjab, the North-West and Central Provinces'. In: *Transactions of the Epidemiological Society of London*. Vol.111: 1866-1875. London: T. Richards, 1876.

Sydenham, Thomas. *Dr Sydenham's Compleat Method of Curing Almost All Diseases, and Description of their Symptoms*. London: Motte and Bathurst, 1737.

〈第1章〉

Board of Health minutes and correspondence: PRO/PC/1/101; PC/1/105;

## 著者紹介

### サンドラ・ヘンペル（Sandra Hempel）

健康問題・社会問題を専門とするジャーナリスト、コピーライター。The Times、Sunday Times、Guardian等多くの一流紙・雑誌、およびイギリス保健省・国民保健サービス（NHS）のために執筆。2人の娘とともにロンドン在住。

本書はイギリス・アメリカの新聞、医学および科学雑誌に大きく取り上げられ、特にイギリスでは医学ジャーナリスト協会においてTony Thistlewaite賞を授与されている。

## 訳者紹介

### 杉森裕樹（すぎもり・ひろき）

大東文化大学スポーツ・健康科学部看護学科長　教授。医師、博士（医学）。

1963年生。北海道大学医学部卒業後、東京女子医科大学血液内科にて研修。昭和大学医学部衛生学助手、聖マリアンナ医科大学予防医学講師、大東文化大学スポーツ・健康科学部長、学校法人大東文化学園理事・評議員を経て、2018年より現職。社会医学系専門医・指導医、日本疫学会代議員、日本人間ドック学会理事、日本健康栄養システム学会理事など。現在の専門は疫学・予防医学、医療経済学、リスクコミュニケーションなど。『読んでわかる疫学入門』など著訳書多数。

### 大神英一（おおがみ・えいいち）

1959年生。京都大学経済学部卒業。銀行勤務の後、北海道大学医学部卒業。

九州大学医学部第一内科（病態修復内科学）入局。内科臨床医として病院勤務。現在は独立行政法人医薬品医療機器総合機構で産業医として従事。かねてより、疫学・公衆衛生に大きな関心をもっている。

### 平尾磨樹（ひらお・まき）

アメリカ、アラスカ州で高校時代を過ごす。タフツ大学で学士号、ワシントン大学大学院／フレッド・ハッチンソン癌研究所でPh.D.（化学）を取得する。北海道大学医学部卒業後、東京都済生会中央病院血液内科に勤務。訳書に『NAD依存性脱アセチル化酵素の化学と生物学（特集　ケミカルゲノミクスの誕生）』（共立出版）がある。

新装版
医学探偵ジョン・スノウ
——コレラとブロードストリートの井戸の謎

NDC498 ／ xviii, 414p ／ 20cm

初版第1刷——2021年3月20日

著者————サンドラ・ヘンペル
訳者————杉森裕樹　大神英一　平尾磨樹
発行者————鈴木一行
発行所————株式会社 大修館書店
〒113-8541 東京都文京区湯島 2-1-1
電話 03-3868-2651（販売部） 03-3868-2297（編集部）
振替 00190-7-40504
［出版情報］https://www.taishukan.co.jp

装丁者————小口翔平＋畑中茜（tobufune）
組版所————明昌堂
印刷所————三松堂
製本所————ブロケード

ISBN978-4-469-26907-9　Printed in Japan